肘実践講座

よくわかる野球肘
肘の内側部障害
―病態と対応―

● 編集企画

山崎哲也
横浜南共済病院スポーツ整形外科部長

柏口新二
独立行政法人国立病院機構 徳島病院整形外科

能勢康史
NPO法人野球共育塾理事長

全日本病院出版会

執筆者一覧

編集企画

山崎　哲也	国家公務員共済組合連合会　横浜南共済病院スポーツ整形外科，部長	
柏口　新二	独立行政法人国立病院機構　徳島病院整形外科	
能勢　康史	NPO法人野球共育塾・理事長	

執筆者（執筆順・敬称略）

柏口　新二	独立行政法人国立病院機構　徳島病院整形外科
岩瀬　毅信	独立行政法人国立病院機構　徳島病院整形外科
正富　　隆	行岡病院手の外科センター長，副院長
篠原　靖司	立命館大学スポーツ健康科学部，教授
熊井　　司	奈良県立医科大学スポーツ医学講座，教授
大歳　憲一	福島県立医科大学スポーツ医学講座，主任教授
紺野　愼一	福島県立医科大学医学部整形外科学講座，教授
松浦　哲也	徳島大学運動機能外科学，准教授
馬見塚尚孝	西別府病院スポーツ医学センター野球医学科
宮武　和馬	横浜市立大学運動器病態学教室
石崎　一穂	社会福祉法人三井記念病院臨床検査部，マネージャー
渡邉　千聡	河端病院整形外科，副院長
岡田知佐子	JCHO東京新宿メディカルセンター整形外科，部長
鈴江　直人	徳島赤十字病院整形外科
木田　圭重	市立福知山市民病院整形外科
岩目　敏幸	徳島大学運動機能外科学
古島　弘三	慶友整形外科病院スポーツ医学センター長
伊藤　恵康	慶友整形外科病院，病院長・理事
岩部　昌平	済生会宇都宮病院整形外科，主任診療科長
宇良田大悟	慶友整形外科病院リハビリテーション科
宮本　　梓	慶友整形外科病院リハビリテーション科
能勢　康史	NPO法人野球共育塾・理事長
山崎　哲也	国家公務員共済組合連合会　横浜南共済病院スポーツ整形外科，部長

田中　寿一	兵庫医科大学整形外科学教室，教授	
森友　寿夫	行岡病院手の外科センター，大阪行岡医療大学教授	
三宅　潤一	三宅会グッドライフ病院整形外科	
岩堀　裕介	愛知医科大学医学部整形外科学教室，特任教授	
濱中　康治	JCHO東京新宿メディカルセンターリハビリテーション室，副理学療法士長	
仲島　佑紀	船橋整形外科病院市川クリニック・市川リハビリクリニック理学診療部	
菅谷　啓之	船橋整形外科病院肩関節・肘関節センター長	
木元　貴之	国家公務員共済組合連合会　横浜南共済病院リハビリテーション科	
紙谷　武	JCHO東京新宿メディカルセンター整形外科，医長	

Frank Jobe 先生を偲んで

　2014年3月6日，Frank Jobe（フランク・ジョーブ）先生が88歳でご逝去されました．メジャーリーグ，マイナーリーグ，そして日本や韓国の多くの野球選手がお世話になりました．選手の治療だけでなく傷害の予防についても尽力し，野球界への貢献は殿堂入りに値すると称えられています．我が国でも，整形外科医だけでなく，30歳以上の大人なら皆が知っている偉大な整形外科医でした．

　ジョーブ先生が一躍有名になったのは，1974年にトミー・ジョンに行った肘の内側側副靭帯再建術の成功からです．当時大リーグで12年，124勝の実績を持つジョンを再びマウンドに戻せると手を挙げる医師はジョーブ先生をおいて他にいませんでした．メディアからも成功率は1％と書き立てられましたが，果敢に挑戦して復帰に成功しました．ジョンは復帰後も14年で164勝し，通算288勝を成し遂げることができました．その後もデヴィッド・ウェルズや我が国の村田兆治など数多くの投手をマウンドに戻しています．

　私にとってジョーブ先生との関わりは，1998年に徳島県で開催された第71回日本整形外科学会学術集会に「メインゲストとしてジョーブ先生を招聘したい」という井形高明会長の命を受けて1996年に依頼状をお送りしたことが始まりでした．英語の手紙を書くというだけでも荷が重く，相手の先生が雲の上の大先生，しかもその当時いくつかの教室が学会に招聘したにも拘わらず断っていたことを知っていただけに，事の重大さに悩みました．今では何を書いたか全てを覚えてはいません．きっと拙い英語の手紙であったに違いありません．1か月ほどしてリチャード脊古さんから国際電話がありました．脊古さんは当時テキサス・レンジャーズのスカウトをしており，ジョーブ先生と懇意にし，日米の橋渡しの役割をされていました．「ジョーブ先生は徳島の学会に参加することを前向きに考えている」という内容でした．そして翌年に東京でジョーブ先生とお目にかかり，京都観光にも1日お伴させて頂きました．新幹線やハイヤーの車中，観光名所で立ち止まりお話させて頂いたことは忘れることのできない思い出です．「私が学会での講演を引き受けたのは，君の手紙にあった"your philosophy of sports medicine"というフレーズだ．多くの整形外科医は私の再建術について，手技や術後リハビリを知りたがる．大切なのはmindやphilosophyだ」と言ってくださいました．第2次世界大戦では衛生兵として参戦し，軍医から「帰国後は医学部に進むように」と勧められ，苦労して医師になったこと，カリフォルニアの自然とバニラアイスクリームが大好きであることなどをお話してくださいました．

　2000年に再び来日した際には，医師としての心構えについて教えて頂きました．ロサンゼルス・ドジャースのホームグラウンドでの試合がある時はできるだけ時間を作って，練習の時間帯から見に行くようにしていること，ロッカールームで選手と世間話をすること

が大切で，その会話から選手の教養や性格，育った環境がわかる．ケガや故障で診察したときの対応や説明は，会話から得た選手の情報に応じて変えていること等々を教えてくださいました．また肘のUCL損傷は大多数が保存療法とリハビリで対応できること，再建術の適応は少ないと仰っていました．ところが今，アメリカではUCLの再建手術が急増し，適応が高校生や中学生にまで拡げられています．ジョーブ先生の教えとは真逆の方向に進んでいるようです．アメリカのお弟子さん達は手術手技のみ継承・発展させ，肝心の"philosophy of sports medicine"の継承・錬磨を忘れたのでしょうか．今は日本でもジョーブ先生の名前すら知らない医学生や研修医が増えており，時の流れを感じ，寂しい思いがします．ジョーブ先生から頂いたKASHIWAGUCHIとネームの入ったドジャースのスタジャンとカリフォルニアの写真集は私の宝物で，それを見る度にジョーブ先生の慈愛に満ちた笑顔が目に浮かびます．この本が完成した暁にはメッセージを頂きたいと願っていましたが，それも今では叶いません．先生のご冥福をお祈りするとともに，先生の境地に少しでも近づけるように我々自身の"philosophy of sports medicine"をさらに錬磨・醸成していくことを誓います．

平成28年　早春

柏口　新二

発刊に寄せて

　成長期の子どもからプロ野球選手，すべての野球を愛する人にとって最も辛いことは，ケガや故障によって野球を続けることができなくなることです．子どもたちは，将来の日本の野球界の「宝」であり「金の卵」です．そのような子どもたちのケガや故障は日本の野球界にとって大きな損失であり，子どもたちにとっては「夢」を見失うことにもつながってしまうと思うのです．プロ野球選手の場合でも，手術に至る選手も多く，手術の進歩があったとしても，1年2年と復帰する時間がかかるのが現実です．「あの時のケガや故障がなければ……」「もっとケガや故障の対応の方法を知っていれば……」「痛めてから予防の大切さに気が付いた……」これは，私の今までの野球人生の中で幾度となく耳にした言葉です．

　そのような中で今回，「よくわかる野球肘」シリーズの第二弾として「肘の内側部障害─病態と対応─」が刊行されたことは，野球関係者にとって大変喜ばしいことだと思います．

　本書は，野球肘の中で最も多い内側部の障害にスポットを当てたものであり，成長期・成人期別に，内側上顆障害，内側側副靱帯損傷，神経障害，身体機能の改善方法などがよく整理されていて非常に分かり易く解説されています．編集，執筆を担当された先生方は，選手を守りたいとの強い「想い」を抱き，痛めた肘のみならず，それぞれの立場や環境を考えたうえで選手の診断・治療に携わっておられる方々です．

　私は現在，プロ野球界の中にいますが，シーズンオフには以前より継続している子どもたちの野球教室にも可能な限り足を運ばせていただいています．毎回，「未来ある金の卵たち」の光り輝いている目を見ると無限の可能性を感じます．ケガや故障により夢を諦めてしまう子を1人でも減らし，楽しく長く野球を続けてほしい！　私も微力ながらこのような活動を通して，今まで得た経験を次世代に伝えることにより，野球界の未来の一助になれば幸いです．

　すべての野球関係者にとって，希望となりバイブルとなる本書の編集，刊行に心から感謝したいとともに，1人でも多くの子どもたちが，この本を知って障害を予防出来ることを願っています．

福岡ソフトバンクホークス
工藤　公康

編集にあたって

　このたび全日本病院出版会から「よくわかる野球肘　肘の内側部障害」を刊行する運びとなりました．2013年4月発行の「よくわかる野球肘　離断性骨軟骨炎」に続き，今回も医療の専門家だけでなく，野球の指導者や保護者の方々にも読んで頂けるように，「詳しく，しかも分かり易い」をモットーに編集しました．「分かり易い」といっても，昨今流行のハウツー本やマニュアル本とは一線を画し，スポーツ医学の理念に基づき，基礎から臨床の最前線まで学ぶことができる構成としました．肘の解剖に始まり，骨化進行に伴う肘関節の変化や外傷・障害の様相について，さらには内側上顆障害と内側側副靱帯損傷の二大傷害を中心に病態や治療，身体機能の改善と現場への復帰法までを盛り込みました．

　内側上顆障害については国内外の代表的な論文をレビューし，概念や実態，治療法の変遷について紹介しました．これは徳島大学の松浦哲也先生をはじめとして5人の先生が長期間をかけて整理要約し，考察を交えて記述した大作です．初学者や指導者が研究や指導に大いに活用して頂けることと期待しています．病態については外傷か障害かと学会でも意見が分かれてコンセンサスが得られていません．これについては無理に統一せず，両者の考え方を紹介してあります．したがって用語の使い方や表現が項によって異なり，戸惑うこともあるかと思います．病態についての認識が違えば，当然のことながら治療法や適応も異なります．これもそのまま掲載しましたので，参考にしてください．かつて教授や先輩医師から教わった「耳学問」のように，読んで判断して頂きたいと思います．

　内側側副靱帯損傷の診断・治療については，1974年にFrank Jobe先生が始めてトミー・ジョンの左肘にメスを入れた頃とは大きく異なっています．手術手技やリハビリテーションの方法が進歩しただけでなく，診断の方法や精度も大きく変わりました．かつては肘の治療のためにプロ野球選手がアメリカに渡っていましたが，今では日本の診断や治療のレベルはアメリカに勝るとも劣らぬ域に達しています．再建手術の我が国のパイオニアである伊藤恵康先生をはじめ，多くのプロ野球選手の治療に携わってきた横浜南共済病院の山崎哲也先生，行岡病院の正富　隆先生の東西の名医にも自身の病態論，治療方法，手術方法について解説頂きました．ここ10年でアメリカでは手術症例数が急激に増え，対象もプロ野球選手だけでなく高校生や中学生にまで拡大され，再建手術の功罪が議論されるようになっています．画像検査機器の目まぐるしい進歩，とりわけ超音波診断装置やMRIの精度が飛躍的に上がり，これまでに捉えることのできなかった病態を画像で捉えられるようになり，これまでの常識が変わりつつあります．まさに現在は診断や治療方法が大きく変わる変革期ではないかと思われます．本書ではその最先端の情報を随所に紹介してあります．

肘内側の痛みの原因として尺骨神経，とりわけ胸郭出口症候群を合併している事例が近年増えています．どうもスマートフォンやゲームなどのタブレット端末の過剰使用が背景にあるようです．姿勢異常から後頚部や肩甲胸郭の機能低下を起こし，さらに投球動作の負担が加わることで発症しているようです．胸郭出口症候群について，疾患概念の歴史的推移，病態，診断そして治療について愛知医科大学の岩堀裕介先生に詳述して頂きました．また内側部痛の治療には肩甲胸郭機能の評価や治療が重要で，これについても医療と野球現場の両方の立場からエキスパートの先生に解説して頂きました．

　この本は表表紙から裏表紙に至るまで，「野球選手の肘を診るのではなく，肘に傷害を持つ野球選手を診る」という精神に基づいて編集されています．読者の皆様が，本書から患者への接し方，治療の進め方，臨床研究への取り組み方，さらには医療哲学(philosophy of sports medicine)ともいえる「医師の姿勢」を学んで頂ければと願っております．

平成28年　早春

編集者・著者を代表して
柏口　新二

目 次

肘実践講座
よくわかる野球肘　肘の内側部障害—病態と対応—

Frank Jobe 先生を偲んで ……………………………………………… 柏口　新二	iv
発刊に寄せて…………………………………………………………… 工藤　公康	vii
編集にあたって………………………………………………………… 柏口　新二	viii

I. 肘関節の構造と画像検査

1. 肘内側部の仕組みを知る

1）肘内側上顆の骨化進行過程 ………………………………………… 柏口　新二　2
　　コラム　内側骨端複合体の障害 ………………………… 柏口　新二・岩瀬　毅信　7
2）肘関節のマクロ解剖学
　　―肘関節の骨性構造と内側支持機構― ……………………………… 柏口　新二　10
　　コラム　内側側副靱帯と尺骨付着部の呼称について ………………………… 正富　隆　17
3）ミクロの解剖
　　① 腱・靱帯付着部の微細構造 ……………………………… 篠原　靖司・熊井　司　18
　　② 腱・靱帯付着部の病理 ………………………………… 篠原　靖司・熊井　司　26
4）ダイナミック・スタビライザーとしての前腕屈曲回内筋群 …… 大歳　憲一・紺野　愼一　32

2. 骨成長と内側支持機構の外傷・障害
　―どういった外傷・障害がいつ生じるか― ……………………………… 柏口　新二　39

3. 肘の内側部障害を画像で見る，診る

1）投球障害肘の診察
　　① 問診，理学検査，画像検査のポイント …………………………… 柏口　新二　42
　　② 肘以外の身体機能 ……………………………………………… 柏口　新二　46
2）単純 X 線，CT で何を見るか ……………………………………… 松浦　哲也　48
3）成長期肘内側支持機構の高分解能 MRI 検査と読影 ……………… 馬見塚尚孝　59
4）内側上顆障害の MRI ……………………………………………… 馬見塚尚孝　64
5）内側支持機構の高分解能 MRI 検査と読影 ………………………… 宮武　和馬　69
6）内側支持機構のエコー所見 ………………………………………… 石崎　一穂　79

7）超音波検査から紐解く内側支持機構不全の病態 ………………………… 宮武　和馬　*91*
　　8）内側上顆障害の超音波検査（形態と機能診断）………………………… 渡邉　千聡　*102*

II. 成長期（骨化進展期）の外傷・障害

1．病態と診断

　　1）先人に学ぶ―内側上顆障害のレビュー
　　　　………………………… 松浦　哲也・岡田知佐子・鈴江　直人・木田　圭重・岩目　敏幸　*112*
　　2）内側上顆障害の症状と診断―検診と外来の違い―……………………… 松浦　哲也　*132*
　　3）内側上顆障害の病態と病期 ………………………… 柏口　新二・岩瀬　毅信　*138*
　　4）内側上顆の外傷（骨端の裂離損傷と骨端線離開）…………… 鈴江　直人・柏口　新二　*149*
　　5）尺骨鉤状突起結節の外傷・障害 ………………………………………… 柏口　新二　*155*

2．治療と対応

　　1）内側上顆障害の保存的対応―形態と機能的修復― …………………… 松浦　哲也　*164*
　　2）手術が必要な内側上顆の骨端および骨端線の障害
　　　　………………………… 古島　弘三・伊藤　恵康・岩部　昌平・宇良田大悟・宮本　梓　*171*
　　3）手術が必要な尺骨鉤状突起結節の外傷・障害 ………………………… 柏口　新二　*179*
　　　コラム 「保存的治療に抵抗」は本当？　再建手術の若年齢化への警鐘 ………… 能勢　康史　*183*

III. 成人期（骨化完了期）の外傷・障害

1．病態と診断

　　1）成長期内側上顆障害と成人期の障害の関係
　　　　………………………… 古島　弘三・伊藤　恵康・岩部　昌平・宇良田大悟・宮本　梓　*186*
　　2）内側側副靱帯損傷の病態 ………………………………………………… 山崎　哲也　*193*
　　3）私のアプローチ　MCL損傷の診断 ……………………………………… 山崎　哲也　*198*
　　　コラム 肘頭の疲労骨折で肘の内側部痛？ ……………………………… 山崎　哲也　*204*
　　4）内側側副靱帯不全の病態　どこまでわかってきたか ………………… 柏口　新二　*207*
　　5）上腕骨内側顆の過労性骨障害（疲労骨折）
　　　　………………………… 古島　弘三・伊藤　恵康・岩部　昌平・宇良田大悟・宮本　梓　*213*

2．治療と対応

1）内側側副靱帯再建の適応　混迷する適応 …………………………………… 柏口　新二　218

2）私の肘内側尺側側副靱帯の再建―適応と再建法―
………………………… 伊藤　恵康・古島　弘三・岩部　昌平・宇良田大悟・宮本　梓　223

3）私の内側側副靱帯再建―適応と再建法― ………………………………… 田中　寿一　232

4）私の内側側副靱帯の再建―適応と再建法― ……………………………… 山崎　哲也　241

　　コラム　肘の外反動揺性は障害？ …………………………………………… 山崎　哲也　248

5）内側側副靱帯のバイオメカニクス―適正な骨孔位置とは―
………………………………………………… 正富　隆・森友　寿夫・三宅　潤一　251

6）内側側副靱帯の修復―適応と実際― ……………………………………… 柏口　新二　256

Ⅳ．胸郭出口症候群

1）胸郭出口症候群の診断と治療（尺骨神経障害を含む） ………………………… 岩堀　裕介　262

2）胸椎・胸郭機能と肘の内側痛 ………………………………… 濱中　康治・柏口　新二　281

Ⅴ．身体機能の改善と動作への介入

1）成長期選手の特徴と対応 …………………………………………………… 岩堀　裕介　294

2）競技復帰とコンディショニング ………………………………………………… 能勢　康史　313

3）内側支持機構不全への肩甲胸郭関節機能の改善 …………………… 仲島　佑紀・菅谷　啓之　322

4）肘内側側副靱帯再建術後のリハビリテーション ……………………… 木元　貴之・山崎　哲也　334

Ⅵ．理解を助けるキーワード

岡田知佐子・紙谷　武・宮武　和馬　346

Key words Index ……………………………………………………………………………………… 349

I. 肘関節の構造と画像検査

Ⅰ. 肘関節の構造と画像検査

1. 肘内側部の仕組みを知る
1) 肘内側上顆の骨化進行過程

Key words

内側上顆，骨化進行過程，内側骨端複合体，滑車

Ⅰ 肘の骨化進行過程

　小児であれ成人であれ，肘関節を構成する骨は上腕骨，橈骨，尺骨ですが，年齢によって関節の状態は大きく異なっています．成長期では骨端の成熟が進んでなく，骨化していない軟骨です．骨端軟骨は力学的に脆弱で，強い外力が加わると壊れやすくなっています．成長期の外傷や障害を診断する上において肘関節の正常な骨化進行過程を知っておくことは重要となります．

　肘には外側に外側上顆，小頭，橈骨頭の3箇所，内側には内側上顆と滑車の2箇所，そして後方の肘頭の合計6箇所に骨端軟骨があり，それぞれ出現する時期や閉鎖時期が異なります[1]．

　図Ⅰ-1は南が報告した日本人の骨化出現と閉鎖時期です．1926年の論文で90年近く経過しており，日本人の栄養状態も大きく変わり，現在の骨化出現・閉鎖時期と異なっているように思われます．私見でありますが，外側上顆や滑車の出現と閉鎖時期が1年から1年半くらい早く，内側上

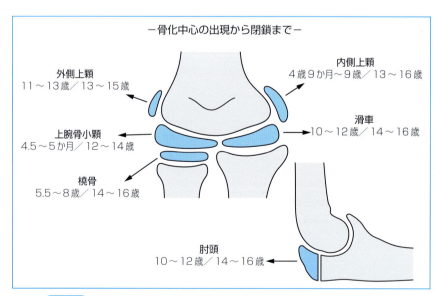

図Ⅰ-1 肘関節の骨化進行過程─骨化中心の出現から閉鎖まで─
（南　正夫：肘関節形成各骨骨端核の発現期並びに化骨期に就てのレ線的検索．日整会誌 3：74, 1926 より引用改変）

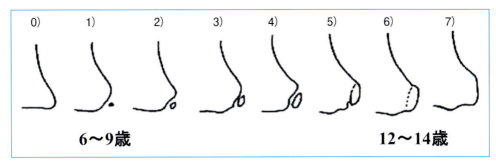

図 I-2　上腕骨内側上顆の骨化進行過程

(村本健一：肘関節部骨年令評価法. 日整会誌 38(10)：939, 1965 より引用改変)

顆，橈骨頭，肘頭の骨端核閉鎖時期が 1 年くらい早い印象を持ちます．

　第 1 の注目すべき点は上腕骨小頭が生後半年頃から出現し，10 年以上かけて成熟し，12 歳から 14 歳で骨化が完了することです．第 2 の注目すべき点は上腕骨の外側上顆や滑車の骨化中心が現れる時期が 11 歳頃で，いったん骨化中心が現れると 2 年くらいの短期間で骨化が進行することです．肘の外側では小頭と外側上顆は連続して外側骨端複合体を形成し，最終的には連結して骨化が完了します．内側は内側上顆と滑車が内側骨端複合体を形成し，最終的に連結して骨化が完了します．

　正常な骨化進行過程から逸脱している場合，異常と診断することができます．代表的な異常として肘頭や内側上顆の骨端線閉鎖遅延や閉鎖不全があります．投球側（利き手側）の骨化は非投球側より早い傾向があります．これが逆転していれば病的な状態と判断することができます．また外側骨端複合体（上腕骨小頭と外側上顆）と内側骨端複合体の骨化進行はほぼ並行して進みます．どちらかが極端に遅れている場合は病的と判断でき，骨内血流の異常などによる障害が疑われます．

II　内側上顆の骨化過程

　図 I-2 は村本が報告した日本人の内側上顆の骨化進行過程で，8 段階に分けています[2]．内側上顆は 6〜9 歳で骨化中心が現れ，徐々に骨端軟骨の中で大きくなり，骨端線が形成されて，12〜14 歳で骨端線が閉鎖して骨化が完了します．少年野球をする 10 歳から 12 歳の年齢は内側上顆の骨化がめまぐるしく進行する時期で，投球動作で肘の内側にメカニカルストレスが加わることにより骨化が加速したり遅延したりして，複雑な X 線像を呈します．この年齢の障害を診断するためには，正常の骨化進行過程を知り，左右を比較して判断する必要があります[3]．

　村本の示した骨化進行過程は詳細に観察されていますが，分類する上では細かすぎます．これを cartilaginous, apophyseal, epiphyseal, bony stage の 4 つに大別すると理解しやすいです（図 I-3）．すなわち cartilaginous stage は骨端に骨化中心が出現する前の段階，apophyseal stage は骨化中心が現れて大きく成長する段階，epiphyseal stage は骨端線が残っているものの骨端部はほぼ骨化して本来の形状となった段階，bony stage は骨化が完了した段階です．強いて日本語訳するならば，それぞれ軟骨期，骨端骨化進展期，固有形期，骨化完了期となります．内側上顆の裂離損傷や分離・分節化が生じるのは骨端骨化進展期から固有形期にかけての時期であり，骨端線離開や閉鎖不全が生じるのは固有形期から骨化完了期にかけての時期です．

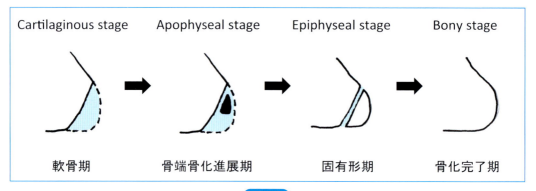

図 I-3

骨端の異常を診断するために正常の骨化進行過程を知る必要があります．軟骨期，骨端骨化進展期，固有形期を経て骨化完了します．

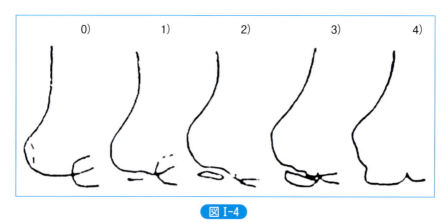

図 I-4

0)〜4) までの5段階の過程を示していますが，他の部位のように詳細な記述はありません．

III 滑車の骨化進行過程

滑車単独の骨化進行過程

村本は滑車の骨化進行過程を5段階に表しています（図I-4）．0）骨端核未出現，1）点状陰影が1ないし2個現れる，2）細長の陰影となりますが，なお骨端軟骨部は明瞭，3）固有の形となり癒合中，4）癒合が完成して成熟完了，というように他の部位の骨化進行過程に比べて記載が少ない感じがします．そして「急速に発育し成熟癒合する」，「1) ないし 2) の段階では多様性がある」と付け加えています．さらに「側面像では上腕骨小頭と重なるために観察困難で，正面像でも肘頭と重なるために入念に観察する必要がある」と書き添えています[2]．単純X線像では滑車の骨化進行過程を観察することは困難だったためでしょう．

2013年に加納は3D-CTを用いて上腕骨滑車骨端核の出現状況と骨化進行過程を評価・検討して上腕骨滑車骨端核の骨化過程の1つのパターンを示しました[4]．中心部から5〜6個以上の核で出現し，それぞれの核が成長・融合しながら1つの大きな核として成長していきます．その後は内側縁にも複数の骨化核が出現し，それぞれが成長・癒合しながら，内側縁に骨棘のような壁を形成し，最終的に中心部の大きな核と融合していきます．

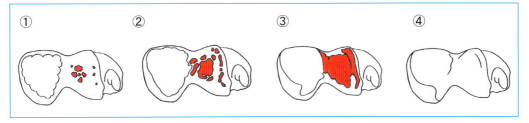

図I-5 上腕骨滑車骨端核の骨化進行過程

滑車の骨化進行過程が5段階あることを示しました．⓪骨端核未出現，①滑車の中心部から5〜6個以上の核で出現，②それぞれの核が成長・融合しながら大きな核として成長，③内側縁にも多核で出現し，それぞれが成長・癒合しながら，内側縁に骨棘様の壁を形成，④内側縁が中心部の大きな核と融合し骨化が完了します（ここでは骨端核未出現の図を省いています）．

(加納健司ほか：日本臨床スポーツ医学会誌 21(2)：384，2013 より改変)

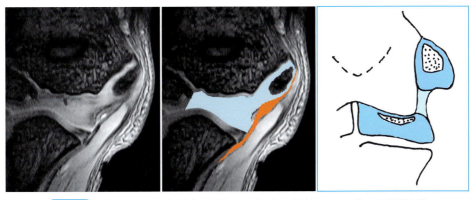

図I-6 内側骨端複合体（内側上顆と滑車は連続した一体の骨端軟骨）

図の左は単純MRI画像，中央は内側骨端複合体を青色に，内側側副靱帯を橙色に示しました．右は内側上顆と滑車の関係を模式図で示したものです．

最終的に上腕骨小頭との間にも骨化が起こり癒合して一体となるパターンがあると報告しています（図I-5）．ただし滑車の骨化パターンは1つではなく，他にもバリエーションがあるようです．

IV 内側骨端複合体（内側上顆と滑車の骨端）について

内側上顆の骨端核は5歳から9歳くらいで現れ，7, 8年かけて16歳頃に骨化が完了します．一方，滑車の骨端核は出現が遅く，11歳前後から現れて14歳から16歳までに骨化が完了します．内側上顆と滑車の骨化進行時期と速度が異なるため，単純X線検査だけの時代では両者が一体になっていることは知られていませんでした．実際は図I-6のように内側上顆と滑車は連結部があり，繋がっています．MRIで骨化前の骨端軟骨の全貌を見ることができるようになり内側上顆と滑車が連続した複合体であることがわかりました．またこの連結部の太さには太いものから細いものまで様々で，個体差があることもわかっています．

MRIがない時代でも単純X線で内側上顆と滑車が連続していることを垣間見ることはできました．図I-7は内側骨端複合体の骨化過程を知ることができる典型的なX線像です．こういった画像は頻繁にX線検査を行うか，タイミング良く

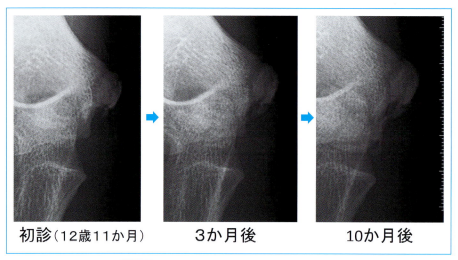

図 I-7 内側骨端複合体の骨化進行過程

骨化進行とともに内側上顆下端と滑車の上内側の骨化中心が繋がっていく過程を見ることができます．

検査ができた場合にのみ得られるものです．MRIの導入前では図 I-7 の初診から10か月後の状態を「内側上顆の裂離骨片が滑車に癒合した」と読影されることがありました．内側骨端複合体という概念が無かった当時はこういった解釈をするのも仕方なく，外傷後の変形治癒と勘違いしたのでしょう．

（柏口新二）

文　献

1) 南　正夫：肘関節形成各骨骨端核の発現期列びに化骨期に就てのレ線的検索. 日整会誌 **3**：74, 1926.
2) 村本健一：肘関節部骨年令評価法. 日整会誌 **38**(10)：939-950, 1965.
3) Silberstein MJ et al：Some Vagaries of the Medial Epicondyle. J Bone Joint Surg **63-A**：524, 1981.
4) 加納健司ほか：上腕骨滑車骨端の骨化進行過程の観察および評価. 日臨スポーツ医会誌 **21**(2)：384, 2013.

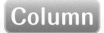

肘実践講座　よくわかる野球肘　肘の内側部障害―病態と対応―

内側骨端複合体の障害

　内側上顆と滑車の骨端複合体が骨端線で地滑りを起こすように離開することがあります．予後良好な障害ですが，診断がつき難く，対応を誤ることがあります．図Ⅰ-8 に典型例を紹介します．患者は 11 歳の内野手で，投球時の右肘内側部痛を主訴に来院しました．45°屈曲位正面像で内側上顆の分節様変化を認め，内側上顆障害と診断し，投球を中止しました．

　2 週ほどの安静で痛みが軽減したため，投球を再開したところ痛みが再発し，前よりも痛みが強くなり 3 週後に再診しました．この時も内側上顆障害と思い，有痛時の投球中止を指示しました．その後も選手は安静による改善と疼痛再発を繰り返し，7 週後に改めて X 線検査を行いました．この時初めて滑車と内側上顆の骨端複合体の離開であることに気付きました（図Ⅰ-9）．

　その後，圧痛や内外反のストレス痛が消失しても投球中止を継続しました．5 か月の時点で小頭と滑車の間隙が狭くなり，投球を段階的に再開しました．さらに 7 か月，10 か月の時点まで経過を観察しました．やや滑車部が fishtail（魚の尾）傾向を呈するものの，機能的には全く問題ないまでに回復しました（図Ⅰ-10）．

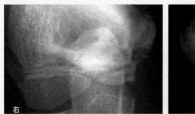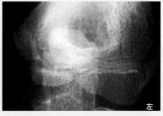

図Ⅰ-8　初診　11 歳，サード
右 45°屈曲位正面像で内側上顆に分節像らしきものがみえます．

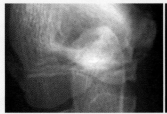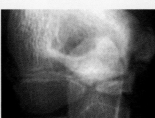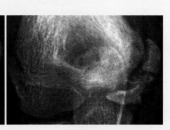

初診　　　　　　　　　　3 週後　　　　　　　　　　7 週後

図Ⅰ-9
中央の 3 週後の X 線像で小頭と滑車の間隙が広がっています．右の 7 週後では間隙はさらに広がり，内側骨端複合体全体が内側に転位しています．

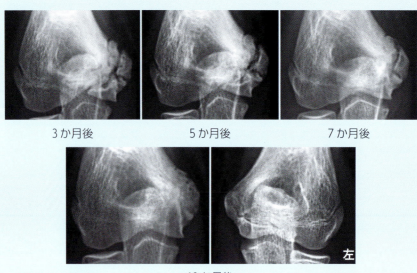

3か月後　　　5か月後　　　7か月後

10か月後

図 I -10

上左の3か月の時点で小頭と滑車の間隙は狭まったようにみえます．上中央の5か月の時点では明らかに狭まっています．上右の7か月の時点では小頭と滑車は連続融合しています．下左の10か月では内外側ともに骨化が完了しました．滑車のfishtail傾向を認めるものの，可動域も左右差なく，投球時の痛みもありません．

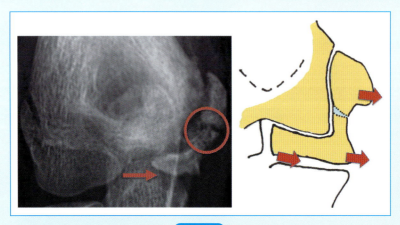

図 I -11

内側骨端複合体は内側にずれています．そして内側上顆と滑車の連結部（図左○印）が太くなっています．

この離開が生じるメカニズムについて考えてみましょう．屈曲回内筋群や内側側副靱帯の牽引力によって起こるのであれば，離開した内側骨端複合体は前下方にずれるはずです．しかし実際には内側骨端複合体が内方にずれています（図 I -11）．あたかも滑車切痕が滑車を圧迫し，小頭との境界部で内側骨端複合体を内方に押し出したような位置関係になっています．肘関節は加速期には外反しますが，減速

期では内反し，滑車に圧迫力が加わります．投球動作が未熟な場合は，この内反ストレスが大きくなり，離開が生じたと推測することができます．

　この内側骨端複合体の障害は内側上顆障害や離断性骨軟骨炎に比べて稀な障害ですが，注意して診察していると必ず遭遇します．筆者の施設で年間1, 2名程度の頻度でみられます．症状は内側上顆障害とほぼ同じで区別がつきませんが，X線像では特徴的な変化がみられます．内側骨端複合体の離開を起こす例では，内側上顆と滑車の連結部が太いという特徴があります．したがって連結部の太い例で肘の内側部痛を訴える場合は内側骨端複合体の離開を起こしていないか注意して観察する必要があります．

（柏口新二・岩瀬毅信）

I. 肘関節の構造と画像検査

1. 肘内側部の仕組みを知る
2) 肘関節のマクロ解剖学
―肘関節の骨性構造と内側支持機構―

Key words
腕尺関節，腕橈関節，橈尺関節，内側側副靱帯，前斜走線維

I 関節を構成する骨性要素

肘は上腕骨，尺骨，橈骨の3つの骨が組み合わさってできており，腕尺関節，腕橈関節，橈尺関節から成る複合関節です．肘関節の機能を理解するためには，まずそれぞれの関節の骨性構造を知る必要があります．

1．腕尺関節の構造と機能

上腕骨滑車（凸面）と尺骨滑車切痕（凹面）からなる蝶番関節です．単軸関節で自由度がなく，屈曲と伸展の動きしかできません（図 I-12）．自由度が少ないといっても，隙間があるので多少の"遊び"はあります．関節鏡で腕尺関節を観察すると麻酔下でも隙間は通常は5mm以内ですが，側副靱帯損傷が無いにもかかわらず7mmくらい開く症例があります．肩関節にルース・ショルダー（loose shoulder）という概念があるように，肘関節にもルース・エルボーがあります．関節の"遊び"には個体差があり，車のハンドルの"遊び"と同じように競技によっては向き，不向きがあるようです．

2．腕橈関節の構造と機能

上腕骨小頭（球面）と橈骨頭（臼面）が組み合わさった多軸関節です．腕尺関節に比べて自由度が大きく，小頭の上を橈骨頭が滑るように動きます（図 I-13）．小頭は上腕骨軸に対して40°～60°前方に傾斜しています．これは屈曲運動に対する生体の適合変化と考えられます．

肘の内側障害とは直接の関係はありませんが，上腕骨小頭の離断性骨軟骨炎に続発する急速破壊

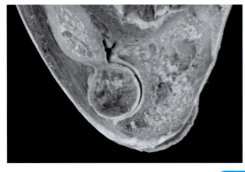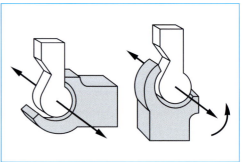

図 I-12

腕尺関節は上腕骨滑車が凸面で尺骨滑車切痕が凹面となる単軸の蝶番関節です．
（右図出典：Rohen JW, Yokochi C：Color Atlas of Anatomy：A Photographic Study of the Human Body. Second Edition, p. 11, IGAKU-SHOIN, New York・Tokyo, 1988 より引用改変）

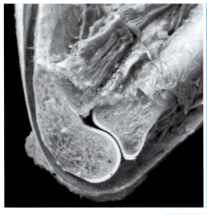
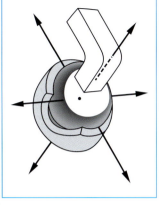

図 I-13

腕橈関節は上腕骨小頭が球面，橈骨頭が臼面の多軸関節です．
(右図出典：Rohen JW, Yokochi C：Color Atlas of Anatomy：A Photographic Study of the Human Body. Second Edition, p. 11, IGAKU-SHOIN, New York・Tokyo, 1988 より引用改変)

図 I-14

小頭関節面は破壊され，橈骨頭も近位側に突き上げるように亜脱臼位となり，小頭の上腕骨に対する傾きも減少しています．橈骨頭の関節面も橈骨軸に対して傾斜しています．元々こういった変化を有する例で急性悪化するのか，変形性関節症に続発する二次的変化なのかは不明です．

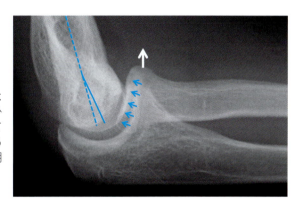

性の変形性関節症ではこの傾斜角度が関節症変化の進行に伴い変化して，減少する傾向があります(図 I-14)．そしてこういった関節症変化を生じる肘関節は元々，橈骨頭が前方に亜脱臼位にあったり，橈骨頭の関節面が橈骨軸に対して傾斜していたりすることが多い傾向があります．なにぶん症例数が少なく統計学的評価はできませんが，一つの注意信号として注目する必要があります．不幸な子ども達を作らないためにも，さらなる調査が必要です．

3．橈尺関節の構造と機能

橈骨頭(車輪)と尺骨橈骨切痕(受け皿)から成るピボット関節で，回内回外で回転運動と近位遠位方向のピストン運動があります(図 I-15)．この近位遠位方向のピストン運動は離断性骨軟骨炎に続発する急速破壊性の関節症変化に関係する可能性があります．

II 肘内側の安定支持機構

肘内側の安定支持組織としては内側(尺側)側副靱帯と屈筋・回内筋群があります．屈筋回内筋群はダイナミック・スタビライザー(動的安定機構)としてI章-1.-4)で詳述されていますので，ここでは割愛し，静的安定機構である内側側副靱帯について解説します．

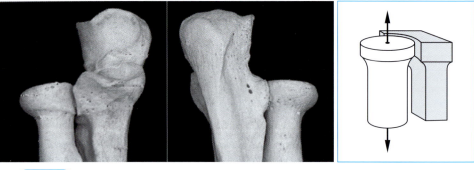

図 I-15　橈尺関節は橈骨頭が車輪，尺骨橈骨切痕が受け皿となるピボット関節

(右図出典：Rohen JW, Yokochi C：Color Atlas of Anatomy：A Photographic Study of the Human Body. Second Edition, p. 11, IGAKU-SHOIN, New York・Tokyo, 1988 より引用改変)

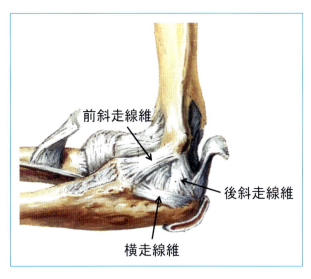

図 I-16
内側側副靱帯の構造（伝統的なスケッチ）

内側側副靱帯は前斜走線維，後斜走線維，横走線維に細分されます．
(Netter FH：The Ciba Collection of Medical Illustrations：Part I：Anatomy, Physiology and Metabolic Disorders：The Musculoskeletal System Vol 8 (Netter Collection of Medical Illustrations). Pharmaceuticals Division, CIBA-GEIGY Corporation, 1987 より引用改変)

また内側の側副靱帯は 3 つの呼び方があります．1 つは内側側副靱帯（Medial Collateral Ligament：MCL），もう 1 つは内側尺側側副靱帯（Medial Ulnar Collateral Ligament：MUCL），そして尺側側副靱帯（Ulnar Collateral Ligament：UCL）です．肘の内反，外反ストレスに大きく関与するのは側副靱帯で，橈側と尺側に存在します．そういう意味では解剖学的に最も正確な呼称は内側尺側側副靱帯（MUCL）ということになります．ただ慣用的にいずれの呼称もよく使われているので，本書では敢えて統一せずにそれぞれの筆者の判断にまかせることといたしました．

1．内側（尺側）側副靱帯の構造

内側側副靱帯は肘関節の内側に存在する線維性の索状物です．索状物の最表層は屈筋が張り付く腱膜で，関節面側は関節包に移行し滑膜で裏打ちされています．内側側副靱帯はさらに位置で前斜走線維，後斜走線維，横走線維に細分され，このうち内側の安定の中核を為すのは前斜走線維とされています（図 I-16）．前斜走線維が内側の安定性に大きく働いていることは事実ですが，実際の解剖では前斜走線維と後斜走線維の境界ははっきりしないことが多いです．

ほとんどの内側側副靱帯の解剖図は Ciba collection の Netter の図を踏襲したものです．Net-

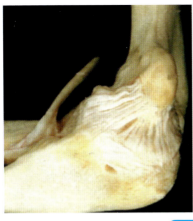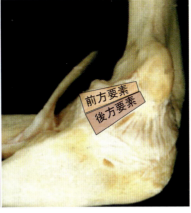

図 I-17

左図は実際の内側側副靱帯深層の状態です．扇状に線維が境界無く広がっている様子がわかります．右図は前斜走線維と思われる部をさらに前方要素と後方要素に細分したものです．
(Rohen JW, Yokochi C：Color Atlas of Anatomy：A Photographic Study of the Human Body. Second Edition, p. 351, IGAKU-SHOIN, New York・Tokyo, 1988 より引用改変)

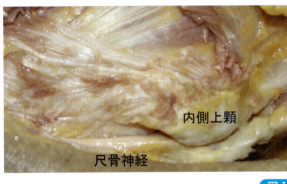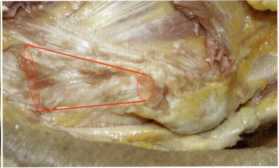

図 I-18

内側側副靱帯の浅層は屈筋が付着する強靱な腱膜です．左は内側上顆や尺骨神経との位置関係を示し，右は側面からみた前斜走線維の部位を示したものです．

ter の図のように前斜走線維が肥厚して盛り上がっている例もありますが，全ての剖検例がそうではありません．図 I-17 に実際の解剖写真を示しましたが，線維は内側上顆から尺骨に放射状に広がり，前斜走線維と後斜走線維の境界が曖昧で連続しています．肘の屈曲に応じて外反ストレスに抵抗する部位が変わることを考えれば，境界無く連続しているほうが自然です．改めて解剖所見を見直す必要があり，今後の再調査の結果を待ちたいと思います．

内側側副靱帯損傷の臨床例を見ていますと，同じ前斜走線維の損傷でも前方寄りと後方寄りの損傷があります．このため損傷の診断や治療においては，図 I-17 の右図のように前斜走線維をさらに前方要素と後方要素に細分してみることは臨床的に意義があります[3]．

また内側側副靱帯は浅層と深層，そして滑膜の三層構造になっています．浅層と深層は高分解能の超音波検査画像で明瞭に識別することができ，深層と滑膜は造影高分解能 MRI で区別できます

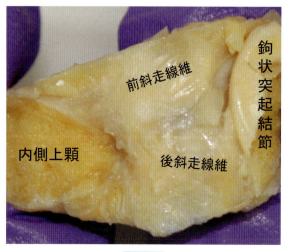

図Ⅰ-19

深層を関節面側から観察した写真です．滑膜で裏打ちされているのがわかります．滑膜は実質部では薄く，近位・遠位の付着部近傍で厚くなっています．

（Ⅰ章-3.-5)を参照）．浅層は線維性の強靱な腱膜で屈筋が付着します（図Ⅰ-18）．したがって尺側手根屈筋などの屈筋群に力が入ると付着部である内側側副靱帯にも緊張が伝わります．屈筋回内筋群は直接的，間接的にダイナミック・スタビライザーとして肘内側の安定性に寄与しています（Ⅰ章-1.-4)を参照）．また深層も線維性ですが，疎な構造で浅層より伸縮性に富んでいます．

図Ⅰ-19は内側支持機構を関節内側から観察したもので，深層は関節包に移行し滑膜で裏打ちされています．屍体によっては関節面側から観察すると，前斜走線維と後斜走線維の走行が明瞭に区別できることもあります．深層部に傷ができたり関節内に遊離体があったりすると，刺激されて滑膜が絨毛状に増生することもあります（Ⅰ章-3.-5)を参照）．この滑膜の炎症が内側の痛みや靱帯の変性に大きく関与していると推測されます．この部位の構造を体表側からだけでなく関節内側からもっと詳しく観察，調査する必要があります．

柔道やレスリングで肘関節が脱臼した場合は付着部あるいは実質部で浅層も深層も一緒に断裂することも珍しくありませんが，投球障害では深層は断裂しても浅層まで及ぶことはほとんどありません．遠位付着部で損傷される場合は，深層が断裂して浅層が剥離して浮き上がり"ポケット"を形成することもあります．一方，靱帯実質部でも浅層が残り，深層だけが断裂することが多いです（Ⅱ章-1.-5)，Ⅲ章-1.-4)を参照）．断裂する部位は遠位付着部やその近傍部，近位のオッシクル周囲が多いです．また投球動作を繰り返すと微小損傷が無数にでき，線維の断裂と修復が繰り返されていると思われます．ベテラン投手の靱帯を超音波検査すると肥厚して線維の走行が乱れて見え，MRIで著しい輝度変化を呈するのはこのためです．これについては画像検査の項（Ⅰ章-3.-5)，7)）で詳述されています．

2．内側支持機構について

前斜走線維は内側上顆と鉤状突起結節に付着し，肘関節の内側の安定性の主役を担うことから，付着部を含めた一連の組織構成体を「内側支持機構」と呼ぶことができます．投球時の肘内側の外傷や障害の大多数は内側支持機構に生じており，病態を理解するためにはマクロ，ミクロの解剖を知っておく必要があります．図Ⅰ-20に示しましたように前斜走線維の表層は近位，遠位それぞれ骨膜（骨化完了前は軟骨膜）に移行しています．

靱帯は多数の線維が束になったもので，一本一本その走行が異なります．この走行の違いがあるから，あらゆる屈曲角度で肘の内側が安定を保つことができます．これまで前額面で見た場合，「前斜走線維の近位側は内側上顆の下方で扇型に拡がっている」と考えられていました．しかし近位の拡がりに見えたのは滑膜を一緒に見ていたためで，実際は近位から遠位までほぼ同じ厚みで遠位付着部まで走行しています（図Ⅰ-21-左）（付着部組織構造はⅠ章-1.-3)ミクロの解剖を参照）．

矢状面でみると，前斜走線維の近位側は内側上顆の下方に索状に付着し，遠位側では扇状に拡がり付着し，骨膜に移行しています（図Ⅰ-21-右）．前額面と矢状面で靱帯の線維が捻れて走行することによって，あらゆる角度で肘の内側部を支える

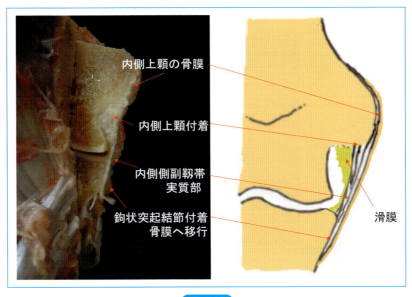

図 I-20

左は実際の内側支持機構で，右は模式図です．前額面でみると前斜走線維は近位で僅かに拡がり，実質部は一様の厚みとなっています．

(写真提供：城東整形外科　皆川洋至先生)

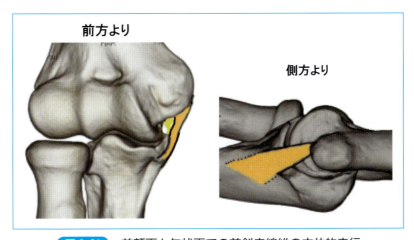

図 I-21　前額面と矢状面での前斜走線維の立体的走行

前額面では近位の内側上顆下端で僅かに拡がりますが，実質部は一様な厚さでまっすぐに遠位へ走行します．矢状面では遠位の尺骨鉤状結節で扇状に拡がっています．

ことができます．まさに「自然の妙」であり，造形美と機能美を兼ね備えた構造をしています．

3．投球時の肘内側部への力学的ストレス

1965年にSlocumが投球肘障害の分類を発表し，肘の内側には加速期に牽引ストレスが加わるとされてきました．実際に肘内側部の外傷や障害は牽引ストレスによって生じることが多く，肘の内側部に強大な牽引ストレスが加わるのは事実です．しかし近年の解剖学的研究や画像検査の結果から牽引ストレスだけでなく，圧迫ストレスも加

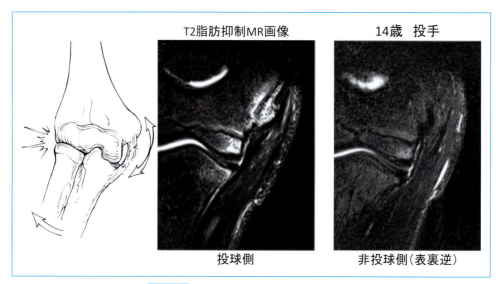

図 I-22 肘内側部の T2 脂肪抑制画像

投球側の内側は非投球側に比べて高輝度変化域が多い．内側上顆では下端だけでなく骨端線にも高輝度域が多い．これは骨端線にストレスが集中していることを反映したもので，この年齢で骨端線離開や閉鎖不全が多い事実と一致します．また滑車内縁や鉤状結節から鉤状突起内縁にかけても高輝度域がみられます．

（右の MRI 画像提供：馬見塚尚孝先生）

わっていることが明らかとなってきました．前斜走線維の遠位付着部はアキレス腱の踵骨付着部と同じようなラップ・アラウンド（wrap around）構造をしており，牽引ストレスを圧迫ストレスに変換するような仕組みになっています（詳細は I 章-1. -3）ミクロの解剖の項を参照してください）．

また T2 脂肪抑制 MRI 画像で肘内側部をみますと，投球側は非投球側に比べて内側上顆だけでなく滑車内縁や鉤状結節から鉤状突起内縁にかけて高輝度変化が多くなっています（図 I -22）．高輝度変化は骨が力学的ストレスを受けた結果と捉えることができます．靱帯のラップ・アラウンド構造により滑車内縁に圧迫力が加わることに加えて，減速期の内反動作により腕尺関節内側部に圧迫ストレスが加わるためではないかと推測してい

ます．近年では肘内側部は加速期には牽引力と圧迫力の両方が加わり，減速期には圧迫力が加わると考えられています．

（柏口新二）

文　献

1) Rohen JW, Yokochi C：Color Atlas of Anatomy： A Photographic Study of the Human Body. Second Edition, p. 11, IGAKU-SHOIN, New York, Tokyo, 1988.
2) Netter FH：The Ciba Collection of Medical Illustrations, Volume 3 MUSCULOSKELETAL SYSTEM Part 1, Pharmaceuticals Division, CIBA-GEIGY Corporation, 1987.
3) Schwab GH, Bennett JB, Woods GW et al： Biomechanics of elbow instability. Clin Orthop Relat Res(146)：42-52, 1980.

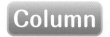

肘実践講座　よくわかる野球肘　肘の内側部障害―病態と対応―

内側側副靱帯と尺骨付着部の呼称について

　肘の内側支持機構の中核をなすのは内側側副靱帯です．この靱帯は内側側副靱帯（MCL：medial collateral ligament）とも尺側側副靱帯（UCL：ulnar collateral ligament）とも呼ばれています．肘関節では内側，外側ではなく尺側，橈側と表現することもあり，膝のMCLと区別するためにUCLを好んで使う人もいます．筆者もその一人です．

　またUCLの尺骨付着部の骨隆起については，1998年にpull-outによる再建術を報告する際に，日本語の解剖学の教科書を探しても名前を見つけられませんでした．以前より使っていたGrant'sの解剖学書の第9版（1991年版）にtubercle on coronoid processとtubercle for ulnar collateral ligamentの表記を見つけたため，当初「鉤状突起結節」と呼び，記述することにしました．当時，私が引用したFussの論文[1]にはこの結節の名前はありませんでした．その後，Callaway（1997）の文献[2]で，この結節をsublimis tubercleと表記していることを知りました．英語の論文や教科書にはsublimis tubercleが使われていますが，日本語訳はありません．Sublimisとは，flexor digitorum superficialis（FDS：浅指屈筋）の同義語としてflexor digitorum sublimisとあるように，その意味は「表在性・浅在性の，高位の」といった意味で，日本語に訳せば「浅結節」でしょうか．尺骨近位の内側表面に盛り上がった結節なので，意味は通じます．「鉤状突起結節」を略して「鉤状結節」と表現しているものもありますが，解剖書の原文に忠実に訳せば「浅結節」か「鉤状突起結節」になります．

　ところが，2002年のAmerican Journal of Sports Medicine（AJSM）に出たSalvoのUCLの尺側付着部のavulsion fractureの論文[3]では，この結節を「sublime tubercle」と表記されています．その後，我が国でもsublime tubercleと表記する論文やテキストが多くなっています．「Sublime」という言葉は「崇高な，気品のある，昇華する・させる」などの意味で，付着部の形状に相応しい形容詞とは思えません．スペルが似ているためにミスタイプしたのか意図的に使ったのか，なぜSalvoが「sublimis」を「sublime」と変えたのかはわかりません．学問として論じる以上，部位の呼称を研究者間で統一したほうが良いように思います．日本語では「鉤状突起結節」，英語では「tubercle on coronoid process」という解剖学的な呼称を使うことを提案します．

（正富　隆）

文　献

1) Fuss FK：The ulnar collateral ligament of the human elbow joint. Anatomy, function and biomechanics. J Anat **175**：203-212, 1991.
2) Callaway GH, Field LD, Deng XH et al：Biomechanical evaluation of the medial collateral ligament of the elbow. J Bone Joint Surg Am **79**(8)：1223-1231, 1997.
3) Salvo JP, Rizio L 3rd, Zvijac JE et al：Avulsion fracture of the ulnar sublime tubercle in overhead throwing athletes. Am J Sports Med **30**(3)：426-431, 2002.

肘実践講座 よくわかる野球肘 肘の内側部障害—病態と対応—

I. 肘関節の構造と画像検査

1. 肘内側部の仕組みを知る
3) ミクロの解剖
① 腱・靱帯付着部の微細構造

Key words

線維軟骨，靱帯付着部（enthesis），wrap around 構造，滑膜組織

I　はじめに

　肘関節は伸展時には上腕骨と尺骨により強い骨性制動が効くため，力学的に安定した構造をしています．しかしながら，屈曲時にはその安定性が低く，関節周囲の軟部組織にかかる負担は大きくなります．投球による肘の内側支持機構傷害は強大な外反ストレスが内側部に繰り返しかかることによって発生する使い過ぎ（オーバーユース）症候群の一つです．一度発症すると，慢性化や再発も多く，実際の臨床では治療法の選択に迷い，難渋しているのが現状です．これは投球による肘の内側支持機構傷害の主な罹患部位が，内側側副靱帯および前腕屈筋群の腱・靱帯付着部であることと関係しているといえます．内側支持機構の外傷・障害の病態を理解し，適切な治療法を選択するためには，この腱・靱帯付着部構造を十分に理解することが必要です．本稿では，肘関節内側の腱・靱帯付着部構造の組織学的構造の特徴を解説します．

II　肘内側側副靱帯の解剖

　内側側副靱帯（medial collateral ligament：MCL）は上腕骨内側上顆，尺骨鉤状突起，肘頭を連結している靱帯であり，その走行により3つの靱帯に分類することができます．索状（cord-like）線維である前斜走靱帯（anterior oblique ligament：AOL），扁平状（fan-like）線維である後斜走靱帯（posterior oblique ligament：POL）および横走靱帯（transverse ligament：TL）と呼ばれています．その中でも AOL は，肘関節の屈曲 30°〜120°の範囲において外反ストレスに対する主となる支持装置（primary stabilizer）として重要な機能を果たしていると考えられていることから，内側支持機構障害における主な障害部位であるといわれています[1)2)]．以下に系統解剖学的屍体から採取した AOL およびその両端の靱帯付着部の組織学的基本構造と靱帯付着部の機能と障害の病態を理解するために必要な概念を併せて解説します．

III　AOL 靱帯付着部（enthesis）の構造

　前斜走靱帯（AOL）は上腕骨内側上顆から尺骨鉤状突起結節までを走行している靱帯で（図 I-23），付着部である上腕骨内側上顆には浅層に前腕の屈筋群（円回内筋，浅指屈筋，橈側手根屈筋，尺側手根屈筋，長掌筋）が共通頭となり付着しています（図 I-24）．AOL はその深層に位置していますが，肉眼的に付着部を観察すると，前腕屈筋群の付着部と AOL の付着部の境界は明確に区別することはできません．

　組織学的構造を観察すると，AOL の上腕骨および尺骨付着部ともに他の腱・靱帯と同様，典型的な靱帯-骨付着部構造を形成していることがわ

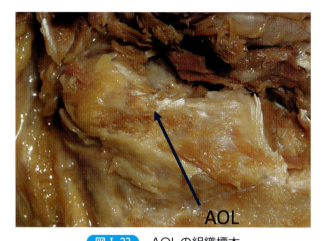

図 I-23 AOL の組織標本

AOL は上腕骨内側上顆から起こり，尺骨鉤状突起に付着しています．

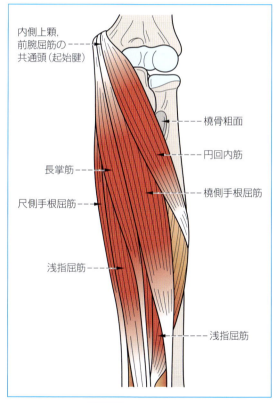

図 I-24 前腕屈筋群

前腕屈筋群は共通頭となり，上腕骨内側上顆（AOL の浅層）に付着しています．

かります．腱・靱帯付着部は特徴的な4層の階層構造をしているといわれており，主に線維軟骨組織で形成されています．階層構造は軟（腱・靱帯）組織から硬（骨）組織に移行するための構造であり，順に，線維性組織層（fibrous tissue），非石灰化線維軟骨層（uncalcified fibrocartilage），石灰化線維軟骨層（calcified fibrocartilage），骨層となっています[3)4)]（図 I-25）．非石灰化線維軟骨層と石灰化線維軟骨層の間にはタイドマーク（tidemark）がほぼ直線状に走行し，軟組織と硬組織の境界である石灰化限界を表しています．一般的に腱・靱帯組織と骨組織の境界として肉眼的に確認しているのはこの部位です．

第1の層である線維性組織層はいわゆる腱・靱帯と同様のものを指し，もちろん組織構造も腱・靱帯実質部と同様です．膠原線維間に紡錘形の線維芽細胞で形成され，免疫組織学的にもタイプIコラーゲンで占められており，機能も一般的な腱・靱帯と同じです．

第2の層である非石灰化線維軟骨層の組織構造を観察すると，膠原線維間に線維の矢状方向に沿って卵円形の線維軟骨細胞が連なっていることがわかります（図 I-26）．さらに細胞外基質にはタイプIコラーゲンと併せてタイプIIコラーゲン

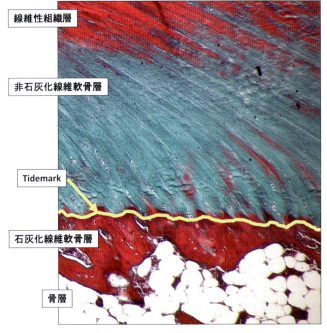

図 I-25
腱・靱帯付着部（enthesis）の基本構造
主に線維軟骨で形成され，線維性組織層，非石灰化線維軟骨層，石灰化線維軟骨層，骨層の4層よりなっています．
（Masson's trichrome 染色）

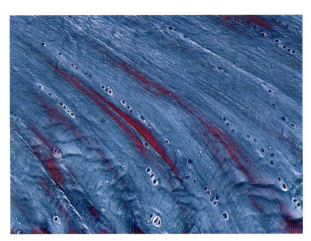

図 I-26
非石灰化線維軟骨層
膠原線維の矢状方向に沿って卵円形の線維軟骨細胞が連なっています．
（Masson's trichrome 染色）

や高分子プロテオグリカンであるアグリカンなどの軟骨基質の存在を認めるようになります．これらが強い水分子含有率をもつために，非石灰化線維軟骨層は高いクッション性を得ています[4]．非石灰化線維軟骨層の構造は関節可動時に起こる腱・靱帯の角度変化運動（bending）に伴って生じる圧迫ストレスに適応した変化であるといわれています[4)5]．

第3の層である石灰化線維軟骨層になると，さらに軟骨基質化は進み，腱・靱帯実質部で認められる膠原線維や紡錘形の線維芽細胞はほとんど認められません．線維軟骨細胞が豊富に認められ，細胞外基質にもタイプⅠコラーゲンの局在は減少し，タイプⅡコラーゲン，コンドロイチン4および6硫酸，アグリカンなどが顕著に認められるようになります（図 I-27）．また第4の層である骨層との境界は特徴的で，三次元的に非常に入り組んだ複雑な構造を形成しており，ジグソーパズル様と称

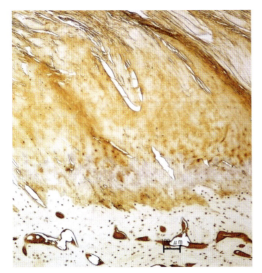

図 I-27　AOL 上腕骨付着部
免疫組織染色にてコンドロイチン6硫酸が強い局在を示していることがわかります．

されます．この構造は石灰化線維軟骨層が骨層と強固に固着するために形成され，腱・靱帯からの牽引および剪断ストレスによる付着部での引き抜きを防ぐ機能をしていると考えられています[4)5)]．

一般的に腱・靱帯付着部はこの線維軟骨4層構造を有していることが多く，この構造は筋・関節の運動時に発生する力学的エネルギーを効率よく伝える役割と，力学的エネルギーの集中による腱・靱帯および付着部の破綻を防ぐためにエネルギーを分散・緩衝する役割を担っていると考えられています[4)6)]．AOL においても上腕骨および尺骨付着部ともに典型的な線維軟骨付着部4層構造を形成していることから，関節運動時には両付着部に強い力学的ストレスが集中していることが理解できます．

IV　AOL 靱帯付着部（enthesis）の周囲組織（エンテーシス・オーガン：enthesis organ）

エンテーシス・オーガン（enthesis organ）とは 2001 年に Benjamin と McGonagle によって提唱された概念であり，彼らは腱・靱帯付着部の構造や機能を考える際には，腱・靱帯付着部そのものだけではなく，周囲組織を含めて一つの器官と捉えて理解することが重要であることを強調しました[6)7)]．腱・靱帯付着部自体が力学的ストレスを分散，緩衝するための構造ですが，力学的ストレスの集中をできるだけ避けるために，さらにその周囲組織もストレスの分散に作用しているということです．

実際，整形外科医のスポーツドクターは日常診療で内側支持機構の外傷・障害に罹患した患者を診察した場合，圧痛点が AOL 付着部だけでなく，その周囲の前腕屈筋群や回内筋に強く認めることが多いことを経験しています．また内側支持機構の外傷・障害の患者に MRI 検査を行った場合，AOL やその付着部だけでなく，周囲にある筋・腱および骨髄内に異常信号を認めることも少なくないことや，治療を施行する場合においても，AOL 付着部に隣接して付着している前腕屈筋群のストレッチが有効であることも経験しています．これは AOL 付着部だけでなく，その周囲組織に起こる変化も含めて病態を観察する必要があることを示しています．つまり内側支持機構の外傷・障害の病態を考察する時にも，AOL 付着部のエンテーシス・オーガンとして付着部とその周囲組織を併せて理解しなければならないといえます．以下に AOL 付着部のエンテーシス・オーガンを構成する代表的な組織を紹介していきます（図 I -28）．

V　Wrap around 構造

Wrap around（ラップ・アラウンド）構造とは腱・靱帯付着部の近傍に存在する骨や軟部組織で形成された凹凸が存在する部位です．腱・靱帯はこの凹凸に接触することでその走行をわずかに変化（wrap around）させています．ラップ・アラウンド構造におけるこの凹凸は『てこの支点』としての役割をしており，凹凸に腱・靱帯が接触し，走行を変化させることで，筋・関節からの力学的ス

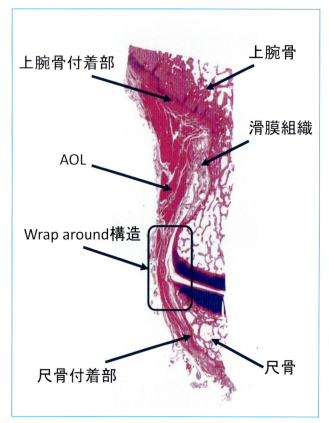

図 I-28
AOL 骨付着部の組織標本
AOL 骨付着部は周囲に wrap around 構造や滑膜組織を備え，enthesis organ を形成しています．

トレスが直接，腱・靱帯付着部に伝わりすぎないように，調節していると考えられています[4]．ラップ・アラウンド構造はアキレス腱，足関節外側靱帯，肩腱板など，ほとんどのエンテーシス・オーガンに存在しています．

組織学的には接触部である靱帯深層に線維軟骨細胞の局所増生および細胞外基質が軟骨化していることが観察でき，種子状線維軟骨(sesamoid fibrocartilage)と呼ばれています．さらに対面する組織(主に骨隆起)の表層にも線維軟骨への変性が認められ，これらは骨膜性線維軟骨(periosteal fibrocartilage)と呼ばれています[4]．免疫組織学的にも靱帯深層および対面組織の表層のどちらの細胞外基質もタイプⅡコラーゲンやアグリカンの局在を観察することができ，軟骨基質へと変化していることを示しています．

関節の運動時にラップ・アラウンド構造では腱・靱帯と対面する組織が接触することでストレスの集中を避けています．この時生じる圧迫ストレスに対し両組織が線維軟骨化生を起こすことはストレスに上手く適応しているといえます[4)8)]．しかしながら，軟骨様組織に変化することで，腱・靱帯の本来の機能を失うだけでなく，血管および神経の介入を困難とさせ，損傷に対する修復能力を低下させてしまうため，結果的に腱・靱帯の損傷の好発部位(critical portion)になりやすいといわれています[4)8)]．肩腱板や前十字靱帯，足関節前距腓靱帯の損傷はそのほとんどがラップ・アラウンド部で起こっていると考えられており，臨床的には腱・靱帯の損傷や断裂に関連した非常に重要な部位です[9]．

AOL のエンテーシス・オーガンにもラップ・アラウンド構造は尺骨側付着部の近傍に存在しており，AOL は腕尺関節内側部に接触して走行して

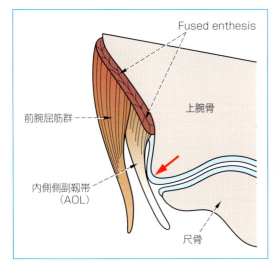

図 I-29
前腕屈筋群と内側側副靱帯(AOL)の付着部
前腕屈筋群と内側側副靱帯(AOL)の付着部は連続し，fused enthesis を形成しています．
(文献10の図より引用改変)

いることがわかります(図 I-28)．組織学的にはラップ・アラウンド構造にあたる腕尺関節内側部は関節軟骨で覆われており，免疫組織学的観察にて AOL 靱帯深層内に軟骨基質の存在を示すタイプⅡコラーゲン，コンドロイチン4および6硫酸の局在が確認できることは，AOL のラップ・アラウンド構造も両付着部への力学的ストレスの集中を避ける機能を果たしていることを示しているといえます．

また前腕屈筋群は共通頭を形成し，上腕骨内側上顆に付着していますが，AOL の上腕骨付着部も同様に内側上顆に付着し，前腕の屈筋腱群の付着部と連続しており，広範囲に付着部(fused enthesis)を形成しています[10](図 I-29)．この構造も AOL 付着部へのストレスの集中を避けるための構造であると考えられており，エンテーシス・オーガンの一部であるといえます[6)7)10]．

VI 滑液包(滑膜組織)および脂肪性結合組織

エンテーシス・オーガンには力学的ストレスを分散するための構造として腱・靱帯と骨との間に滑液包や脂肪性結合組織およびその類似組織が存在していることが多いです．滑液包内には滑液が認められ，脂肪性結合組織とともに筋・関節の運動に併せてその形状を変化させています．これは滑液包が筋・関節の運動時の直接衝突や磨耗によって起こる腱・靱帯の損傷や断裂を防ぐショック・アブソーバー(衝撃緩衝器)として機能していることを表しています．その他には，腱・靱帯の滑走を高める役割や，損傷により発生した腱・靱帯の組織片を除去する役割を果たしています．さらに滑液包の内壁には滑膜組織(synovia)が存在しており，滑膜組織(synovia)は腱・靱帯付着部(enthesis)の機能や障害の病態を考察するために非常に重要であると考えられています[6)7)11)~14]．

VII 滑膜-付着部複合体(synovio-enthesial complex：SEC)

腱・靱帯付着部(enthesis)が力学的ストレスに安定した構造をしているのは，主に線維軟骨組織で段階的に形成されているからです．線維軟骨組織はタイプⅡコラーゲンやアグリカンなどの存在により非常にクッション性に優れ，力学的に安定しているとされる反面，神経・血管に乏しくなるため損傷に対する修復能力は低下し，繰り返す微細損傷に対応(修復)できなくなり，ついには腱・靱帯付着部障害(enthesopathy)が発症します．

滑膜組織（synovia）は全身の約80％のエンテーシス・オーガンに存在し，その約50％が関節腔内の滑膜として，残りは滑液包や腱鞘滑膜あるいは脂肪性結合組織の一部として存在していることが報告されています[15]．通常，身体に損傷が起きた場合，その損傷に対する症状発現や修復反応には血管および神経が関与することから，エンテーシス・オーガン内で唯一，血管と神経が豊富に存在している組織である滑膜組織（synovia）が腱・靱帯付着部障害（enthesopathy）におけるこれら一連の反応に関係している可能性は非常に高いと考えられます．

さらに系統解剖用屍体の観察において，筋・腱付着部（enthesis）に起きる微細な損傷（microdamage）だけでなく，加齢やオーバーユースに起因する一般的な退行性変化（degeneration）に対する損傷−修復反応にも滑膜組織（synovia）は強く関与していると考えられていることから[15]，腱・靱帯付着部（enthesis）の機能や障害（enthesopathy）の病態を理解するには，腱・靱帯付着部（enthesis）と滑膜組織（synovia）を一つの複合体（滑膜−付着部複合体 synovio-entheseal complex）として考えることが重要であるという概念が生まれました[15,16]．

AOLのエンテーシス・オーガンを詳細に観察すると，靱帯深層部と腕尺関節内側面で形成された間隙（関節腔の内側ガター）が存在し，その間隙とAOLの間には脂肪性結合組織が認められます（図Ⅰ-28）．この間隙は腕尺関節の関節腔と連続しているため厳密には滑液包とは異なっていますが，脂肪性結合組織内には血管が存在し，表層には滑膜組織が並んでいる（synovial lining）ことから，これらを併せて滑液包と同様の機能を果たしている可能性が考えられます．つまり，AOLの損傷や障害（enthesopathy）に対する病態を考察する際には，この滑膜組織の動向を観察し，滑膜−付着部複合体として理解する必要があります．

Ⅷ おわりに

投球による内側支持機構の外傷・障害の主な障害部位であるAOLは他の腱・靱帯と同様，線維軟骨組織で形成された靱帯付着部構造（enthesis）を介し，骨に付着しています．AOLの周囲には付着部への力学的ストレスの集中を避けるための周囲組織が存在し，併せてエンテーシス・オーガンを形成しています．その中でもAOLと腕尺関節内側面の間に存在する滑膜組織（synovia）は損傷−修復反応の中心であり，重要な組織です．内側支持機構傷害の病態は，AOLの骨付着部（enthesis）とこれらの概念をよく理解した上で考察し，適切な治療へとつなげていく必要があるといえます．

（篠原靖司・熊井　司）

文　献

1) Morrey BF, Tanaka S, An KN：Valgus stability of the elbow. A definition of primary and secondary constraints. Clin Orthop Relat Res **265**：187-195, 1991.
2) Jones KJ, Osbahr DC, Schrumpf MA et al：Ulnar collateral ligament reconstruction in throwing athletes：a review of current concepts. AAOS exhibit selection. J Bone Joint Surg Am **94**(8)：e49. doi：10.2106/JBJS. K. 01034, 2012.
3) Woo SL-Y et al：AAOS/NIH/ORS workshop. Injury and repair of the musculoskeletal soft tissues. Savannah, Georgia, June 18-20, 1987. J Orthop Res **6**(6)：907-931, 1988.
4) Benjamin M et al：Fibrocartilage in tendons and ligaments—an adaptation to compressive load. J Anat **193**：481-494, 1998.
5) Schneider H：Zur Struktur der Sehnenansatzzonen. Z Anat Entwicklungsgeschich **119**(5)：431-456, 1956.
6) Benjamin M et al：The anatomical basis for disease localization in seronegative spondyloarthropathy at enthesis and related sites. J Anat **199**：503-526, 2001.
7) Benjamin M et al：The enthesis organ concept and its relevance to the spondyloarthropathies. Adv Exp Med Biol **649**：57-70, 2009.

8) Vogel KG：Fibrocartilage in tendon：a response to compressive load. In：Gordon SL, Blair SJ, Fine LI(eds.). Repetitive motion disorders of the upper extremity. American Academy of Orthopaedic Surgeons, Rosemont, pp205-215, 1995.
9) 熊井 司ほか：Enthesis アップデート．MB Orthop **24**(5)：129-135，2011.
10) Milz S et al：Molecular composition and pathology of enthuses on the medial and lateral epicondyles of the humerus：a structural basis for epicondylitis. Ann Rheum Dis **63**：1015-1021, 2004.
11) Benjamin M et al：Adipose tissue at enthesis：the rheumatological implications of its distribution. A potential site of pain and stress dissipation？ Ann Rheum Dis **63**：1549-1555, 2004.
12) Shaw HM et al：Structure-function relationships of enthesis in relation to mechanical load and exercise. Scand J Med Sci Sports **17**：303-315, 2007.
13) Theobald P et al：The functional anatomy of Kager's fat pad in relation to retrocalcaneal problems and other hindfoot disorders. J Anat **208**(1)：91-97, 2006.
14) 篠原靖司ほか：Enthesis の組織構造と enthesis organ concept．日整会誌 **84**：553-561，2010.
15) Benjamin M et al：Histopathologic changes at "synovio-entheseal complexes" suggesting a novel mechanism for synovitis in osteoarthritis and spondylarthritis. Arthritis Rheum **56**(11)：3601-3609, 2007.
16) McGonagle D et al：The synovio-entheseal complex and its role in tendon and capsular associated inflammation. J Rheumatol Suppl：11-14, 2012.

I. 肘関節の構造と画像検査

1. 肘内側部の仕組みを知る
3) ミクロの解剖
② 腱・靱帯付着部の病理

Key words

enthesopathy, enthesis organ, synovio-entheseal complex

I はじめに

　野球肘における内側部障害は投球動作において肘内側部に発生する強大な外反ストレスが主な要因であるといわれています．その強大な力学的ストレスに対し，肘関節の安定性を担う支持組織のなかで中心となる前斜走線維（AOL：anterior oblique ligament）の破綻が内側支持機構障害の主な病態であると考えられています[1,2]．われわれは系統解剖屍体より両側骨付着部を含めたAOLを標本として採取し，組織学的構造を詳細に観察することにより，内側支持機構障害の病態を考察してきました．前項にてAOLおよびその骨付着部の組織学的構造を解説しましたが，本稿ではAOLの組織学的観察から考察した病態に対して解説します．

II AOL靱帯両付着部(enthesis)の病理，病態

　前項で解説したようにAOLの骨付着部（enthesis）は上腕骨側および尺骨側ともに線維軟骨を介した四層構造（線維性組織層，非石灰化線維軟骨層，石灰化線維軟骨層，骨層）[3,4]を形成していますが，その構造には若干の相違があり，そこから病態を考察することができます．

　AOLの骨付着形態を観察すると，靱帯線維は上腕骨側付着部に対して垂直に狭い範囲に集中して付着しているのに対し，尺骨側付着部には鋭角に広範囲に付着しています（図I-30-a, b）．四層構造を詳細に観察すると靱帯の曲がりやたわみなど，運動に由来する[4]非石灰化線維軟骨（uncalcified fibrocartilage：UF）は尺骨側付着部と比較して上腕骨側付着部の方が大きく（図I-31-a, b），付着部にかかる剪断力の指標とされている[4]石灰化軟骨層（calcified fibrocartilage：CF）と骨層（bone：B）との境界（CFB interface）も尺骨側と比較して上腕骨側の方が複雑で入り組んだ構造をしていることが組織形態計測にて確認できます（図I-31-a, b）．この結果は上腕骨側付着部が尺骨側付着部と比較して単位面積当たりに大きな力学的ストレスがかかっていることを示しています．

　また免疫組織学的観察においてタイプIIコラーゲン，コンドロイチン4および6硫酸が尺骨側に比べて上腕骨側の方が強い局在を示した（図I-32-a, b）ことも，上腕骨側の方が尺骨側より単位面積当たりに大きな力学的ストレスにさらされたため，そのストレスに抵抗するための反応として線維軟骨化が強く起こったことを表しています．加えて，上腕骨側付着部は前腕の屈筋腱群と連続した付着部（fused enthesis）を形成している[5]こと，ラップ・アラウンド構造は尺骨側付着部近傍に位置することで，尺骨側付着部の単位面積当たりにかかる力学的ストレスは少なくなると考えられることからも，付着部にかかる単位面積当たりの力学的ストレスは上腕骨側の方が大きいといえ

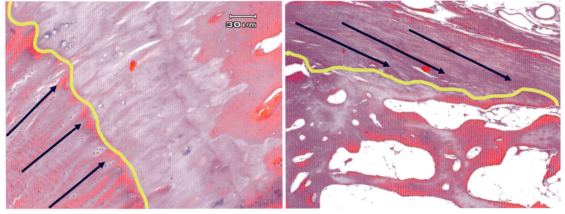

図 I-30 AOL 骨付着部の付着形態

a：上腕骨付着部．線維軟骨で形成された四層構造を形成し，靱帯は付着部に対して垂直に付着しています．
b：尺骨付着部．靱帯は鋭角で広範囲に付着しています．

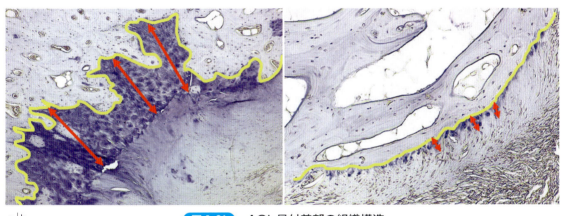

図 I-31 AOL 骨付着部の組織構造

a：上腕骨付着部．石灰化線維軟骨は厚く（赤矢印），骨層との境界（CFB interface）は複雑で入り組んだ構造をしています．
b：尺骨付着部．石灰化線維軟骨は薄く（赤矢印），CFB interface は平坦です．

ます．

　これから成長期の内側上顆障害（オッシクル）が上腕骨側に多いということがいえます[6]〜[10]．投球動作にて肘関節に外反ストレスが起こった場合，AOL の両骨付着部には牽引ストレスを中心とした強い負荷がかかりますが，尺骨側に比べて上腕骨側の方が強大であるため，骨化完了前の付着部の破綻は上腕骨側に多く，内側上顆障害を生じる可能性が示唆されます．

III　エンテーシス・オーガンから考察した病態

ラップ・アラウンド構造の病理

　前項では一般的に靱帯骨付着部には関節の運動によって生じた強大な力学的ストレスの集中を避けるためにエンテーシス・オーガンという集合体を形成していることを解説しました[11]〜[13]．その中でもラップ・アラウンド構造は靱帯の走行を変化

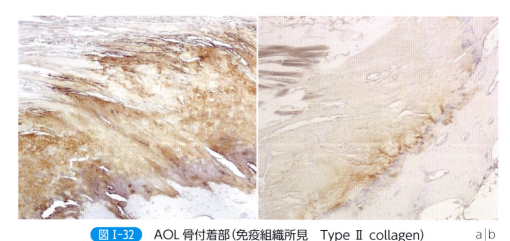

図 I-32 AOL 骨付着部（免疫組織所見　Type II collagen）　　a｜b

a：上腕骨付着部．広範囲に局在を示す染色が認められます．
b：尺骨付着部．局在は狭く，弱い．

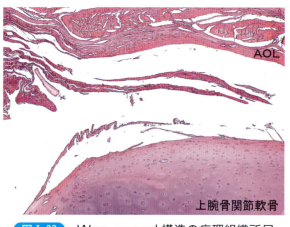

図 I-33 Wrap around 構造の病理組織所見（上腕骨側）

AOL 深層は層状変性（delamination）や，膠原線維の脆弱変性が認められます．対面する上腕骨関節面は不整化し，一部剥離しています．

させることでストレスをコントロールしていることから，同部位には力学的ストレスによって生じる変性や損傷などの病理所見が多数認められ，一般的には靱帯の主な損傷および断裂部であると考えられています[4)13)]．過去の研究でも投球（肘関節外反）時に AOL にかかっている負荷と静止（非投球）時に AOL にかかっている負荷はほぼ同等である[14)15)]と報告されており，周囲組織によるスト

レスの分散作用が機能している可能性が示唆されます．つまり内側支持機構障害の病態を考える上で AOL エンテーシス・オーガンのラップ・アラウンド構造の病理を理解することは非常に重要です．

　AOL のラップ・アラウンド構造は尺骨側付着部に近い部位に存在し，靱帯は腕尺関節内側部に接触して走行しています．組織標本において，AOL 深層（接触面）は膠原線維の脆弱化や配向性の乱れなどの層状変性所見を示し，対面する上腕骨関節軟骨表層は不整化していました．また一部は剥離しており，間隙には剥離した微小組織片が遊離していることが確認できました（図 I-33）．AOL と尺骨関節内側の接触部には血管増生した滑膜組織が介在し，深層には石灰化線維軟骨層と骨層の増殖による骨棘が形成されていました（図 I-34-a）．尺骨関節軟骨の層状構造も破綻し，軟骨細胞の増殖，配列の乱れ，クラスター（cluster）化など，損傷と修復が混在していると考えられる所見が観察できました（図 I-34-b）．免疫組織学的にも AOL 深層と対面する尺骨内側に圧迫ストレスの存在を示すタイプIIコラーゲン，コンドロイチン 4 および 6 硫酸の局在が認められました（図 I-35-a，b）．

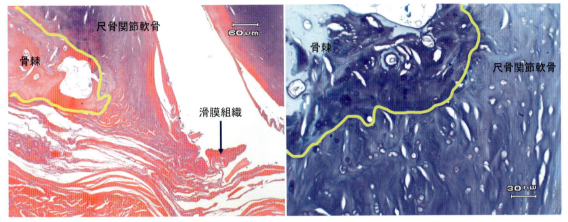

a|b　図I-34　Wrap around 構造の病理組織所見（尺骨側）

a：AOLと尺骨の接触部には血管増生した滑膜組織が存在．深層には骨増殖性変化（骨棘）が認められます．
b：関節軟骨の層状構造は乱れています．

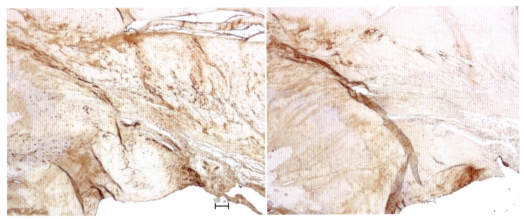

a．コンドロイチン6硫酸　　　　　　　　b．Type Ⅱ collagen

図I-35　Wrap around 構造の免疫組織所見
どちらも強い局在を示し，同部位でAOLが強い圧迫ストレスを受けていることを表しています．

　以上より，AOLのラップ・アラウンド構造において投球動作時に肘関節が外反することでAOL深層および腕尺関節内側部は圧迫ストレスが繰り返されることになり，その生体反応として線維軟骨変性が進行します．靱帯の線維軟骨化は本来の機能を喪失するだけでなく，損傷に対する修復機能を減弱させるため，靱帯実質部の損傷や断裂が起こりやすくなることがわかっています[13]．これはAOLの靱帯損傷が比較的尺骨側に多いとするこれまでの報告がラップ・アラウンド構造の破綻であると考えると理解できます[7)9)10]．また尺骨関節面内側に認められた高度な変性所見は肘関節の外反動揺性が高まることでAOLからの運動（bending）ストレスの強度が増大した可能性を示唆しています．内側端の深層に観察された反応性骨増殖はこの運動（bending）ストレスによって形成された骨棘（osteophyte）と考えることができます．

IV 滑膜組織の病理

　靱帯付着部症（enthesopathy）は付着部の病態だけで説明することは不可能で，周囲にあるラップ・アラウンド構造，脂肪体（fat pad），滑膜組織（synovia）などのエンテーシス・オーガンが大きく関与しています．その中でも滑膜組織（synovia）は病態に関する症候性要因だけでなく，損傷に対する修復反応にも重要な作用を果たしていると考えられています（滑膜-付着部複合体：synovio-entheseal complex）[16]〜[18]．

　AOLのエンテーシス・オーガン内において滑膜組織は靱帯深層と腕尺関節内側面で形成された間隙（関節腔の内側ガター）に豊富に認められました（synovial lining）．さらに，その間隙とAOLにある脂肪性結合組織内には増生した滑膜組織と新生血管が存在していることもわかりました（図Ⅰ-34-a）．

　エンテーシス・オーガン内の滑膜組織には多数の神経ペプチドが存在していることをわれわれは確認しており，滑膜組織は靱帯付着部症（enthesopathy）における症状発現の鍵となる組織であると考えています[19]〜[21]．AOLの滑膜組織も病理組織所見が豊富である両付着部やラップ・アラウンド構造の周囲に認められており，力学的ストレスにより生じた損傷および変性に対する反応として増生し，症候性要因となっている可能性が強く示唆されました．つまり，内側支持機構障害に対する治療を行う上で，滑膜組織に対するアプローチを考慮することは非常に重要であるといえます．

　またAOLの上腕骨付着部は前腕の屈筋腱群と連続し，広範囲の付着部（fused enthesis）を形成しています[5]．これもストレスの集中を避けるための構造でエンテーシス・オーガンの一部であり，内側支持機構障害の病態を考える上で重要な構造です．AOL損傷の4〜13%に前腕屈筋群および回内筋損傷が合併しているという報告がある[7][22]だけでなく，一般的に内側支持機構障害に前腕屈筋群および回内筋の痛みを合併することが多いのは広範囲の付着部（fused enthesis）を形成していることによると考えることができ，内側支持機構障害の治療，リハビリには前腕屈筋群および回内筋のリラクゼーションが必須であることも病理組織学的観察から理解することができます．

V おわりに

　病理組織学的所見からみた内側支持機構障害の病態を考えると，まず投球動作による肘関節の外反により，AOLの上腕骨側および尺骨側付着部に牽引や圧迫などの強い力学的ストレスがかかります．このストレスの繰り返しにより付着部は変性し，破綻します．AOLの骨付着部構造（enthesis）により尺骨側と比較して上腕骨側の方がより強大なストレスがかかるため，成長期には内側上顆の骨軟骨障害が多くなります．尺骨側付着部近傍にはラップ・アラウンド構造が存在し，ストレスの分散をおこなっている一方で，同部位が受けるストレスは大きく，靱帯損傷は同部位（尺骨側寄り）で多いといえます．付着部および靱帯の損傷が進行し，外反動揺性が高まると，靱帯の運動（bending）ストレスも大きくなり，尺骨関節内側端には反応性骨増殖（osteophyte）が形成されます．両付着部およびラップ・アラウンド構造周囲に血管に富んだ滑膜組織が存在していることは，滑膜組織が損傷や変性に対する症状発現や修復反応に関与していることを示唆しています．内側支持機構障害の治療を検討する際には，本稿で述べた病態を理解し，それぞれの病理・病態に応じた治療を選択し，組み合わせて行う必要があります．

〈篠原靖司・熊井　司〉

文　献

1) Jones KJ, Osbahr DC, Schrumpf MA et al：Ulnar collateral ligament reconstruction in throwing athletes：a review of current concepts. AAOS exhibit selection. J Bone Joint Surg Am **94**(8)：e49. doi：10.2106/JBJS.K.01034, 2012.
2) Cain EL Jr, Dugas JR, Wolf RS et al：Elbow

injuries in throwing athletes : a current concepts review. Am J Sports Med **31**(4) : 621-635, 2003.
3) Woo SL-Y et al : AAOS/NIH/ORS workshop. Injury and repair of the musculoskeletal soft tissues. Savannah, Georgia, June 18-20, 1987. J Orthop Res **6**(6) : 907-931, 1988.
4) Benjamin M et al : Fibrocartilage in tendons and ligaments—an adaptation to compressive load. J Anat **193** : 481-494, 1998.
5) Milz S et al : Molecular composition and pathology of enthuses on the medial and lateral epicondyles of the humerus : a structural basis for epicondylitis. Ann Rheum Dis **63** : 1015-1021, 2004.
6) Bennett JB, Green MS, Tullos HS : Surgical management of chronic medial elbow instability. Clin Orthop Relat Res (278) : 62-68, 1992.
7) Conway JE, Jobe FW, Glousman RE et al : Medial instability of the elbow in throwing athletes. Treatment by repair or reconstruction of the ulnar collateral ligament. J Bone Joint Surg Am **74**(1) : 67-83, 1992.
8) Sugimoto H, Hyodoh K, Shinozaki T : Throwing injury of the elbow : assessment with gradient three-dimensional, fourier transform gradient-echo and short tau inversion recovery images. J Magn Reson Imaging **8**(2) : 487-492, 1998.
9) Azar FM, Andrews JR, Wilk KE et al : Operative treatment of ulnar collateral ligament injuries of the elbow in athletes. Am J Sports Med **28** : 16-23, 2000.
10) Safran M, Ahmad CS, Elattrache NS : Ulnar collateral ligament of the elbow. Arthroscopy **21**(11) : 1381-1395, 2005.
11) Benjamin M et al : The anatomical basis for disease localization in seronegative spondyloarthropathy at enthesis and related sites. J Anat **199** : 503-526, 2001.
12) Benjamin M et al : The enthesis organ concept and its relevance to the spondyloarthropathies. Adv Exp Med Biol **649** : 57-70, 2009.
13) Vogel KG : Fibrocartilage in tendon : a response to compressive load. In : Gordon SL, Blair SJ, Fine LI(eds) Repetitive motion disorders of the upper extremity. American Academy of Orthopaedic Surgeons, Rosemont, pp 205-215, 1995.
14) Fleisig GS, Andrews JR, Dillman CJ et al : Kinetics of baseball pitching with implications about injury mechanisms. Am J Sports Med **23**(2) : 233-239, 1995.
15) Ahmad CS, Lee TQ, ElAttrache NS : Biomechanical evaluation of a new ulnar collateral ligament reconstruction technique with interference screw fixation. Am J Sports Med **31**(3) : 332-337, 2003.
16) Mcgonagle D et al : The concept of a "synovio-entheseal complex" and its implications for understanding joint inflammation and damage in psoriatic arthritis and beyond. Arthritis Rheum **56**(8) : 2482-2491, 2007.
17) Benjamin M et al : Histopathologic changes at "synovio-entheseal complexes" suggesting a novel mechanism for synovitis in osteoarthritis and spondylarthritis. Arthritis Rheum **56**(11) : 3601-3609, 2007.
18) McGonagle D et al : The synovio-entheseal complex and its role in tendon and capsular associated inflammation. J Rheumatol Suppl : 11-14, 2012.
19) Shaw HM et al : Adipose tissue at enthesis : the innervations and cell composition of the retromalleolar fat pad associated with the rat Achilles tendon. J Anat **211** : 436-443, 2007.
20) 篠原靖司ほか：運動器慢性疼痛の基礎知識 13．筋腱付着部（enthesis）の慢性疼痛発生機序．整形外科 **63**(8)：767-771，2012.
21) 篠原靖司ほか：腱・靱帯付着部症の解剖学的要因と病理．整・災外 **56**：1337-1344，2013.
22) Osbahr DC, Swaminathan SS, Allen AA et al : Combined flexor-pronator mass and ulnar collateral ligament injuries in the elbows of older baseball players. Am J Sports Med **38**(4) : 733-739. doi : 10.1177/0363546509351558, 2010.

I. 肘関節の構造と画像検査

1. 肘内側部の仕組みを知る
4) ダイナミック・スタビライザーとしての前腕屈曲回内筋群

Key words
肘外反ストレス，ダイナミック・スタビライザー，屈曲回内筋群，起始部構造，超音波

I 背景

肘内側側副靱帯（以下，MUCL）は肘外反ストレスに対する一次制御因子として機能しています[1]。研究によれば，MUCLには，投球毎に最大破断強度以上の力が加わると報告されており[2]，その結果，小児であれば内側上顆の骨端軟骨の裂離損傷が，成人ではMUCL損傷が発生すると考えられています。しかし，すべての野球選手にMUCL損傷が発生するわけではなく，また，画像でMUCL損傷が存在しても無症候性である選手も数多く存在するのも事実です。その理由の一つとして，内側上顆を起始とし，肘関節を越えて末梢に停止する前腕屈曲回内筋群のダイナミック・スタビライザーとしての機能が挙げられています。前腕屈曲回内筋群は円回内筋（以下，PT），橈側手根屈筋（以下，FCR），浅指屈筋（以下，FDS），および尺側手根屈筋（以下，FCU）から構成されており，各筋の機能を明らかにするために，現在までに下記に述べる数多くの研究が行われています。

II 文献的考察

1. 解剖学的検討

Anらは，肘関節を横断する筋の断面積とモーメントアームから，PT，FCR，FDS，FCUの各筋の収縮は内反力を生み出すと報告しています[3]。また，Davidsonらは新鮮凍結屍体を用いてMUCLの前斜走線維（以下，AOL）と前腕屈曲回内筋群の位置関係を検討し，どの屈曲角度でもAOLと走行が一致したFCUと，30°〜90°の角度で走行が一致したFDSが主要な役割を果たしていると述べています[4]。

2. 電気生理学的検討

Sistoらは肘障害のない投手を対象に筋電図検査を行い，FDSとFCRは後期コッキング期に，PTはアクセレーション期に筋活動が最大になると報告しています[5]。DiGiovineやWernerらは肘内反トルクが最大となる後期コッキング期から加速期にかけてPT，FCR，FDS，FCUの各筋の筋活動が最大となると報告しています[6)7)]。外反ストレスの増加時期に一致して前腕屈曲回内筋群の活動が増加することは，前腕屈曲回内筋群が外反ストレスに対してなんらかの機能を果たしていると考えられます。一方で，MUCL不全肘の選手を対象とした研究では，加速期を中心に前腕屈曲回内筋群の筋活動が低下すると報告されており[8]，筋活動の低下が障害発生の原因になる可能性が示唆されています。

3. 生体力学的検討

以下に述べる報告は，いずれも屍体肘を用い，内側上顆を支点として筋の方向に牽引力をかけて，外反角の変化やMUCLに加わるストレスを計測することで，ダイナミック・スタビライザーとしての機能を観察しています。ParkらはFCUが主要な役割を果たし，FDSも補助的に作用する

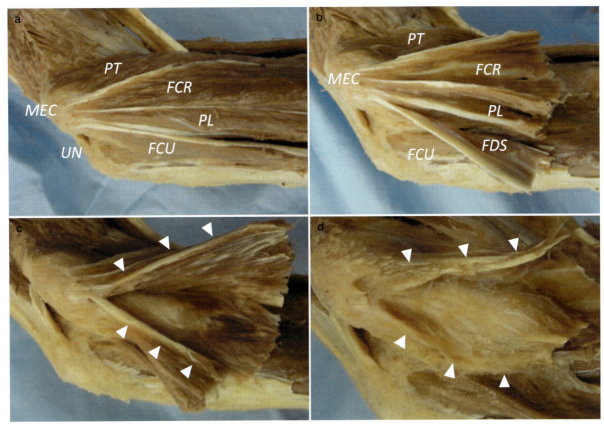

図 I-36 屈曲回内筋群を構成する各筋とその起始部

a：表層からは円回内筋（PT），橈側手根屈筋（FCR），長掌筋（PL），尺側手根屈筋（FCU）が確認できます．浅指屈筋（FDS）はPLとFCUの深部に存在し，表層からは確認できません．
b：各筋の筋間には腱様の筋膜が存在し，いずれも内側上顆（MEC）から起始していました．
c：PT，FCR，PL，およびFDSの筋膜は，近位部で一体化し，内側側副靱帯前斜走線維（AOL）の前方で共同腱（前方共同腱：ACT）を形成していました（矢頭）．
d：FDSとFCUの筋間筋膜も，AOL後方で共同腱（後方共同腱：PCT）を形成していました（矢頭）．

(文献12より改変)

と報告しています[9]．Linらは FCU，FDS，FCR はいずれもダイナミック・スタビライザーとして機能し，FCUの寄与が最も大きいと報告しています[10]．また，UdallらはFDSが最も主要な役割を果たしていると報告しています[11]．

Ⅲ 過去の研究の問題点と課題

上述した数多くの研究では，前腕屈曲回内筋群はダイナミック・スタビライザーとして機能し，特にFCUとFDSが主要な役割を果たしていると述べられています．しかし，解剖学的検討や生体力学的検討は屍体を用いた研究であり，筋の走行を中心に検討していることから，実際の筋収縮による作用を正確に反映しているとはいえません．また，電気生理学的検討は，観察しているのは筋活動のみであり，筋収縮を直接観察してはいません．ダイナミック・スタビライザーとして前腕屈曲回内筋群の作用を明らかにするためには，各筋の解剖学的特徴を把握することが重要ですが，現在まで前腕屈曲回内筋群の起始部構造について，外反制御という視点から検討した研究はな

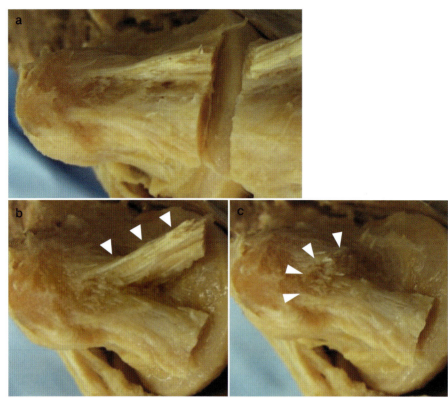

図Ⅰ-37　前方共同腱の起始部の構造
a，b：ACTはAOL前縁に沿って存在し，厚く靱帯様の構造をしていました(矢頭)．
c：内側上顆部ではACTはAOLの前方でAOLを取り囲むように起始していました(矢頭)．
(文献12より改変)

く，また，実際に筋が作用した時の関節の動きをダイレクトに評価した研究も存在しません．これらの疑問点を明らかにするために，我々は前腕屈曲回内筋群起始部の解剖学的評価と超音波を用いた動的な評価を行いました[12)13)]．

Ⅳ 前腕屈曲回内筋群起始部の解剖学的評価

1．各筋の起始部の構造と共同腱の存在

PTの上腕骨頭は内側上顆と内側筋間中隔前面から起始していました．FCRは近位部では完全に腱性となり，後述する共同腱で内側上顆と結合していました．FDSは前腕屈曲回内筋群の中で最も筋腹が厚く，腱成分を介せず，内側上顆とAOLから直接筋線維が起始していました．FCUには内側上顆から起始する上腕骨頭と肘頭尺側側面から起始する尺骨頭が存在し，尺骨頭がより発達していました．PTの上腕骨頭，FCR，PL，およびFDSの筋膜は，近位部で一体化し，AOLの前方で靱帯様の共同腱(前方共同腱：ACT)を形成していました．FDSとFCUの筋間筋膜も，AOL後方で共同腱(後方共同腱：PCT)を形成していましたが，ACTと比較して薄く，膜状の構造をしていました(図Ⅰ-36)．

2．共同腱の起始部構造

ACTは，AOLを取り囲むように内側上顆に付着し，AOL前縁に沿って，腕尺関節を越えて関節包に付着していました(図Ⅰ-37)．ACTとその付着部の関節包は，規則的に配列するコラーゲン線

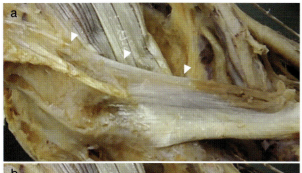
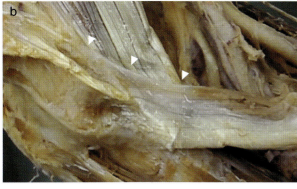

図 I-38
円回内筋尺骨頭の構造

PTの尺骨頭は，大部分が尺骨鉤状結節に付着していましたが，その上方の一部の線維は鉤状結節に付着せず，ACTを介して内側上顆に付着していました（上腕骨枝）．上腕骨枝は，前腕を他動的に回外すると緊張し（a），回内で弛緩しました（b，矢頭）．

(文献12より改変)

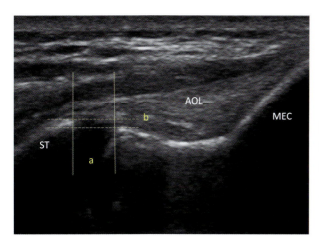

図 I-39
肘内側の超音波画像

肘90°屈曲位で肘内側にプローブを設置して，AOLの長軸像を描出し，関節裂隙の幅（a）と鉤状結節（ST）の橈尺方向への偏位（b）を計測しました．

(文献13より改変)

維で構成され，組織学的にAOLと極めて類似していました．PCTにはACTのような靱帯様の構造は認められませんでした．ACTは肉眼的にも組織学的にもAOLと類似しており，AOLと同様に静的なスタビライザーとして機能している可能性が示唆されました．また，ACTを構成する筋が収縮した場合，ACTを含む内側関節包の緊張が増加すると考えられ，動的にも外反を制御する可能性が示唆されました．

3．円回内筋尺骨頭の上腕骨枝の存在

PTの尺骨頭は，大部分が尺骨鉤状結節に付着していましたが，その上方の一部の線維は鉤状結節に付着せず，ACTを介して内側上顆に付着していました（上腕骨枝）．上腕骨枝は，前腕を他動的に回外すると緊張し，回内で弛緩しました．PTの尺骨頭の筋収縮は上腕骨枝を介して腕尺関節を動的に制御する可能性が示唆されました（図 I-38）．

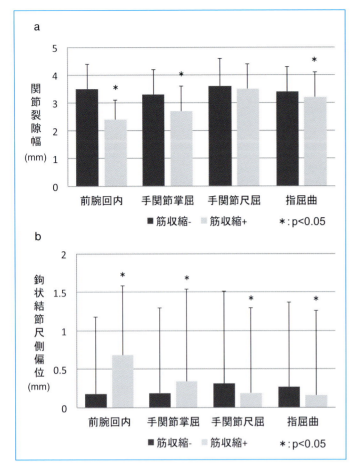

図Ⅰ-40

腕尺関節の変化

関節裂隙幅は前腕回内，手関節掌屈，指屈曲で有意に減少しましたが，手関節尺屈では有意差は認められませんでした（a）．尺骨の鉤状結節は，前腕回内と手関節掌屈で尺側に，指屈曲，手関節尺屈では橈側に偏位しました（b）．

（文献13より改変）

Ⅴ 超音波を用いた動的評価

肘を90°屈曲位とし，徒手的に外反ストレスをかけた時と，外反ストレスをかけたまま前腕の各筋を等尺性に収縮させた時の内側腕尺関節の変化量を観察しました（図Ⅰ-39）．等尺性収縮は，その動作の主動筋から前腕回内（PT），手関節屈曲（FCR），指屈曲（FDS），および手関節尺屈（FCU）の4種類としました．

1．水平方向の変化（関節裂隙の変化）

関節裂隙は前腕回内で$1.1±0.6\,mm$（29.4％），手関節掌屈で$0.6±0.5\,mm$（15.9％），指屈曲で$0.2±0.5\,mm$（6.4％），手関節尺屈でも$0.1±0.4\,mm$（0.1％）減少しました（図Ⅰ-40-a）．前腕回内，手関節屈曲，指屈曲では有意差が認められましたが，手関節尺屈では有意差は認められませんでした．この結果から，PT，FCR，FDSは動的に関節裂隙を減少させる作用，すなわちダイナミック・スタビライザーとしての機能を有する可能性が示唆されました．

2．垂直方向の変化（尺骨鉤状結節の尺側偏位）

尺骨の鉤状結節は，前腕回内で$0.5±0.1\,mm$，手関節掌屈で$0.2±0.1\,mm$尺側に偏位しました．一方で指屈曲，手関節尺屈ではともに$0.1±0.1\,mm$橈側に偏位しました（図Ⅰ-40-b）．MUCL不全肘では，正常肘と比べて鉤状結節が橈側に偏位していることが報告されており[14]，前腕回内時と手関節掌屈時に鉤状結節が尺側に偏位することは，PTとFCRのダイナミック・スタビライザーとしての機能を反映していると考えられます．

3．症例呈示

回内筋による動的安定化作用について実例を呈

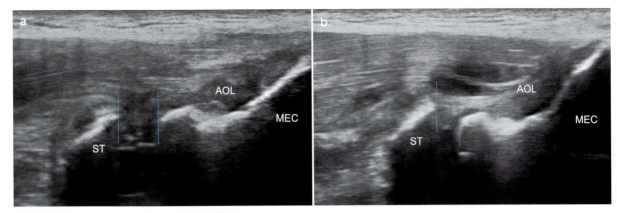

図 I-41 症例呈示：17歳，投手．MUCL損傷
a：外反ストレスを加えたときの関節裂隙は5.3 mmでした．
b：外反ストレスを加えたまま円回内筋を等尺性収縮させると，関節裂隙は3.3 mmまで減少し，鉤状結節は尺側に偏位しました．

示して説明します．症例はMUCL損傷と診断された17歳の投手です．肘90°屈曲位で外反ストレスを加えると肘内側部痛が誘発されました．外反ストレスを加えたまま円回内筋を等尺性収縮させると関節裂隙の減少と，鉤状結節の尺側偏位が認められ（図 I-41），肘内側部痛も消失しました．本症例は，全身の機能改善訓練と供に回内筋の促通訓練を実施し，約2か月で肘痛なく全力投球が可能となりました．

VI 考 察

過去の報告では，PTはダイナミック・スタビライザーとしての機能がないか，もしあったとしてもその役割は少ないと報告されています．しかし，今回我々が行った超音波による動的検討では，PT，FCR，およびFDSが外反制御因子として作用し，そのなかでもPTの作用が最も大きいという結果になりました．前方共同腱やPT尺骨頭の上腕骨枝の存在は，超音波による検討の結果を解剖学的にも裏付けている所見であるともいえます．

実際の投球動作では，後期コッキング期からフォロースルー期にかけて，前腕は回外位から徐々に回内し，リリース後に最大回内します．肘内側に加わる外反ストレスはアクセレレーション期に高まり，ボールリリース直前に最大となりますが[15]，肘に最も外反ストレスが加わるこの投球相において回内動作の主動筋であるPTが適切に機能することは，MUCLに加わるストレスを減少させる，すなわち，PTの筋活動が動的に外反を制御する可能性を示唆しています．MUCL不全肘で前腕屈曲回内筋群の活動が低下していたという報告は，PTを含む前腕屈曲回内筋群が十分に機能していないため外反が制御されず，有症状化したと考えることもできます．本研究の結果から，PTを含む前腕屈曲回内筋群をダイナミック・スタビライザーとして機能させることは，MUCL損傷による症状の改善のみならず，MUCL損傷の予防にも有効であると考えられます．現在，我々の施設では，MUCL不全肘を有する選手に対して，リハビリテーションの一環として回内動作の促通を含めた前腕屈曲回内筋群の強化訓練を実施し，治療や再発予防に役立てています．

（大歳憲一・紺野愼一）

文 献

1) Morrey BF, Tanaka S, An KN：Valgus stability of the elbow. A definition of primary and secondary constraints. Clin Orthop Relat Res(265)：187-195, 1991.
2) Fleisig GS, Andrews JR, Dillman CJ et al：Kinetics of baseball pitching with implications about injury mechanisms. Am J Sports Med **23**(2)：233-239, 1995.
3) An KN, Hui FC, Morrey BF et al：Muscles across the elbow joint：a biomechanical analysis. J Biomech **14**(10)：659-669, 1981.
4) Davidson PA, Pink M, Perry J et al：Functional anatomy of the flexor pronator muscle group in relation to the medial collateral ligament of the elbow. Am J Sports Med **23**(2)：245-250, 1995.
5) Sisto DJ, Jobe FW, Moynes DR et al：An electromyographic analysis of the elbow in pitching. Am J Sports Med **15**(3)：260-263, 1987.
6) DiGiovine NM, Jobe FW, Pink M et al：An electromyographic analysis of the upper extremity in pitching. J Shoulder Elbow Surg **1**(1)：15-25, 1992.
7) Werner SL, Fleisig GS, Dillman CJ et al：Biomechanics of the elbow during baseball pitching. J Orthop Sports Phys Ther **17**(6)：274-278, 1993.
8) Glousman RE, Barron J, Jobe FW et al：An electromyographic analysis of the elbow in normal and injured pitchers with medial collateral ligament insufficiency. Am J Sports Med **20**(3)：311-317, 1992.
9) Park MC, Ahmad CS：Dynamic contributions of the flexor-pronator mass to elbow valgus stability. J Bone Joint Surg Am **86-A**(10)：2268-2274, 2004.
10) Lin F, Kohli N, Perlmutter S et al：Muscle contribution to elbow joint valgus stability. J Shoulder Elbow Surg **16**(6)：795-802, 2007.
11) Udall JH, Fitzpatrick MJ, McGarry MH et al：Effects of flexor-pronator muscle loading on valgus stability of the elbow with an intact, stretched, and resected medial ulnar collateral ligament. J Shoulder Elbow Surg **18**(5)：773-778, 2009.
12) Otoshi K, Kikuchi S, Shishido H et al：The proximal origins of the flexor-pronator muscles and their role in the dynamic stabilization of the elbow joint：an anatomical study. Surg Radiol Anat **36**(3)：289-294, 2014.
13) Otoshi K, Kikuchi S, Shishido H et al：Ultrasonographic assessment of the flexor pronator muscles as a dynamic stabilizer of the elbow against valgus force. Fukushima J Med Sci **60**(2)：123-128, 2014.
14) Sasaki J, Takahara M, Ogino T et al：Ultrasonographic assessment of the ulnar collateral ligament and medial elbow laxity in college baseball players. J Bone Joint Surg Am **84-A**(4)：525-531, 2002.
15) Feltner M, Dapena J：Dynamics of the shoulder and elbow joints of the throwing arm during baseball pitch. Int J Sports Biomech **2**：235-259, 1986.

肘実践講座　よくわかる野球肘　肘の内側部障害―病態と対応―

I．肘関節の構造と画像検査

2．骨成長と内側支持機構の外傷・障害
―どういった外傷・障害がいつ生じるか―

Key words

内側支持機構，最脆弱部位，力学的ストレス

I　成長とともに壊れやすい部位は変わる

　成長期の膝伸展機構に生じる骨軟骨障害は年齢とともに好発部位が変化します．最も早く現れる障害は膝蓋骨上外側に生じる分裂膝蓋骨です．次いで膝蓋骨下端に Sinding Larsen-Johansson 病を生じ，最後に脛骨粗面に Osgood-Schlatter 病を生じます．同じ少年が成長とともに3つの骨軟骨障害を経験することもあります．障害の好発部位が変化する理由は，力学的ストレスに対する最脆弱部位が骨化進行過程で変わるからと考えられています．

　同じように内側支持機構も成長と共に障害されやすい部位が変化します(図I-42)．内側上顆の骨化が未熟な12，13歳までは内側上顆下端の骨端軟骨が最脆弱部となります．骨端辺縁部の骨化が進むと，骨端線が最脆弱部となります．特に骨端線が閉鎖する直前は骨端線での損傷(離開)が起こりやすくなります．また閉鎖遅延や閉鎖不全が起こるのもこの時期です．14，15歳で内側上顆の骨化が完了すると遠位付着である尺骨鉤状突起結節での障害が起こりやすくなります．「I章1.-2) 肘関節のマクロ解剖学」で述べたように，靱帯線

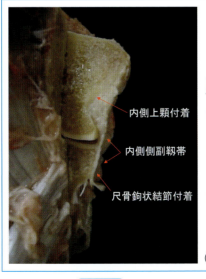

障害されやすい年齢

内側上顆付着　　12～13歳未満

内側側副靱帯　　17～18歳以降

尺骨鉤状結節付着　14～15歳以降
14～15歳で内側上顆の骨端線は閉鎖

(写真提供：城東整形外科　皆川洋至先生)

図I-42　内側支持機構と障害されやすい年齢

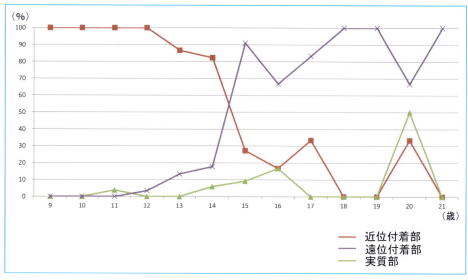

図 I-43 年齢別の内側支持機構の圧痛部位

12歳までは近位付着部の圧痛が多く，13，14歳の期間に近位と遠位の比率が変化し，15歳以降は遠位付着部の圧痛が多くなります．また19歳以降徐々に靱帯実質部の圧痛も増えてきます．
（梅村　悟：肘内側支持機構障害の圧痛部位―年齢に伴う圧痛部位の変化―．第41回日本整形外科スポーツ医学会学術集会，2015の発表より引用）

維の骨への付着様式は近位側と遠位側で異なり，遠位側の付着部が構造上弱いためです．内側上顆や尺骨鉤状突起結節の付着部が強固となる17，18歳以降では靱帯実質部での変性断裂がみられるようになります．ただし成長期に内側上顆障害の不完全治癒でオッシクルが残った例や，鉤状突起結節の剥離損傷が治癒せず骨膨隆や骨片形成を遺した例では，その部位が最脆弱部となります．

図 I-43 は129名の野球選手について，年齢別の内側支持機構の圧痛部位を近位付着部，遠位付着部，靱帯実質部の3箇所に分けて調査した結果です．13，14歳を境にして近位と遠位の圧痛の局在が逆転しています．これは前述したように，「骨化進行に伴い最脆弱部が近位から遠位に変化する」という原則に一致しています．12，13歳までは圧痛はほとんどが近位にあり，内側上顆障害によるものです．15歳から20代前半までは遠位での圧痛が多くなります．これは遠位付着部での外傷，障害です．また13，14歳頃に靱帯実質部の圧痛もみられるようになりますが，これは靱帯実質部だけでなく関節全体に圧痛がある関節炎の状態です．一方，19歳以降にみられる靱帯実質部の圧痛は局在し，内側上顆障害で遺残したオッシクル周囲や靱帯実質部の損傷を反映しています．

II 肘内側に痛みを出す外傷・障害

野球で肘の内側に痛みを出す外傷・障害を骨年齢に従って，骨化進展期と骨化完了後に分けて整理すると表 I-1 のようになります．骨化進展期では最脆弱部の骨軟骨の外傷や障害が主なものです．軟部組織にも力学的ストレスは加わっていますが，外傷や障害が顕在化することは例外的で，先に骨軟骨が傷害されます．骨軟骨の外傷・障害では内側上顆，滑車，尺骨鉤状結節の骨端障害と内側上顆，滑車，肘頭の骨端線の障害があります．さらに内側上顆，鉤状突起結節では1回の外力による裂離・剥離損傷もあります．

表 I-1 肘内側に痛みを出す外傷・障害

- **骨化進展期の外傷・障害**(apophyseal and epiphyseal stage)
    - 骨軟骨の外傷・障害
        - 骨端の障害：内側上顆，滑車，鉤状突起結節
        - 骨端線の障害：内側上顆，滑車，肘頭
        - 裂離・剥離損傷：内側上顆，鉤状突起結節
    - 軟部組織障の外傷・障害
        - 成長期でも靱帯や筋腱もダメージは受けているが障害は顕在化しない

- **骨化完了後の外傷・障害**(bony stage)
    - 軟部組織の外傷・障害
        - 靱帯損傷：内側側副靱帯（前斜走線維）
        - 筋腱損傷・障害：屈筋，回内筋，上腕筋
        - 神経障害：尺骨神経（胸郭出口症候群を含む）
    - 骨軟骨の外傷・障害
        - 過労性骨障害（疲労骨折）：内側上顆，肘頭
        - 裂離・剥離骨折：内側上顆，鉤状突起結節
        - 変形性関節症
        - 成長期の遺残障害
        - （上腕骨内側上顆の骨片や骨棘，鉤状突起結節の骨片や骨堤）

　骨化完了後になると骨軟骨だけでなく，靱帯や筋肉などの軟部組織の外傷や障害が増えてきます．靱帯では前斜走線維の損傷，筋肉では尺側手根屈筋や回内筋，さらに上腕筋の損傷や拘縮があります．神経由来では尺骨神経領域の症状が主なものですが，胸郭での拘縮や肩甲骨の位置異常を伴った胸郭出口症候群を合併していることが多い．骨軟骨の外傷や障害では内側上顆や肘頭の過労性骨障害があります．「疲労骨折」という言葉を使わないのは骨折線が現れていない障害が存在するため，敢えて「過労性骨障害」としました．また骨化完了後にも一発外傷として内側上顆や鉤状突起結節で裂離・剥離骨折を生じることがあります．最も多い骨軟骨障害は成長期の骨軟骨障害の遺残です．たとえば小頭の離断性骨軟骨炎の後の関節面の不整，内側上顆障害の後の骨棘様変化やオッシクルなどです．また長年にわたって野球を続けた選手では肘関節全体に骨変化をきたし，かつて炭鉱労働者にみられたような高度な関節症変化を起こしている例もあります．

（柏口新二）

I．肘関節の構造と画像検査

3．肘の内側部障害を画像で見る，診る
1）投球障害肘の診察
① 問診，理学検査，画像検査のポイント

Key words

問診，理学検査，画像検査

I 問診で何を聞き出すか

診察において問診は重要です．問診で的確な情報が得られた場合，7，8割の診断がつくといわれています．問診で何を聞き出すかのポイントを示します．

1．野球歴とポジション

最初に聞いておくことは野球歴です．野球を始めてどれくらいですか？ ボールは軟式ですか硬式ですか？ 次いでポジションについて尋ねますが，小学生では一つに定まることが少ないので，「投手や捕手をすることがありますか？」と質問するほうがよいでしょう．

2．痛みについて
● 痛みが出るきっかけ

「試合でたくさん投げた」とか「遠投練習をした」など

● 痛みの性質

鈍痛か刺すようなシャープな痛みか

痛みの持続時間や変化（数秒，数分，数時間，数日など）

安静時に痛みがあるか（感染症や神経障害を疑う）

日常生活動作で痛むか（洗髪動作など：かなり重症）

運動（曲げ伸ばし，回内外）で痛むか

どの投球フェーズで痛むか（最大外旋時，ボールリリースなど）

● 疼痛部位と予想される障害の関係

内側上顆の下端→内側上顆障害，内側側副靱帯損傷

内側上顆の前方→屈筋・回内筋群の障害

内側上顆の上後方→内側上顆の骨端線離開

鉤状突起結節→内側側副靱帯の遠位付着部損傷

内側側副靱帯実質部→内側側副靱帯損傷，関節炎

上腕から前腕の尺側→尺骨神経障害，胸郭出口症候群

腕橈関節→離断性骨軟骨炎，滑膜襞障害

腕尺関節の外側→滑膜炎（軟骨変性を伴う）

肘頭尖端→肘頭尖端部骨軟骨障害

3．治療歴についての質問
● 専門医療機関か非専門医療機関か
● 診断は何だったのですか
● どういう対応（治療）を受けましたか
● どれくらいの期間休みましたか
● 完全投球中止か，不完全中止（量や程度の制限）か
● 休んで痛みは減りましたか

4．プレー環境についての質問
● チーム内の立場：レギュラーか控えか，その中間か
● チームの指導方針

練習時間，休みの有無，指導者とのコミュニケーション等

● 大会日程など

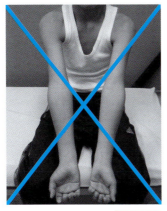 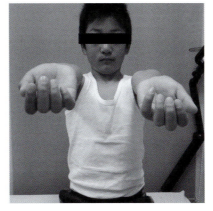

図 I-44 肘伸展制限の見方

上から眺めると伸展制限を見逃してしまいます．目線の高さに置いて見ると，わずかな違いでも気付くことができます． (写真提供：松浦哲也先生)

　スポーツ選手の対応では医学的判断より社会的判断を優先させなければならない場合もありますので，チームの中での立場や指導者の方針は治療方針を決める上で極めて重要です．しかし，最初から指導者の方針などを聞く必要はありませんが，再診しながら少しずつ確認したり，電話で自ら指導者と話をしたりするとよくわかります．

5．生活環境についての質問

- 睡眠時間と就寝時間
- 食事のタイミングと内容
- 通学手段と時間

　練習を休んでもステロイド等の強い薬を使っても痛みが取れない選手がいます．そういう選手に共通する背景に睡眠不足と栄養の偏りがあります．3年生の夏で野球が終わり生活環境が変わると，これまでの痛みが嘘のように治まってしまうことがあります．

6．人間力や精神状態についての質問

- 野球に取り組む姿勢(本気度)
- コミュニケーション能力
  人の話を聞き，意見を述べることができるか
- 性格(楽観的，悲観的，粘着気質，飽きっぽい，etc……)

　術後に肘を曲げ伸ばしできなくなる選手がいます．侵襲の大小に関わらず発生し，100例に1, 2例くらいの発生頻度です．術後の画像検査でも器質的な異常を見つけることができず，上腕筋や上腕二頭筋，上腕三頭筋の緊張が高く「金縛り」状態となります．良好な結果を得るためには術前，術後の精神状態の把握は重要です．

II　肘の理学所見の取り方

1．可動域の見方

　伸展・屈曲，回内・回外で可動域を調べます．絶対値より左右差に意味があります．特に伸展制限の有無を見るときは肘を検者の目線に置くことがポイントとなります(図I-44)．

　また肩関節のタイトネスの有無を調べるCAT (combined abduction test)やHFT (horizontal flexion test)は，内側障害の診断においても重要です．肘下がりの原因が肩後方のタイトネスや広背筋，肋間筋，上部腹筋のタイトネスであることが多く，治療にも繋がることから小学生高学年以上では必ず行います．

　さらに肩の内旋制限と前腕の回内制限は連動していることが多く，高校生以上の投手では上肢軸（上腕・前腕軸）のチェックを忘れてはなりません．肘頭の疲労骨折を起こす症例では上腕の外旋偏位と前腕の回内制限がみられることがあります．

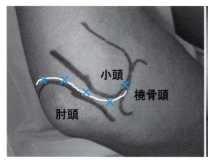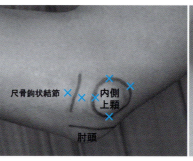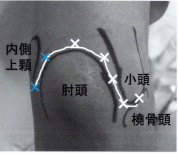

図Ⅰ-45

左から外側，内側，後方の圧痛点の位置を示します．圧痛だけで診断や予後予測ができることがあるので丁寧に行います．

（写真提供：松浦哲也先生）

2．圧痛点の取り方

ピンポイントで押さえることと，押さえる強さに注意します．指腹部で押さえずに，指尖部で押さえます．迷った時は左右を比較するとよいでしょう．押さえるポイントは図Ⅰ-45 に示しました．

また肘以外の圧痛点，たとえば斜角筋と小胸筋，肩甲挙筋や胸鎖乳突筋の頭蓋骨付着部も重要で，肩甲骨の位置異常や胸椎の後弯増強により生じた胸郭出口症候群の診断も併せて行います．

3．ストレステスト

内反と外反ストレスがありますが，野球では外反ストレステストを疼痛と不安定性の評価として行います．最大外旋（MER）テスト，milking test，moving vulgus test[1] など，いろんな手技がありますが，いずれの方法でもよいでしょう．大切な点は肘の屈曲角度を 30°，60°，90° と異なる屈曲角度で評価することです．肘の屈曲角度によって前斜走線維の緊張する線維が変わるためです．

4．筋萎縮と筋力

内側の障害を繰り返すと尺側の屈筋や回内筋が萎縮します．浅指屈筋と尺側手根屈筋の腱膜は UCL の浅層を形成し，肘内側のダイナミック・スタビライザーの役割をするので，この筋の機能低下は問題となります．また小指と拇指の対立機能の低下もボールの保持ができなくなるのでチェックする必要があります．また屈曲のスタビライザー・マッスルである上腕筋にタイトネスや圧痛がみられることがあります．上腕筋のタイトネスがあると肘の伸展が制限されます．さらに観察する筋としては伸展のスタビライザーの役割をする肘筋と上腕三頭筋内側頭の圧痛や萎縮を見るとよいでしょう．

Ⅲ 画像検査の進め方

詳しくは各それぞれの部位で述べられているので，ここでは一般的な検査の進め方を述べます．

1．単純 X 線検査

骨を見るのであれば，X 線検査は欠かせません．ただ X 線写真に写っている像だけ見るのではなく，骨化途上や骨化していない部位を思い浮かべて読影することが重要です．また両側を比較して骨化過程を見たり，撮影方向を変えたりする工夫が必要です．

2．エコー検査

筋肉や靱帯，軟骨そして病変した骨を見ることができます．エコーの長所は見たい断面をリアルタイムに，何日も予約を待たずに見えること，曲げ伸ばしや外反ストレスなどの動的評価ができること，そして局所の血流変化です．

3．3D および MPR-CT

病巣の位置や拡がりを立体的に捉えることができます．鉤状結節の骨片の術前評価や保存的対応

での治癒の判定には不可欠です．また滑車や滑車切痕，肘頭，肘頭窩の病巣の正確な評価にも不可欠となります．

4．MRI

その他の画像検査と違い，信号変化を見ていることを忘れてはなりません．異常を敏感に捉えることはできますが，時に強調し過ぎたり，過小評価したりすることがあります．単純検査より関節腔内に生食や局麻剤を注入することで，造影効果で表面のコントラストがつき，しかも関節腔を拡げることで靱帯の関節面側の滑膜まで詳しく見ることができます．また付着部の線維軟骨層の肥厚や骨層の異常なども見ることができます．

（柏口新二）

文 献

1) O'Driscoll SW, Lawton RL, Smith AM：The "moving valgus stress test" for medial collateral ligament tears of the elbow. Am J Sports Med **33**(2)：231-239, 2005.

I. 肘関節の構造と画像検査
3. 肘の内側部障害を画像で見る，診る
1) 投球障害肘の診察
②肘以外の身体機能

Key words

柔軟性，筋力低下，アライメント，肩甲胸郭機能

I 肘以外の何処を診るか

障害が起こった原因が肘以外に存在することも少なくありません．最も多いのが肩関節で，肩甲骨周囲筋の拘縮や筋力低下が原因となります．また肩甲骨と胸郭の位置関係が悪くなり，腕神経叢を圧迫して肘の尺骨神経に痛みを生じることがあります．その他にも影響を及ぼす可能性がある部位を下に列挙し，何を診るかを述べます．

II 立位姿勢

立位姿勢をみる（診る，見る）とは，すなわち脊柱と骨盤の立位でのアライメントを見ること，修正することです．

1．臀筋・ハムストリングの評価　柔軟性と筋力

お尻を突き出し，腰椎前弯が過度に増強していることがあります．

2．股関節の可動域，筋力

ステップ側の股関節外旋筋群や腸腰筋の拘縮がみられます．軸足側（右投手の右脚）の股関節外旋筋群や腸腰筋の拘縮やステップ側の中臀筋の筋力低下に注意します．

3．腹筋群

体幹の回旋に重要な役割を果たす腹斜筋が弱いことが多いです．

また上部腹筋の拘縮がみられ，下部腹筋の弱化がみられることも多いです．

III 肩甲胸郭機能

1．肩甲骨の位置と支持性

肩甲骨周囲筋の拘縮と筋力低下があると，肩甲骨の能動性や固定性が低下して腱板や関節唇を障害します．肘では外反が強調されて内側支持機構の破綻に繋がります．前鋸筋，僧帽筋上・中・下部線維，菱形筋，小胸筋の拘縮や筋力は必ずチェックします．

2．胸椎の可動性

優れた投手は胸椎が伸展しますが，可動性が低下して胸椎の後弯が強く，いわゆる猫背の状態になります．胸椎後弯位では肩関節の外旋位が取りにくくなります．その結果，無理に外旋することで肩や肘の内側に障害を作ります．

IV 肩甲上腕関節の機能　腱板機能の評価

1) 広背筋，大・小円筋，棘下筋の拘縮により肩甲上腕関節の可動性が低下します．CAT (combined abduction test) や HFT (horizontal flexion test) で評価します．
2) 肩甲下筋筋の筋力低下もよく生じることがあります．

Ⅴ　その他

1．前腕と手の評価

　肩関節で過度に外旋位になっていると前腕も外旋位になり，上肢のアライメント異常をきたすことがあります．この状態で加速期にさらに外旋強制すると減速期に回内できないことになります．このために肘頭が肘頭窩にインピンジされて肘頭障害を起こすことになります．

　また前項の筋萎縮の項で述べたように尺側手根屈筋や浅指屈筋の評価も大切です．小指と拇指の対立機能の低下もボールの保持が弱くなるのでチェックする必要があります．

2．足や足関節の評価

　踵骨外反や有痛性外脛骨，陳旧性足関節捻挫による脛腓関節離開なども下半身が不安定となり投球動作に影響します．テーピング固定やインソールなどの対応が必要となります．

（柏口新二）

I. 肘関節の構造と画像検査
3. 肘の内側部障害を画像で見る，診る
2）単純X線，CTで何を見るか

Key words

単純X線，45°屈曲位正面像，CT

I はじめに

　内側上顆障害は一般的にはLittle Leaguer's elbowと呼ばれています．このLittle Leaguer's elbowという言葉は，1960年にBrogdonらが内側上顆に痛みを有する11～13歳の3人の投手の特徴的なX線像に対して用いたものです[1]．近年，MRIや超音波検査が内側上顆障害の診断に用いられていますが，基本となるのは単純X線検査です．また，単純X線だけでは判断しにくい立体的な評価等にはCTが有用です．ここでは，単純X線，CTについて述べます．

II 単純X線

　一般的な肘のX線撮影法は，正面・側面像の2方向撮影ですが，内側上顆障害の診断では，45°屈曲位正面像が有用です[2]．

1. 原理

　Brogdonらが報告したLittle Leaguer's elbowの特徴的なX線像にはfragmentation（内側上顆骨端核下端の分離・分節像）とseparation（骨端核と骨幹端の間の離開）があります[1]．このうちfragmentationは筋・腱・靱帯の付着部に生じる病変で，付着部は内側上顆の前方下端に位置します（図I-46）．一般的な肘正面像では病変部より後方の正常部分と重なり，異常を指摘するのが難しくなります．図I-47は，同じ選手を同じ日に撮影方法を変えて撮った2枚のX線像です．右図の45°屈曲位正面像では，内側上顆の下端に欠けて離れたような像がみられます．一方，左の正面像では内側上顆の下端に不整像（骨の濃さが違った部分）がみられますが，骨片は明らかではありません．

2. 撮影の実際

　実際の45°屈曲位正面像の撮影方法ですが，肘関節を45°屈曲させて前腕を回外位にし（手のひらを上に向ける），前腕をカセッテにのせ，管球を上から当てるようにしています（図I-48）．

3. 病期分類

　Fragmentationの診断でまず行わなければならないのは正しく病期を判定することです．各病期の特徴的所見として，初期では透亮像（吸収像），進行期では分離・分節像，終末期では遊離骨片（オッシクル）が挙げられます（図I-49）．

4. 両側撮影

　骨片が明らかでない透亮像では非投球側も含めた両側撮影が勧められます（図I-50）．病変を見逃さないようにし，選手や保護者，指導者に病状を理解してもらうためにも，初診時は両側撮影することが望ましいと思われます．また両側比較することで内側上顆骨端核の位置にも注意すべきです．図I-51では右の非投球側に比べて左の投球側では内側上顆骨端核と上腕骨骨幹端の間が離れており，骨端離開の状態です．

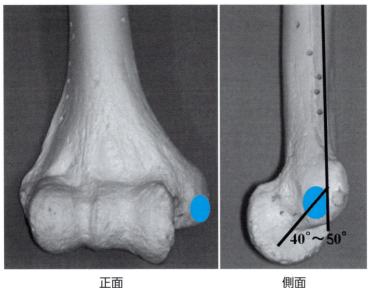

正面　　　　　　　側面

図 I-46　Fragmentation の発生部位

Fragmentation は内側上顆の前方下端（青の部分）に発生します．
また，内側上顆は上腕骨の長軸に対して 40°〜50° 前傾しています．

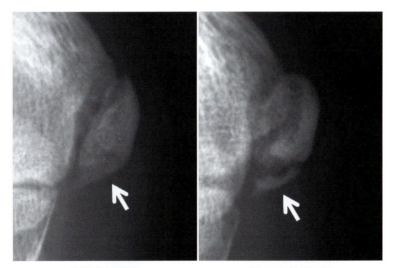

伸展位正面像　　　　　　　45°屈曲位正面像

図 I-47　45°屈曲位正面像の有用性

右図の 45°屈曲位正面像では，内側上顆の下端に骨片（骨のかけら）（→）がみられ，左の正面像より病変が明らかです．
（松浦哲也：リトルリーグ肘（内側上顆障害）．山下敏彦・編，こどものスポーツ障害診療ハンドブック．p. 57, 中外医学社，東京，2013. 図 6 より引用）

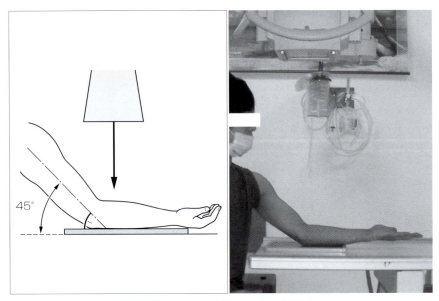

図 I-48 45°屈曲位正面像の撮影方法

肘関節を 45°屈曲させて前腕を回外位にし（手のひらを上に向ける），前腕をカセッテにのせ，管球を上から当てるようにしています．　　　　　　　　　　（文献 3 より引用）

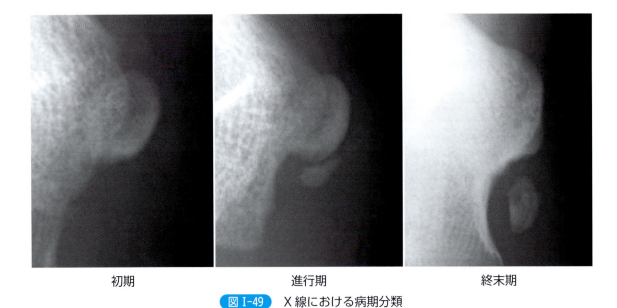

初期　　　　　　　　　　　進行期　　　　　　　　　　　終末期

図 I-49 X 線における病期分類

初期では透亮像，進行期では分離・分節像，終末期では遊離骨片に特徴があります．
(松浦哲也：リトルリーグ肘（内側上顆障害）．山下敏彦・編，こどものスポーツ障害診療ハンドブック．p.57，中外医学社，東京，2013．図 7 より引用)

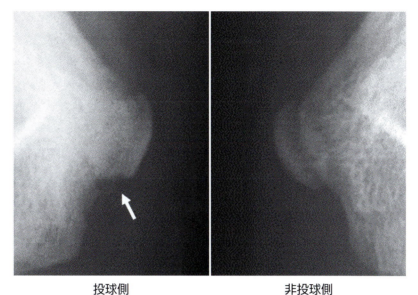

投球側　　　　　　　　非投球側

図 I-50　両側撮影の必要性

非投球側と比較することにより，わずかな透亮像(→)も見逃すことがありません．

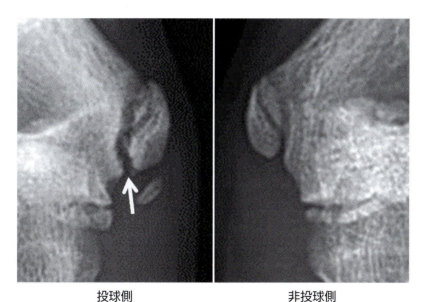

投球側　　　　　　　　非投球側

図 I-51　両側撮影による内側上顆骨端離開の判定

非投球側と比較することにより，内側上顆骨端離開(→)であることがわかります．

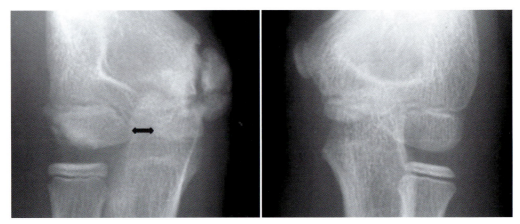

投球側　　　　　　　　　　　　非投球側

図Ⅰ-52　両側撮影による滑車小頭間離開の判定

非投球側と比較することにより，滑車と小頭の間が離開(↔)していることがわかります．

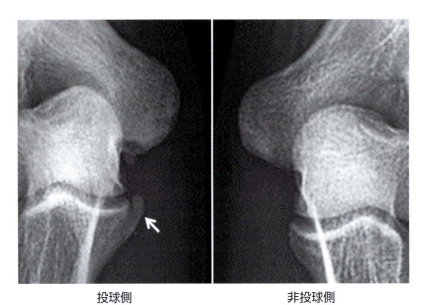

投球側　　　　　　　　　　　　非投球側

図Ⅰ-53　両側撮影による鉤状突起結節部骨堤の判定

非投球側と比較することにより，鉤状結節部に骨堤を形成(→)していることがわかります．

さらに滑車，鉤状突起結節の位置などにも注意を払うべきです．図Ⅰ-52では右の非投球側に比べて左の投球側では滑車と小頭の間が離れていることがわかります．滑車と内側上顆の位置関係は左右差が無く，この症例では内側上顆と滑車が一塊となって上腕骨遠位骨幹端との間で地滑りのような現象が生じていたのです．さらに骨化完了後の内側部痛では鉤状突起結節部の両側比較も必要です．図Ⅰ-53では右の非投球側に比べて左の投球側では鉤状突起結節部に骨堤(骨性隆起)を形成しているのがわかります．

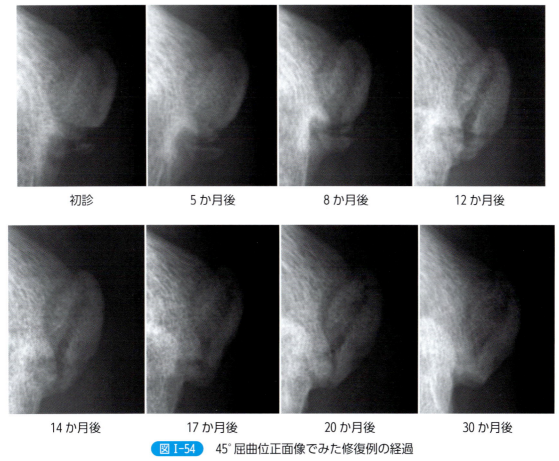

図Ⅰ-54　45°屈曲位正面像でみた修復例の経過

内側上顆下端にみられた透亮像の中に新生骨が現れます．新生骨，母床ともに肥大しながら徐々に癒合していきます．

5．治療経過の判定

Fragmentationの治療経過を追うのにも45°屈曲位正面像は優れています．

X線での修復過程を見てみると，内側上顆下端にみられた透亮像の中に新生骨が現れます．新生骨，母床ともに肥大しながら徐々に癒合していきます（図Ⅰ-54）．修復には1年以上を要することが多く，初診時より2～3年の経過を経て修復する症例もあります．非修復例では母床，分節ともに肥大しつつも癒合不全となり，最終的には遊離骨片を形成します（図Ⅰ-55）．

Ⅲ　CT

45°屈曲位正面X線像を両側比較することで，内側部障害の病状はかなり明らかとなりますが弱点もあり，それを補うのがCT（computed tomography）です．ここではCTについて説明します．

1．撮像法

撮像法には肘関節を体側につける方法と，上肢を挙上させ肘関節を頭部より上にする方法があります．明瞭な画像を得ること，X線による被曝を少なくすることを考慮すれば，後者を選択すべきです（図Ⅰ-56）．

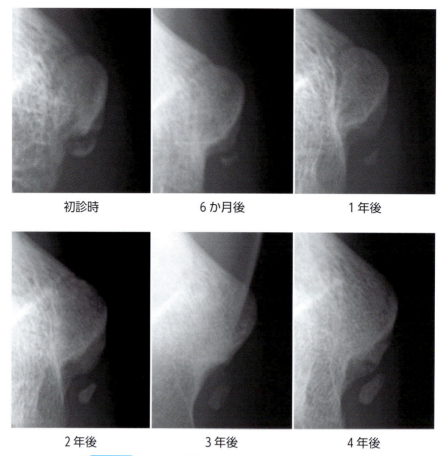

初診時 　　　　　6か月後 　　　　　1年後

2年後 　　　　　3年後 　　　　　4年後

図 I-55　45°屈曲位正面像でみた非修復例の経過

母床，分節ともに肥大しつつも癒合不全となり，最終的には遊離骨片（オッシクル）を形成します．
（松浦哲也：リトルリーグ肘（内側上顆障害）．山下敏彦・編，こどものスポーツ障害診療ハンドブック．
p. 62, 中外医学社，東京，2013. より引用）

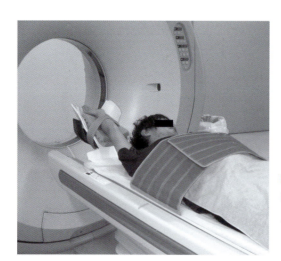

図 I-56

CTの撮影方法

上肢を挙上させ肘関節を頭部より上にして撮影します．

（文献4より引用）

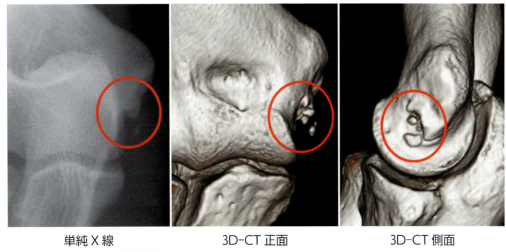

単純X線　　　　　　3D-CT 正面　　　　　　3D-CT 側面

図 I-57　3次元CTでみた内側上顆下端の遊離骨片

単純X線では母床部の骨片が癒合しているのか否かは不明ですが，3次元CTで癒合していないことがわかりました．また側面像では骨片の前後方向の大きさや母床との位置関係を把握できます．

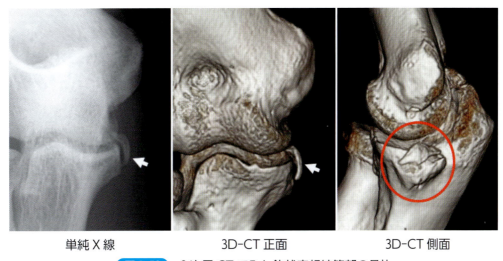

単純X線　　　　　　3D-CT 正面　　　　　　3D-CT 側面

図 I-58　3次元CTでみた鉤状突起結節部の骨片

3次元CTの側面像では骨片の前後方向の大きさや母床との位置関係，さらには鉤状突起結節部にみられる骨棘様変化の3次元的な拡がりがわかります．

2．3次元CT

　単純X線は2次元で評価する診断方法であり，本来3次元的な拡がりを持つ病状を理解するためには，対象物を正面と側面から捉える必要があります．しかしながら肘関節の側面像では内側上顆，滑車や鉤状突起結節が小頭や橈骨頭と重なり正確に評価するのは難しいのが現実です．3次元CTではこうした問題点が解消され，病態を理解する助けとなります．以下に実際の症例を提示します．

　まず図 I-57 は骨化が完了した症例で内側上顆下端に複数の遊離骨片を有します．単純X線の45°屈曲位正面像で母床から離れた位置に1個骨片があることは明らかですが，母床部の骨片が癒合しているのか否かは不明です．しかしながら，

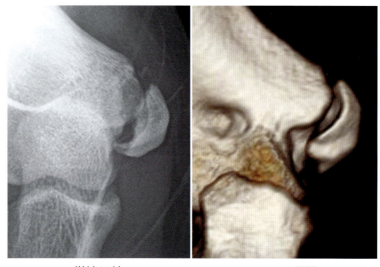

単純 X 線　　　　　　　　3D-CT 正面

図 I-59　3 次元 CT でみた内側上顆骨端離開

単純 X 線では骨端離開の転位が大きくみえますが，3 次元 CT でみるとさほど転位していないことがわかります．

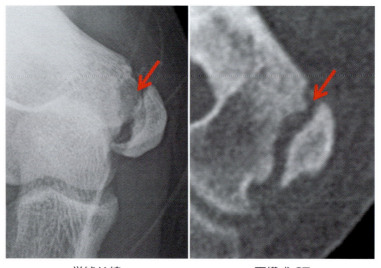

単純 X 線　　　　　　　　再構成 CT

図 I-60　再構成 CT でみた内側上顆骨端離開

単純 X 線で内側上顆骨端離開（→）と診断した症例ですが，再構成 CT では，単純 X 線でみられるほど離開していない（→）ことがわかります．

3 次元 CT の正面像では母床部の骨片は癒合していないことが疑われ，側面像では癒合していないことが明らかです．また側面像では骨片の前後方向の大きさや母床との位置関係がわかります．この症例では，母床から離れた骨片の横径は小さいですが，前後径は比較的大きいことがわかります．

次いで図 I-58 も骨化が完了した症例では鉤状突起結節部に骨片が認められます．単純 X 線の

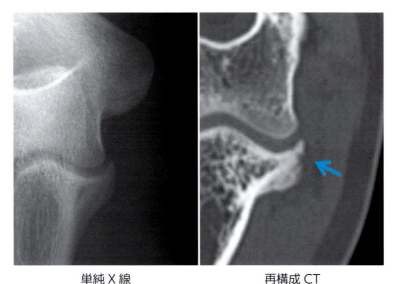

単純X線　　　　　　　再構成CT

図I-61 再構成CTでみた鉤状突起結節部障害

単純X線では鉤状結節部の膨隆がみられましたが，再構成CTでは膨隆部の先端に骨折様変化（→）が認められました．

45°屈曲位正面像でも骨片は明らかであり，3次元CTの正面像では新たな情報はあまりないように思われます．しかしながら3次元CTの側面像では骨片の前後方向の大きさや母床との位置関係，さらには鉤状突起結節部にみられる骨性隆起の3次元的な拡がりがわかります．

図I-59は内側上顆骨端離開の症例です．単純X線では骨端離開の転位が大きくみえますが，3次元CTでみるとさほど転位していないことがわかります．

以上のように3次元CTは病状把握に有用で，選手，保護者や指導者への説明にも欠かせないものといえます．

3．再構成CT

3次元CTが有用なことはわかりましたが，病態によっては任意の断面によるCTも併せるとより病態の理解が深まります．

図I-60は，図I-59の症例の断面像です．3次元CTでも内側上顆の骨端離開が単純X線でみられるほどでないことがわかりますが，断面像では骨端と骨幹端の距離がより明らかとなっています．

図I-61は鉤状突起結節部障害の症例です．投球時に激痛が生じたとのことで翌日に受診しました．鉤状突起結節部に強い圧痛があり可動域制限も明らかでした．単純X線では鉤状突起結節部の骨堤（骨性隆起）がみられました．CTの冠状断では骨堤の先端に骨折様変化がみられ激痛の原因と考えられました．

IV　さいごに

内側上顆障害をはじめ内側部障害では，X線やCTから障害発生のメカニズムや病態について多くの情報が得られる場合が少なくありません．治療の実際では画像診断に固執する必要はありませんが，得られた情報を有効に活用すべきと思われます．

（松浦哲也）

文　献

1) Brogdon BG, Crow NE：Little leaguer's elbow. Am J Roentgenol Radium Ther Nucl Med **83**：671-675, 1960.
2) 岩瀬毅信, 井形高明：上腕骨小頭骨軟骨障害. 柏木大治・編, 整形外科MOOK No.54　肘関節の外傷と疾患. p.26-44, 金原出版, 東京, 1988.
3) 松浦哲也：単純X線, CTの意義と実際. 岩瀬毅信, 柏口新二, 松浦哲也・編, 肘実践講座　よくわかる野球肘　離断性骨軟骨炎. p.64, 全日本病院出版会, 東京, 2013.
4) 松浦哲也：単純X線, CTの意義と実際. 岩瀬毅信, 柏口新二, 松浦哲也・編, 肘実践講座　よくわかる野球肘　離断性骨軟骨炎. p.70, 全日本病院出版会, 東京, 2013.

肘実践講座　よくわかる野球肘　肘の内側部障害―病態と対応―

I. 肘関節の構造と画像検査

3. 肘の内側部障害を画像で見る，診る
3) 成長期肘内側支持機構の高分解能 MRI 検査と読影

Key words

肘内側，高分解能 MRI，正常例

I　はじめに

投球肘障害は，単純 X 線，CT，エコー，MRI など画像診断機器の進歩に伴い，その病態が明らかになってきました．近年，臨床用 MRI と小関節用コイルを用いて小児期の投球肘障害例の MRI 検査を行い，通常コイルを用いた場合に比べて分解能が高く鮮明な画像を描出可能となりました．

本稿では，高分解能 MRI の撮像方法および健常者肘内側部の読影法について概説します．

II　撮像方法

本撮像法は[1]分解能が高く詳細な診断が可能ですが，体動により画像の"ぶれ"が生じやすい点，肘関節は MRI のガントリーの中心に設置しにくくノイズが乗りやすい点などの問題もあります．このため，被検者にはなるべくガントリー内の非撮像側に仰臥位となり，できるだけ体動を抑制するように指示します．検査技師は，被検者の肘から前腕にかけて砂嚢を載せることによって体動の抑制を図ります．

また，分解能を高くすると共に撮像時間を短くするため，スライス厚 1.5 mm，ギャップ 0.3 mm，FOV60*60 としました．撮像シークエンスは，肘内側で冠状断，肘外側は矢状断を基本とし，それぞれ GRE T2*強調画像，FSE プロトン密度強調画像，FSE T2 強調脂肪抑制画像の 3 シリーズを撮像します．必要に応じて他の撮像条件を追加します．

III　正常の小児期肘内側部 MRI

小児期正常例では，成長軟骨は上腕骨内側上顆から滑車，小頭にかけて連続して存在します．上腕骨内側上顆二次骨化中心は，小学生では辺縁が平滑な楕円形として描出され(図 I-62)，年齢が上がるにつれ徐々に辺縁は不整となります(図 I-63)．上腕骨内側上顆から尺骨鉤状結節にかけて肘内側(尺側)側副靱帯前斜走線維が描出されます(図 I-64)．本撮像法では，肘内側(尺側)側副靱帯前斜走線維は 4 スライス程度に描出されます．肘関節の成長軟骨の骨化が未熟な時期では，肘内側(尺側)側副靱帯近位部は上腕骨内側上顆表層に存在する低信号線に付着します．この低信号線は上腕骨内側上顆から滑車の表面に存在し関節面近傍で途絶しています．未熟な時期の膝内側側副靱帯やアキレス腱は，軟骨膜を介してそれぞれ大腿骨や踵骨の成長軟骨に付着することが報告されており，上腕骨軟骨表面に存在する低信号線は軟骨膜を含むものと推察されます[1]．肘内側(尺側)側副靱帯前斜走線維の遠位停止部は，尺骨鉤状結節表面の骨膜または軟骨膜です．

肘内側(尺側)側副靱帯は近位でやや厚みがありますが，全体的に 2 mm 程度の厚みです．靱帯の信号強度は，T2*強調画像，プロトン密度強調画

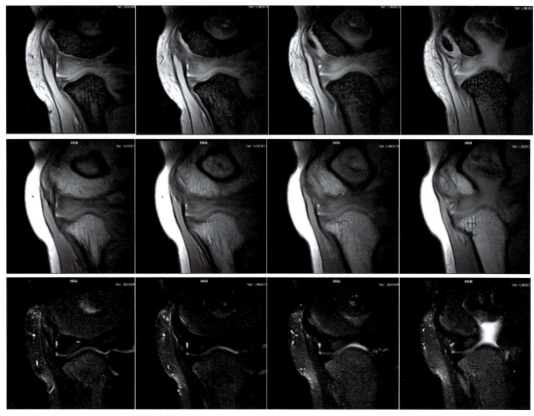

図Ⅰ-62 10歳，男児．左肘内側の冠状断画像

上段：T2*強調画像　　中段：プロトン密度強調画像　　下段：T2強調脂肪抑制画像
（左より腹側から背側の順に表示）
二次骨化中心は楕円形で，軟骨膜との間に軟骨が介在しています．

像，T2強調脂肪抑制画像のすべてにおいてほぼ均一に低信号です．靱帯の内側部は，軟骨膜との間に滑液包が存在します（図Ⅰ-64）．軟骨膜は上腕骨内側上顆の表面に位置しています．T2強調脂肪抑制画像では，正常例でも上腕骨内側上顆二次骨化中心および骨端線，肘内側（尺側）側副靱帯の内側に高信号領域を認めることがあります（図Ⅰ-65）．

Ⅳ 正常の成人期肘内側部 MRI

成人期では骨端線は閉じ，軟骨膜は骨膜へ変化し，その構造は単純化します．肘内側（尺側）側副靱帯前斜走線維は上腕骨内側上顆の側面下方 1/3 から下面の内側 1/2 に起始が存在します．その滑車側は滑液包が存在することが知られており，高分解能 MRI でも靱帯成分とは信号強度の違う組織が存在します．また，停止は尺骨鉤状結節です．靱帯の厚みは近位部を除いてほぼ同等です（図Ⅰ-66，Ⅰ-67）．

このように，成長期の肘関節内側部は成人期と違いがあります．また，投球肘内側障害例の MRI を読影する際は，正常例や非投球側と比較することが必要です．

（馬見塚尚孝）

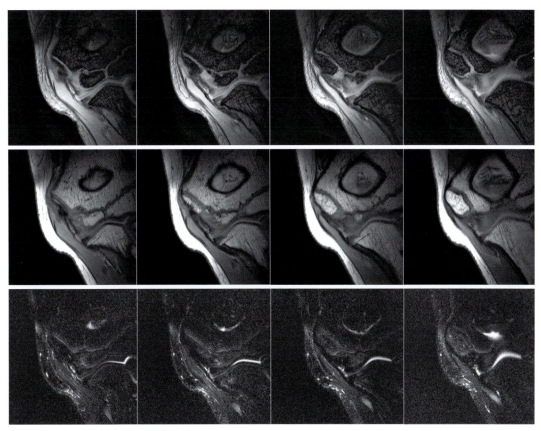

図 I-63 12歳，男児．左肘内側の冠状断画像

上段：T2*強調画像　　中段：プロトン密度強調画像　　下段：T2強調脂肪抑制画像
（左より腹側から背側の順に表示）
肘尺側側副靱帯前斜走線維の上腕骨内側上顆への付着部は，やや前方に存在します．

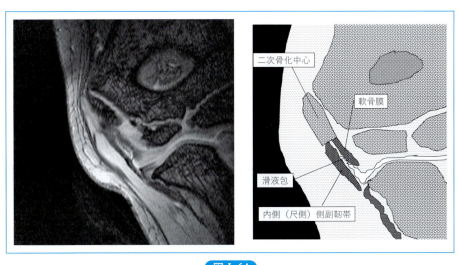

図 I-64

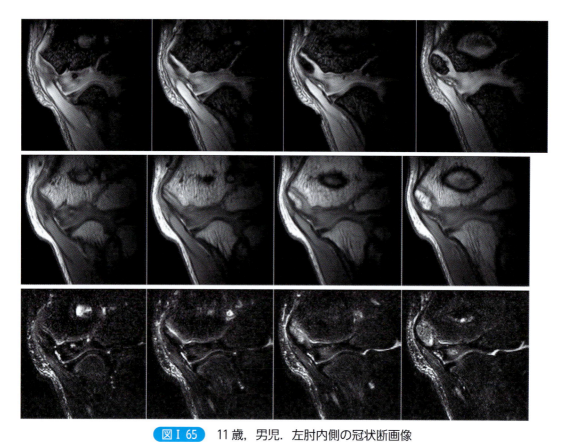

図Ⅰ-65　11歳，男児．左肘内側の冠状断画像

上段：T2*強調画像　　中段：プロトン密度強調画像　　下段：T2強調脂肪抑制画像
（左より腹側から背側の順に表示）

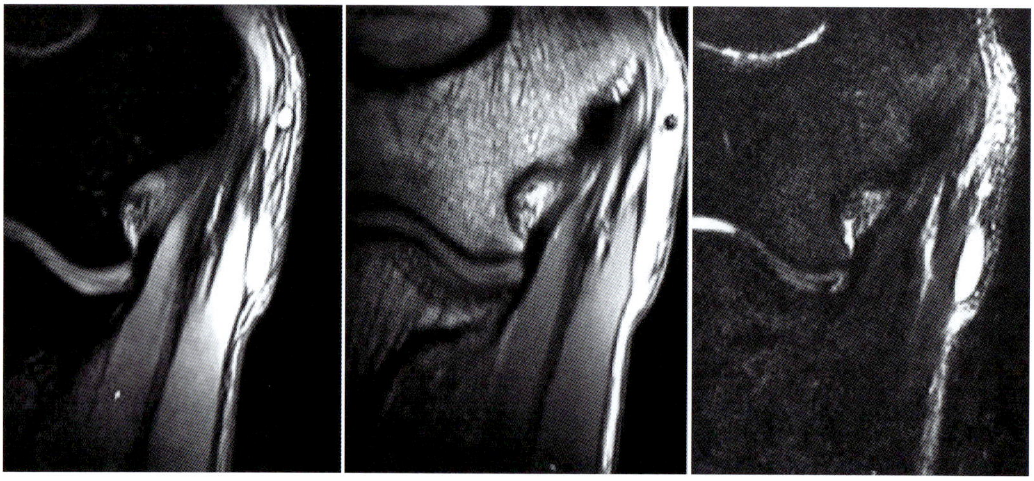

T2*強調画像　　　　　プロトン密度強調画像　　　　T2強調脂肪抑制画像

図Ⅰ-66　24歳，男性．肘内側の冠状断画像

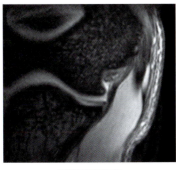 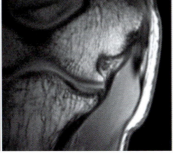 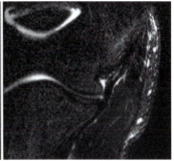

T2*強調画像　　　　　　プロトン密度強調画像　　　　　T2脂肪抑制画像

図 I-67　16歳，男性．肘内側の冠状断画像

文　献

1) 馬見塚尚孝，平野　篤，山崎正志：投球肘障害の高分解能 MRI. 別冊整形外科 No. 64　小児整形外科疾患診断・治療の進歩（岩本幸英・編），p. 2-6，南江堂，東京，2013.

I. 肘関節の構造と画像検査

3. 肘の内側部障害を画像で見る，診る
4) 内側上顆障害の MRI

Key words

肘内側，高分解能 MRI，内側障害

I 疼痛の初発例

初発の肘内側部痛例の MRI では，上腕骨内側上顆の骨軟骨表面に存在する低信号を呈する軟骨膜の裂離や偏位，上腕骨二次骨化中心下極の裂離を高頻度に認めます．また，このような例の多くに，肘内側(尺側)側副靱帯近位部の形態異常と信号強度増強を認める例があります(図 I -68)．

II 疼痛の再発例

投球時の肘内側部痛再発例の MRI では，上腕骨内側上顆二次骨化中心の変形，内側側副靱帯の肥厚や信号強度の上昇を認める例が多いのですが，初発例で認められた上腕骨内側上顆二次骨化中心や軟骨膜の裂離はほとんど認められません．また，T2 強調脂肪抑制画像での高信号領域は，上腕骨内側上顆，滑車，骨端線周囲，靱帯周囲，尺骨鉤状結節周囲に広範囲に認められることがあります(図 I -69)[1]．

初診時単純 X 線では，上腕骨内側上顆下極に裂離骨片が存在するように見えることがありますが，MRI では上腕骨内側上顆二次骨化中心と上腕骨滑車との間に連続性が認められることがあります．このため，特に再発例において上腕骨内側上顆裂離の有無を診断する際 MRI や CT などの情報を併せて評価することが必要です(図 I -69)．

III 成人期

成人期の肘内側部損傷の MRI は，主に肘内側(尺側)側副靱帯損傷に関連する靱帯内信号異常の部位と領域，靱帯の肥厚，骨片の有無などを評価します(図 I -70, 71, 72)．

このように，学童期肘痛例の高分解能 MRI では，初発例と再発例の所見に違いがあります．また，再発例には靱帯の肥厚と信号強度の増強があるなど，上腕骨内側上顆の骨軟骨損傷に加え靱帯損傷が併存する可能性があります．高校生で認められる上腕骨内側上顆の骨片や靱帯損傷の所見を併せて考慮すると，肘内側障害の予防はジュニア期より始めることが重要です．

(馬見塚尚孝)

文 献

1) 馬見塚尚孝, 平野 篤, 山崎正志：投球肘障害の高分解能 MRI. 別冊整形外科 No.64 小児整形外科疾患診断・治療の進歩(岩本幸英・編), p.3, 南江堂, 東京, 2013.

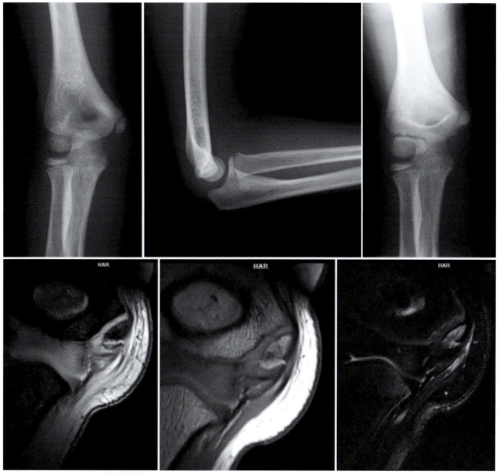

図 I-68 9歳，野球選手．投球時肘痛を訴える初発例[1]

MRI では，すべてのシークエンスで二次骨化中心の裂離を認めます．プロトン密度強調画像では，二次骨化中心から軟骨表面に存在する低信号線まで裂離が連続して存在します．
上段：単純 X 線　左：前後像，中：側面像，右：45°屈曲位前後像
　　　45°屈曲位前後像では，上腕骨内側上顆二次骨化中心下極に骨片を認めます．
下段：左：GE 法 T2*強調画像．TR＝495 ms，TE＝26 ms
　　　中：TSE 法プロトン密度強調画像．TR＝3000 ms，TE＝16 ms
　　　右：TSE 法 T2 強調脂肪抑制画像．TR＝4000 ms，TE＝132 ms
（馬見塚尚孝，平野　篤，山崎正志：投球肘障害の高分解能 MRI．別冊整形外科 No. 64　小児整形外科疾患診断・治療の進歩（岩本幸英・編），p. 3，南江堂，東京，2013 より転載）

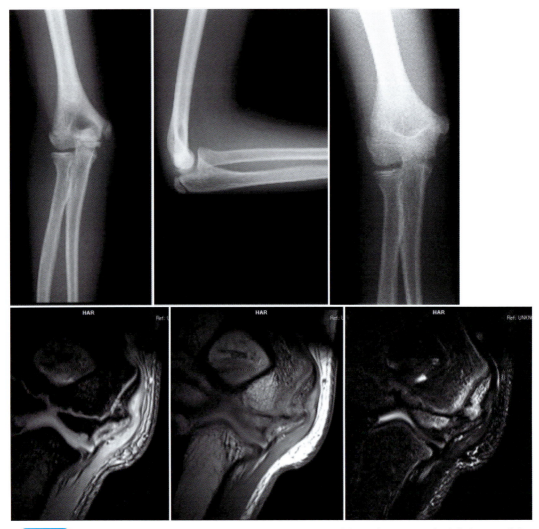

図 I-69 10歳，男児，投手．肘内側再発例：1年前肘内側痛歴があり，再度肘痛出現し受診

上腕骨内側上顆の裂離骨片は，MRIでは上腕骨滑車の二次骨化中心と骨癒合しています．
上段：単純X線　左：前後像，中：側面像，右：45°屈曲位前後像
下段：左：GE法T2*強調画像．TR＝495 ms，TE＝26 ms
　　　中：TSE法プロトン密度強調画像．TR＝3000 ms，TE＝16 ms
　　　右：TSE法T2強調脂肪抑制画像．TR＝4000 ms，TE＝132 ms

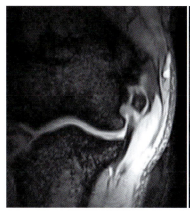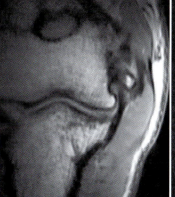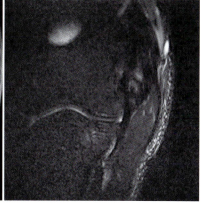

> 図 I-70　16 歳，男性，投手．成人期

靱帯内に骨片があり，特に骨片周囲の靱帯は肥厚し信号が高値になっています．
左：GE 法 T2*強調画像．TR＝495 ms，TE＝26 ms
中：TSE 法プロトン密度強調画像．TR＝3000 ms，TE＝16 ms
右：TSE 法 T2 強調脂肪抑制画像．TR＝4000 ms，TE＝132 ms

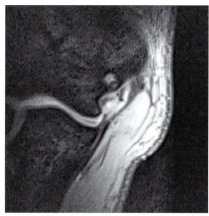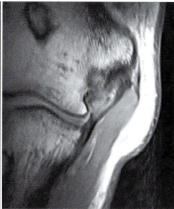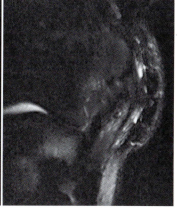

> 図 I-71　16 歳，男性，投手．成人期

靱帯は肥厚し近位から中間部にかけて高信号になっていますが，靱帯の筋と接する部位のみ正常に近い信号強度を示します．
左：GE 法 T2*強調画像．TR＝495 ms，TE＝26 ms
中：TSE 法プロトン密度強調画像．TR＝3000 ms，TE＝16 ms
右：TSE 法 T2 強調脂肪抑制画像．TR＝4000 ms，TE＝132 ms

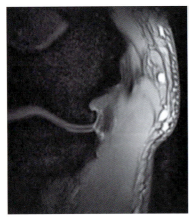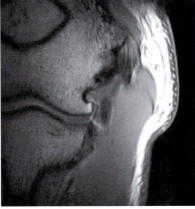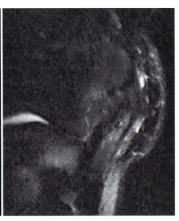

図 I-72　16歳，男性，投手．成人期

T2*強調画像およびプロトン密度強調画像で靱帯の遠位付着部に高輝度ラインを認めますが，T2脂肪抑制画像では外側の軽度の信号上昇を認めるのみです．また，同画像では靱帯近位部の信号が上昇し滑液包との境界が不鮮明です．これはT2強調脂肪抑制画像でも同様です．
左：GE法T2*強調画像．TR＝495 ms，TE＝26 ms
中：TSE法プロトン密度強調画像．TR＝3000 ms，TE＝16 ms
右：TSE法T2強調脂肪抑制画像．TR＝4000 ms，TE＝132 ms

肘実践講座 よくわかる野球肘 肘の内側部障害―病態と対応―

I. 肘関節の構造と画像検査

3. 肘の内側部障害を画像で見る, 診る
5) 内側支持機構の高分解能MRI検査と読影

Key words
高分解能MRI, UCL (ulnar collateral ligament), LETS, 関節造影

I はじめに

肘内側支持機構不全に対するMRI画像を読影していると,「本当に断裂しているのか」,「靱帯はきれいなのに何故痛いのか」,「圧痛部位と画像所見が一致しない」など疑問に思うことが多々ありました. 画質がもっときれいにならないか, もっと細かく組織を読影することができないか, 日々もどかしく思っていました. そのような中で, マイクロコイル (micro coil) を用いた高分解能MRIに出会いました. 高分解能MRIはその名の通り, 詳細に組織を見ることができます. 通常のMRIでも靱帯損傷などを大まかに観察することができますが, 靱帯の詳細な評価を行う際には高分解能MRIが不可欠です. また高分解能MRIに, 後に述べる生理食塩水を用いた関節造影を行うと, さらに様々な病態が見えてきました. この高分解能MRIを用いて, 内側支持機構不全の病態について解説します.

II 撮影のポイント

内側側副靱帯 (以下, UCL) 損傷は, "この一球"で痛くなったという急性のもの (外傷) と, 徐々に肘の内側が痛くなったという慢性のもの (障害) を区別する必要があります. 急性例といっても多くは長年の投球で既にUCLが少なからず損傷を受けていることが多く, 実際には慢性例の急性発症 (acute on chronic) です. すなわち障害をベースにした外傷です. しかし, 今回はクリアーカットにするために「急性発症」と記載し, 説明していきます.

まずは通常のMRIを見ていきましょう. "この一球"でバチッと音が鳴り, 痛くなった16歳の男性投手の1.5テスラのMRI画像です. 内側上顆近位部での損傷と回内屈筋群内にも高輝度変化を認めます (図I-73-a).

この画像は比較的わかりやすい, 外傷で起こった近位部損傷の画像です. 回内屈筋群の断裂のように見えますが, 術中所見では回内屈筋群の損傷はありませんでした. 回内屈筋群におけるT2脂肪抑制画像での信号上昇は, 回内屈筋群の損傷ではなく, UCL損傷により関節液や血腫の漏出を捉えている可能性が高いと考えました (図I-73-b).

このような漏出は慢性経過例では見ることがありません. そこで慢性経過例でも同じような漏出を再現し, 靱帯の破綻を捉えることができないかと考えました. そこで, 肘関節外側のソフト・スポット (soft spot) から関節内に生理食塩水5〜10ml注入して関節腔を拡げた後MRIを撮影する, 関節造影MRIを行ってみました. この方法で漏出を再現し, 靱帯の穴である断裂部を捉えることができました.

また, 生理食塩水で造影することによって, UCLの関節面側の輪郭も詳細に描出できるよう

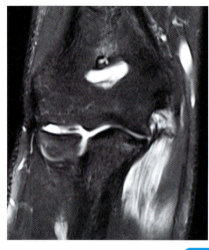
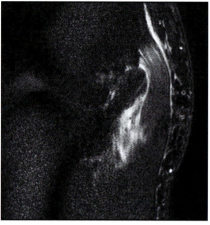

図 I-73　　　　　　　　　　　　　　　　　　a|b

a：内側側副靱帯近位部断裂と回内屈筋群の高信号 MRI T2 脂肪抑制（生理食塩水関節内注入なし）
近位部の断裂所見を認めます．回内屈筋群内にも高信号を認めますが，術中所見では筋線維の損傷は認められませんでした．関節内の関節液や血腫が筋群にまで広がった画像所見と考えられました．

b：回内屈筋群の高信号　高分解能 MRI T2 脂肪抑制（生理食塩水関節内注入有り）
回内屈筋群の高信号を認めます．関節内に注入した生理食塩水が回内屈筋群に漏出しています．靱帯の肥厚を認め，別スライスでは実質部の断裂を認めました．

になりました．野球歴のない 29 歳，男性の高分解能 MRI 画像でその違いを見ていきましょう．図 I-74-a,b は関節内に液体を入れていない MRI 画像図 I-74-c,d が関節内に生理食塩水 8 ml を注入した MRI 画像です．同じ成人男性の同じ日に撮影した MRI 画像です．

どちらも高分解能 MRI のため UCL の線維が詳細に捉えられています．しかし，液体を入れている図 I-74-c,d の方が液体を入れていない図 I-74-a,b よりも内側上顆の滑膜が鮮明に写り，滑車から靱帯が離れることで靱帯の輪郭をより明瞭に見ることができます．さらに，この関節内生理食塩水注射によって，UCL 損傷部位から漏出する液体の有無や，付着部の損傷，特に"T サイン（T sign）"も捉えやすくなります[1)2)]．

筋群への液体の漏出により，回内屈筋群の炎症などの所見はマスクされます．しかし，回内屈筋群の炎症を診断するよりも靱帯の損傷がないかどうかが，復帰に対する期間を考える上で最も重要であると考えています．そのため，我々は関節内造影のように，生理食塩水を関節内に注射後に高分解能 MRI 撮影を行うことを推奨しています．

III　読影のポイント

読影のポイントは以下に挙げる 3 つが重要です．
① 解剖学的構造を理解する．
② T2*（or T1）強調像で全貌を確認し，T2 脂肪抑制像・プロトン強調脂肪抑制像・プロトン強調像（あるいは T2 強調像）で読影する．
③ 画像所見を"LETS"で読影する．

読影のポイントの 1 つ目として，まずは解剖学的構造を理解することが最も重要です（図 I-75）．上腕骨の内側上顆と尺骨の鉤状突起結節の間を

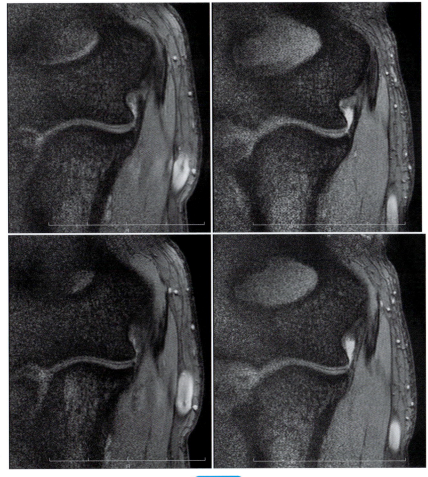

a	c
b	d

図 I-74

野球歴なし，29歳，男性．生理食塩水注入前は UCL と内側ガターが接触しており，滑膜は同定できません．生理食塩水を 8 ml 注入すると，内側ガターから UCL が離れて，靱帯の輪郭，とりわけ関節面側の輪郭が鮮明に描出されています．内側上顆近くの関節内には滑膜がみられます．
　a，b：高分解能 MRI　T2*強調像（生理食塩水注入前）
　c，d：高分解能 MRI　T2*強調像（生理食塩水注入後）

内側側副靱帯が走行します．さらに内側上顆には回内屈筋群・総指屈筋などが共同腱を構成し付着しています．また内側側副靱帯の関節面側には滑膜が存在しています．また，尺骨神経，尺側皮静脈，尺骨反回動脈後枝（posterior ulnar recurrent artery）など神経血管系の走行や位置も理解する必要があります[3]．

次に，どのような条件で撮影したものを読影するかです．我々は T2*強調像，プロトン強調像（PDW），T2 脂肪抑制像（FS）を撮影しています．T2*はやや古い撮り方であるので，この撮り方を推奨するわけではありません．ただ，T2*は解剖学的構造を理解しやすいので，T2*で全貌を確認しています．そして診断は T2 FS や PDW で行っています．特に T2*はマジック・アングル・フェノメノン（magic angle phenomenon：魔法角現象）などの影響で過度に所見を捉えやすく，実際には断裂していないのに断裂と読んでしまう危険があ

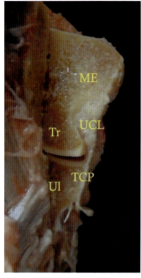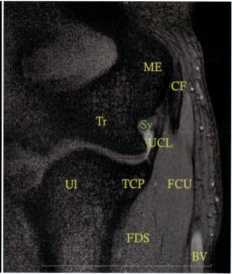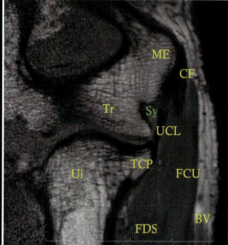

図 I-75　　　　　　　　　　　　　　　　　　　　　a｜b｜c

a：正常解剖（画像提供：城東整形外科　皆川洋至先生）
b：関節内に生理食塩水 8 ml 注入後の 1.5 T 高分解能 MRI（T2*強調像）
c：関節内に生理食塩水 8 ml 注入後の 1.5 T 高分解能 MRI（プロトン密度強調像）
UCL：ulnar collateral ligament（内側（尺側）側副靭帯）
Tr：trochlea（上腕骨滑車）　　ME：medial epicondyle（内側上顆）
Ul：ulnar（尺骨）　　TCP：tubercle of coronoid process（鈎状突起結節）
FCU：flexor carpi ulnaris muscle（尺側手根屈筋）
FDS：flexor digitorum superficialis muscle（浅指屈筋）　　CF：common flexor tendon（総指屈筋腱）
Sy：synovium（滑膜）　　BV：basilic vein（尺側皮静脈）

ります[4]．断裂なのか，信号強度を過度に捉えてしまっているかを判断するためには，脂肪抑制像（FS）が必須です．また変性や小さな断裂を捉えるためにも，PDW や T2 を用い総合的に評価する必要があります．

IV　"LETS" でみる

この "LETS" は，読影する項目の頭文字を取った造語です．L は Ligament（靭帯）と Leak（漏出），E は Epicondyle（内側上顆），T は Tubercle of coronoid process（鈎状突起結節）と T sign（T サイン），S は Synovia（滑膜）を順に読影することで，診断に必要な所見を読みとることができます．

- Ligament（靭帯）：靭帯の状態は？　断裂はあるのか？　質的変化はあるのか？
- Leak（漏出）：液体の関節外への漏出はあるか？
- Epicondyle（内側上顆）：オッシクル（Ossicle）はあるか？　骨の高輝度変化（Bone Bruise）や変形はあるか？
- Tubercle of Coronoid Process（鈎状突起結節）：骨棘は？　骨膨隆は？　離断骨片は？　Bone Bruise は？
- T sign：T サインはあるか？
- Synovia（滑膜）：滑膜の増生は？

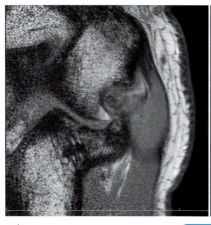
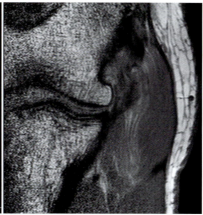

図 I-76

a：20歳，投手．プロトン密度強調像．線維束配列はみられず，靱帯構造は認められません．

b：23歳，投手．プロトン密度強調像．靱帯の線維束配列が乱れてはいますが，靱帯は残存しています．肥厚と変性が組み合わさった状態であり，靱帯の輝度変化もみられます．

1．靱帯の評価（L）

　まず靱帯の変化を見ます．靱帯の変化としては断裂などの形態変化と肥厚や不均一化などの質的変化があります．断裂部位としては，近位付着部（図 I-73），実質部，遠位付着部（図 I-80）があります．靱帯は浅層と深層に分けることができますが，肘関節脱臼と違い，浅層の断裂がみられることはほぼありません．投球における損傷は靱帯の深層部分の断裂です．遠位付着部の深層部の断裂や剝離は"Tサイン"と呼ばれており，後に説明します．

　次に質的変化です．質的変化としては肥厚と変性があります．肥厚はその名の通り靱帯が厚くなっている所見ですが，投球に対する適応と考えています．沢山バットを振っていると手の皮が厚くなるように，沢山投げていると靱帯が厚くなるのは当然の生態反応です．症状とは関係はありませんが，重要な所見の一つです．

　次に変性ですが，靱帯の線維束構造がミクロレベルで壊れ，修復して瘢痕組織を形成する変化です．靱帯の走行が全くみられないものや，軽度の線維束配列の乱れを示すものなど様々あります（図 I-76）．靱帯の手術をする際に靱帯を温存して再縫着するか[5]，新たに再建するかを決める根拠になります[6]．しかし靱帯の走行が全くみられないにもかかわらず，全く痛み無く投げているトップレベルの投手がいます．こういった事実を，そして画像変化をどう解釈してよいのか，未解決の問題は山積みです．

2．注入した液体の漏出（L）

　もう一つの L は Leak（漏出）です．前述した通り，靱帯に穴があると注入した生理食塩水が関節外に漏れ，回内屈筋群の内部が T2 FS で高信号となります（図 I-73）．外傷の場合は，生理食塩水を注入しなくても血腫や関節液で高信号になることがあります．回内屈筋群の肉離れといわれている例は，実際はこの漏出を捉えていることが多いようです．

3．内側上顆の評価（E）

　靱帯の変化を見た後は，骨性の変化を見ていきます．まずは近位の付着部である内側上顆の変化です．内側上顆（medial epicondyle）の下端は成長期に障害され，オッシクルや変形を遺すことがあります．高分解能MRIで見てみるとオッシクル

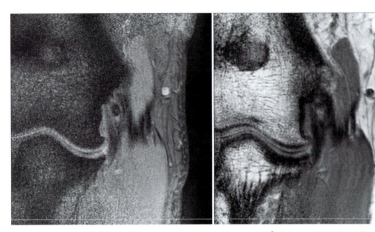

| T2*強調像 | プロトン密度強調像 |

図 I-77

16歳，投手．内側上顆にオッシクルを認めます．オッシクルは靱帯に包まれており，疼痛の訴えはありません．

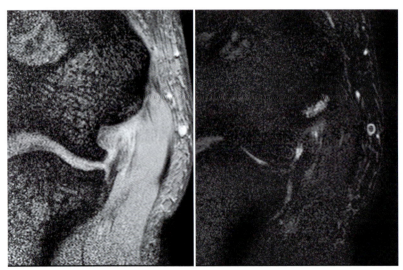

| T2*強調像 | T2脂肪抑制画像 |

図 I-78

20歳，投手．靱帯はT2*強調像で完全断裂しているように見えますが，実際は連続しています．内側上顆下端に高信号領域を認め，靱帯の近位部も高信号になっており，内側上顆近位部のミクロレベルの損傷です．鉤状突起結節にも一部高信号領域がみられます．他院で再建術の適応と判断されていましたが，保存的な対応で復帰できました．1年後の電話調査でも問題なく投球できていました．

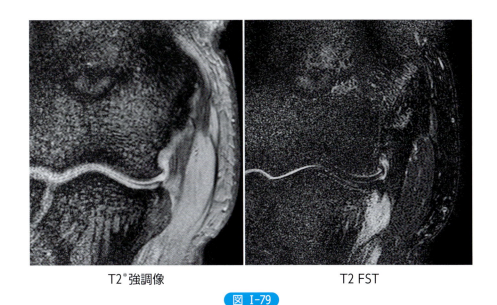

T2*強調像　　　　　　　　　　　T2 FST

図 I-79

14歳，投手．靱帯は全体的に肥厚しています．鉤状突起結節に骨膨隆がみられ，同部位に T2 FS で高信号領域を認めます．膨隆部と正常な尺骨部分は境界が明瞭です．この症例は保存的な対応で回復し，現場に復帰しました．

の多くは靱帯や共同腱内に包まれています．そのためオッシクルがあっても必ずしも痛みが出るわけではありません（図 I-77）．

また，内側上顆の付着部に T2 FS で高信号を認めることもあります（図 I-78）．

この所見は珍しい所見ですが，内側上顆の骨内浮腫です．靱帯の近位付着部でのミクロレベルの損傷で可逆的変化と考えています．T2*でみると靱帯の完全断裂のように見えます．T2 FS でみると靱帯近位部の一部に高輝度変化があり，靱帯は一部損傷しています．しかしこれくらいの損傷は保存的対応で十分復帰できます．このように T2*は過剰評価してしまうことがあります．

4．鉤状突起結節の評価（T）

内側上顆の付着部を見た後は，鉤状突起結節の変化をみていきます．投球による度重なる力学的ストレスによって鉤状突起結節は様々な形態変化がみられます．その中でも最も多い所見は鉤状突起結節の骨膨隆です．MRI では，骨膨隆部分に T2 FS で高信号に見えることがあります．鉤状結節に圧痛がみられた際に多くみられる所見です．

新しく骨形成が起こっている部分が特に高信号となります．病理学的所見についての考察は「I章-1.-3）-②腱・靱帯付着部の病理」に詳述されています．また，離断骨片や層状の骨剥離，骨棘形成，さらには剥離骨折などの変化がみられることもあります[7)8)]．離断骨片などは CT も含めた評価が必要になります（図 I-79）．

5．T サインの有無（T）

UCL は近位と遠位で線維の骨への付着様式が異なります．この付着様式の違いにより損傷様式も変わります．1994 年に Timmerman らは投球時の UCL 部分損傷 7 例を報告しています．そのうち遠位付着部の損傷は 6 例であり，近位側での損傷は 1 例であったとしています[1)]．また，その損傷部位は全例で靱帯の深層部での断裂であったようです．UCL 深層部が鉤状結節から剥離するように断裂すると，鉤状結節に沿って関節液が流れ込みます．この流れ込んだ関節液が T 字に見えるため，この所見は "T サイン（T sign）" と呼ばれています（図 I-80）．この "T サイン" は断裂直後の急性期であれば血腫や関節液が多いため現

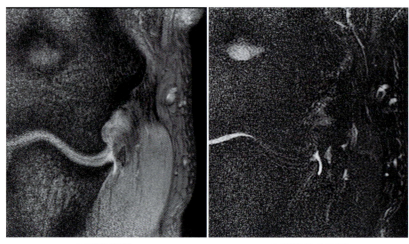

T2*強調像　　　　　　　　T2 脂肪抑制画像

図 I-80

16歳, 投手. 遠位付着部に離断骨片を認めますが, 一部変性した靱帯に覆われています. T2*強調像でTサイン様の高輝度ラインを認め, T2 FS にても高輝度ラインを認めることからTサインと診断しました. 内側側副靱帯遠位付着部での剥離損傷です. 保存的対応で回復せず, 遠位部での靱帯修復術を行い, 現場復帰を果たしました.

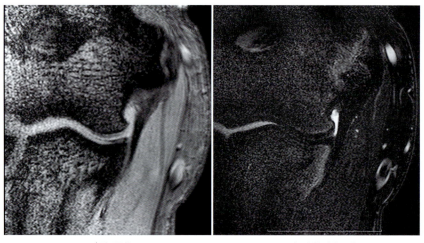

T2*強調像　　　　　　　　T2 脂肪抑制画像

図 I-81

16歳, 野手. 変性のない靱帯ですが, 遠位に T2*強調像でTサイン様の高信号のラインを認めます. T2 FS ではラインを認めず, Tサインではありません. 非石灰化線維軟骨層の肥厚を表した "FCライン" と診断しました. 保存的な対応で現場復帰しました.

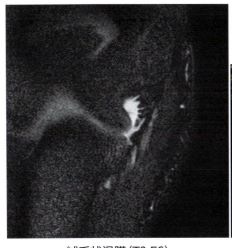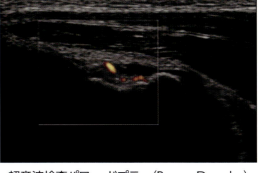

　　　絨毛状滑膜(T2 FS)　　　　超音波検査パワー・ドプラー(Power Doppler)

図 I-82

14歳，投手．内側ガターに絨毛状の滑膜増生を認めます．超音波検査でも同部位に滑膜増生を認め，Power Doppler にて血流シグナルを確認しました．関節内にステロイドを1回注射し，症状は改善しました．

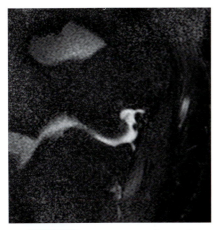

図 I-83　結節状滑膜(T2 FS)

18歳，女性，ソフトボール投手．靱帯の大きな損傷はみられませんが，靱帯の内縁に沿って広く結節状の滑膜増生を認めます．

れやすいのですが，受傷から日数が経ち炎症が沈静化した慢性期では現れないことがあります．そういった慢性例でも関節内に生理食塩水を注入し撮像することで描出可能になります．T2*強調像，プロトン密度強調像では診断できません．必ずT2 FSで診断します．

T2*強調像を見てみると，頻繁に"Tサイン"のような所見がみられます(図 I-81)．この所見は付着部の非石灰化線維軟骨層の肥厚を表しており，液体の流れ込んでいる所見ではありません[5]．我々はこれを"FC ライン(fibro cartilage line)"と呼んでおり，"Tサイン"とは区別しています．詳細については「II章-1-5)尺骨鉤状突起結節の外傷・障害」を参照してください．

6．滑膜の評価(S)

関節内には正常でも滑膜が存在しています(図 I-75)．投球障害肘では外側の滑膜ヒダ障害は有名な病態ですが，内側の滑膜も増生し痛みを出すことがあります．この滑膜の状態を読み取るにも，やはり関節造影が必須です．通常の MRI では滑膜と靱帯の区別は困難です．先にも述べましたが，この滑膜増生による信号上昇が UCL の輝度変化をもたらすことがあります[9]．そのため滑膜増生があるときは過度に UCL 損傷の過剰評価をしてしまうことがあり，注意が必要です．滑膜増生の様式としては，絨毛状や結節状のものなど様々です(図 I-82)．また，この滑膜増生が著しい場合は，超音波検査で血流シグナルがみられることがあり

ます（図Ⅰ-83）．この滑膜増生の病理組織学的意義はまだ不明ですが，靱帯の変性や劣化に関わっていると思われます．

V おわりに

　関節造影や高分解能 MRI は所見が見えすぎるが故に，過剰診断して手術に誘導してしまう危険性があります．いずれの画像所見も診断の参考に過ぎません．靱帯に傷があるから，靱帯や付着部の変性が強いから，何らかの異常所見があるから手術というわけではありません．画像上は実質部の変性と損傷，関節外への液体の漏出を認めた選手が時速 150 km 以上の球を痛みなく投げていることは珍しくありません．いかに検査機器が進歩しても画像所見に惑わされされないよう，理学所見と合わせて総合的に診断することが大切です．

謝　辞

　本稿の執筆にあたり，ご指導・ご助言をいただきました JCHO 東京新宿メディカルセンター放射線科の伊藤晴久先生に深謝致します．また MRI の撮像にあたり，撮影方法の試行錯誤や工夫に取り組んでくださった放射線技師の皆様に心より感謝いたします．

（宮武和馬）

文　献

1) Timmerman LA et al：Preoperative evaluation of the ulnar collateral ligament by magnetic resonance imaing and computated tomography arthrography. Am J Sports Med **22**(1)：26-32, 1994.
2) Timmerman LA et al：Undersurface tear of the ulnar collateral ligament in baseball players. Am J Sports Med **22**(1)：33-36, 1994.
3) Yamaguchi K et al：The extraosseous and intraosseous arterial anatomy of the adult elbow. J Bone Joint Surg Am **79**(11)：1653-1662, 1997.
4) 佐志隆志ほか：肩関節の MRI．メジカルビュー社，東京，p. 70，2013.
5) 宮武和馬ほか：内側側副靱帯不全の病態に即した対応―遠位付着部の外傷・障害―．臨床スポーツ医学 **32**(7)：660-665，2015.
6) 古島弘三ほか：内側側副靱帯不全の病態に即した対応―実質および近位付着部の外傷・障害―臨床スポーツ医学 **32**(7)：654-659，2015.
7) Salvo JP：Avulsion fracture of the ulnar sublime tubercle in overhead throwing athletes. Am J Sports Med **30**(3)：2002.
8) Akagi M et al：Total avulsion fracture of the coronoid tubercle caused by baseball pitching. Am J Sports Med **28**(4)：2000.
9) 福田国彦ほか：関節の MRI．p. 438-439．メディカル・サイエンス・インターナショナル，東京，2013.

肘実践講座　よくわかる野球肘　肘の内側部障害—病態と対応—

I．肘関節の構造と画像検査

3. 肘の内側部障害を画像で見る，診る
6) 内側支持機構のエコー所見

Key words

内側支持機構，内側側副靱帯(UCL)，超音波検査(エコー)，ダイナミックエコー法，エコー所見

I はじめに

　運動器における超音波検査(エコー)の有用性は多数挙げられます(表I-2)．

　高い分解能を活かし軟骨下骨や軟骨の病変の発見や経過観察ができるうえ，フィールドへ持ち出せることから，上腕骨小頭の離断性骨軟骨炎の検診においては必要不可欠な検査方法となっています．

　内側支持機構の検査法としても，高い分解能による質的な評価に加え，リアルタイムな血流情報や伸展方向へストレスを加え靱帯を緊張させた際の変化を観察することが可能なため，その有用性は高いといえます．

　本稿では内側支持機構のエコー法と得られるエコー所見，評価法について解説します．

II 検査の実際
確認！超音波検査

1．超音波検査装置とプローブ

　10年以上前のアナログ機は画質が悪いため避け，デジタル機を選択します．

　高価なハイエンド機では細部まで評価可能ですが，ラップトップ式のコンパクトな装置でも病変を見落とすことはないので，検査を施行する環境に合わせて装置を選択しましょう．

　ただし，血流情報は，靱帯損傷の補助診断にな

表I-2　運動器における超音波検査の長所

- 痛みや腫れの原因解明に役立つ
- 骨表面と軟部組織の評価が可能
- CTやMRIよりも高分解能な画像
- 観察したい組織へ直上から直接アプローチ
- リアルタイム性を活かした動的検査や血流評価が可能
- 非侵襲的で検査による痛みが少なく被曝もない
- コンパクトなので院外への持ち出し，フィールドでの検査が可能
- 操作が簡便で修得時間が短い
- 他の画像診断装置と比較して装置も安価

り得るため，パワードプラ法の可能な装置を選択する必要があります．

　プローブは，高周波リニア型プローブを使用します．リニア型プローブには，乳腺や甲状腺など体表臓器を検査する目的で開発されたプローブと，頸動脈や四肢の動静脈など血管を検査する目的で開発されたプローブがあります．運動器で使用する場合は，血流よりもBモード画像に視点を置いた乳腺や甲状腺用のプローブを選択します．

2．画像設定

1) 視野深度：深さを何cmまで画像に表示するかを調整します．

　画像を確認しながら，観察したい部分(関心領域)が適切な大きさに見えるように調節します．内側支持機構の観察の際には視野深度3cm程度

表 I-3　運動器各組織の正常エコー像

	超音波像
骨・軟骨下骨	連続する高輝度線状エコー
軟骨：硝子軟骨 　　　線維軟骨	均質な無～低エコー 比較的均質な高エコー
関節包	薄い高エコー
滑液包	描出されない 高エコーの偏平な嚢状 線状高エコー
筋	線状高エコーを内包する低エコー
腱	長軸像：線状高エコーの束　fibrillar pattern 短軸像：高エコー
靱帯	長軸像：線状高エコーの束　fibrillar pattern 短軸像：高エコー
末梢神経	長軸像：連続する線状高エコーと低エコーの縞状エコー 短軸像：ブドウの房状

表 I-4　運動器のエコーで観られるアーチファクト

ミラーイメージ	骨の後方
音響陰影：AS	骨や石灰化後方
外側陰影	腱鞘の短軸像後方
多重反射	穿刺した針の後方
異方性：Anisotropy	腱や靱帯のアーチファクト

が目安です．

2）**フォーカス**：いわゆる焦点のことで，超音波画像が一眼レフカメラと同様だと考えると理解しやすいでしょう．カメラ同様超音波画像も，フォーカスポイントを合わせた深さは明瞭に観えますが，それよりも浅い部分や深い部分はややぼやけてしまいます．フォーカスは必ず関心領域の深さに調整して観察しましょう．

フォーカスは原理上，焦点の深さまで絞り込まれますが，焦点を過ぎると絞りが鈍くなるため，適正な深さに設定できない場合には，関心領域よりも一段階深い位置に設定しましょう．

3）**ゲイン**：テレビ画面のブライトネスのことで，画像全体を明るくするか，暗くするかの設定です．暗くしすぎると病巣を見落とす可能性があるので，最初は少し明るめに設定しておくと良いでしょう．

3．組織の正常像（表 I-3）

骨は，骨表面が高輝度エコーに描出され内部は観察できません．

関節軟骨は均質な無エコーに描出されます．

靱帯の長軸断面は，線状高エコーの密な束として描出されますが，このエコー像のことを fibrillar pattern（フィブリラ パターン）といいます．腱は靱帯とは異なるコラーゲン線維で構成されていますが，長軸断面像は fibrillar pattern を呈します．

通常，成人の正常な靱帯や腱内部にエコーで血流が観察されることはありません．

4．アーチファクト（表 I-4）

アーチファクトには以下に示すような，観察や判断に不都合な場合と有効な情報を与えてくれるものがあります．

靱帯や腱に超音波ビームが垂直に当たらない

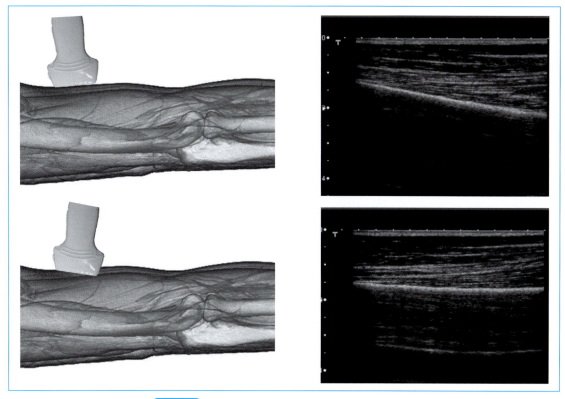

図Ⅰ-84 関心領域へエコーを垂直に当てる方法

プローブを傾けて骨表面に垂直に超音波を当てると，下段のように近位と遠位の骨表面が同じ深さに描出できます．

と，本来の高エコー像が低エコーに描出されますが，このことを「異方性（anisotropy）」といいます．異方性は，検査手技の悪さによって起きるアーチファクトです．特に靱帯や腱を観察する際には，組織に垂直に超音波が当たるようにアプローチして異方性が生じないようにする必要があります（図Ⅰ-84）．

組織との音響インピーダンスの差が大きく，その表面で強く超音波を強く反射する骨片や石灰は，後方に音響陰影を伴います．音響陰影を伴う高輝度エコーは骨片や石灰化の存在を示唆しています．

5．画像の表示方法

長軸像は遠位側を画面の右になるように表示します．

短軸像はCTと同様に断面を下から見上げるように表示します．

6．検査に必要なもの

肘を乗せる台が必要です．臨床の現場では採血台や血圧測定用の手台を利用します．

検診などでは椅子の背もたれを利用します．直接乗せると痛いので，タオルを使用しカバーします．

検査用のエコーゼリーは硬めのゼリーを用意しましょう．

7．装置の取り扱いの注意

検査装置はパソコンと同じで，装置が稼働しているときにコンセントを抜いて電源を切ってしまうと，装置自体のハードディスクが破損してしまいます．

充電が可能な装置でも，連続稼働は1〜1.5時間程度ですから，ちょっとした移動の際はバッテ

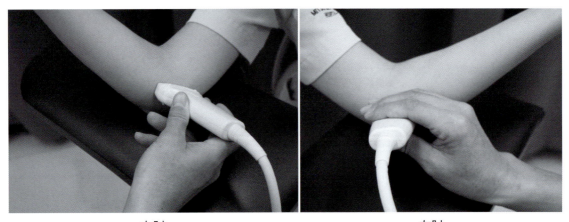

右肘　　　　　　　　　　　　　左肘

図Ⅰ-85　内側支持機構へのプローブの持ち方・当て方

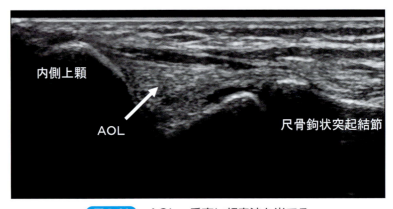

図Ⅰ-86　AOLへ垂直に超音波を当てる

靱帯にしっかりと超音波ビームが当たると高エコーなfibrillar patternが明瞭に描出できます.

リーの電源で良いのですが，検査時にはコンセントを差し込み検査することを推奨しています．

Ⅲ　超音波検査に必要な基本手技

1．内側支持機構検査時のプローブの当て方（図Ⅰ-85）

左右肘の内側を観察する場合は，右肘と左肘を観察する場合で持ち方が異なります．

いずれも，自分からみて装置が左側，被検者が右側に来るように座った場合の持ち方です．

右手でプローブ走査を行い，左手で装置や動的検査時の動きの介助を行うことが基本です．

2．関心領域へのアプローチの基本手技

異方性が生じないように観察したい靱帯に垂直に超音波が当たるようにアプローチします（図Ⅰ-86）．

靱帯の走行に合わせた角度変更も重要な手技です．検査対象である内側側副靱帯（UCL）の前斜走線維（AOL）は前方要素と後方要素でわずかに走行の方向が異なるので，画像を見ながら繊細に動かす必要があります（図Ⅰ-87）．

病巣の経過観察時以外は検査の際は必ず患側と健側双方の観察を行います．

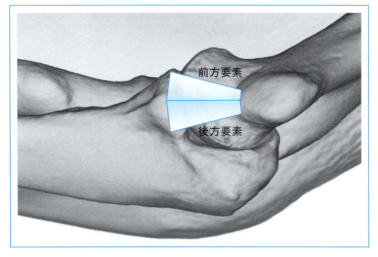

図 I-87
AOLの走行

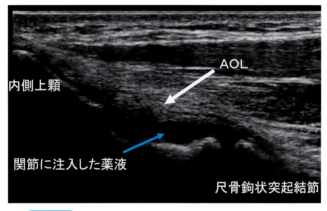

図 I-88 前処置の関節内注射をした際のエコー像
関節内注射により関節包が広がり関節内の薬液が無エコーに描出されます．

IV 検査方法

1．前処置

　前処置を行わずに観察する方法と除痛と明瞭な靱帯の描出を目的とした局所麻酔（関節内注射）処置を行ってから観察する方法があります．

　関節内注射下で観察すると，関節包とAOLを明瞭分離でき，靱帯の断裂も観察しやすくなります（図 I-88）．

　しかし，関節内注射下での検査は，穿刺時に痛みを伴うため，侵襲的な検査法になります．動的検査時以外は，必要に応じて注射するか否かを決定してください．

2．静的検査と動的検査法

　静的検査とは，組織を動かさずに観察して得られた画像から異常の存在と質的診断を行う方法で，Bモード画像とドプラ法による血流で判断します．動的検査とは任意に動きを付けて，静的検査では判断できない異常の存在と質的診断と，機能評価を行う方法です．内側支持機構の検査では，痛みを伴う被検者が対象になるため，基本は静的検査で判断し，靱帯付着部の断裂を正確に判断したい場合には局所麻酔剤を関節内に注入して動的検査へ進めます．

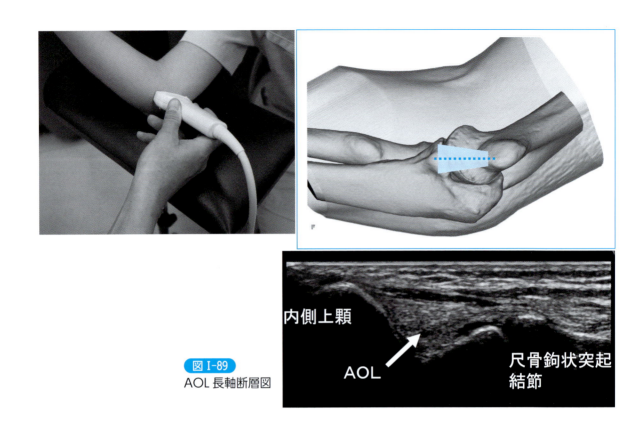

図 I-89 AOL 長軸断層図

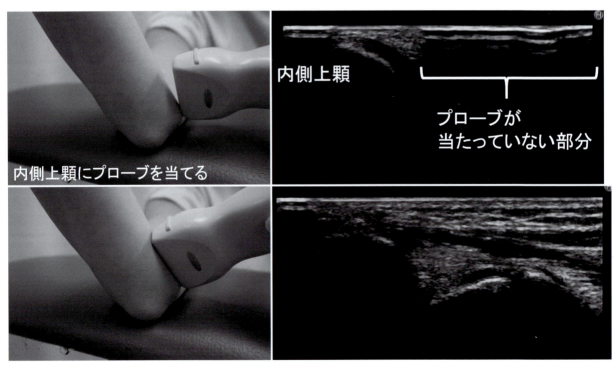

図 I-90 内側上顆の描出手順

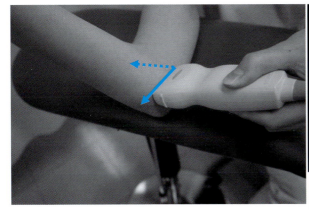
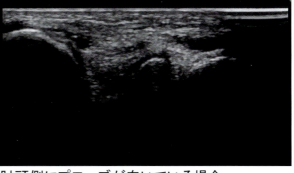

肘頭側にプローブが向いている場合
点線が正しい方向

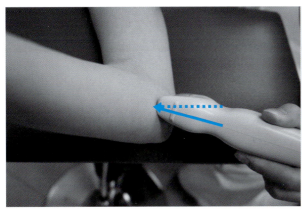
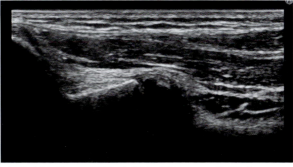

方向は正しいが筋肉側に傾いている場合
点線が正しい傾き

図Ⅰ-91 プローブの悪い当て方とエコー像の特徴

1) 静的検査の実際
① 屈曲位長軸断面(図Ⅰ-89)

肘は70°〜90°程度に屈曲して観察します。

最初に，上腕骨内側上顆を触知して位置を確認しプローブの片側(画像近位側)を上腕骨内側上顆の靱帯付着部に当て，目視で確認しながら，尺骨内側の靱帯付着部方向にプローブの角度を合わせてゆっくりと当てて，特徴的な骨表面像と靱帯像を描出します(図Ⅰ-90)。

なるべく靱帯に垂直に超音波が当たるようにアプローチして角度を整えます(図Ⅰ-88)。損傷が疑われた場合には，部分断裂像に見られる不定形の無エコーの領域が靱帯内にないかも丹念に観察します。

靱帯はわずか数ミリ幅の組織なので，当てる方向が悪いと評価できる画像は得られません。例えば，プローブの尺骨側が肘先端方向に向いている場合には，骨の形が「W」の形に見えてしまいますし，プローブを当てている方向は良くても，傾きが手のひら側にずれていると筋組織が多く描出されてしまいます(図Ⅰ-91)。

このような場合は一度手元を確認して，尺骨の方向を見定めてから再度アプローチしてください。

② 屈曲位短軸断層法(図Ⅰ-92)

長軸断層で異常が疑われた場合には必ず短軸断層法で確認します。

尺側の靱帯付着部に断裂が疑われた場合には，断裂している部位を確定するためにも必要な手技です。

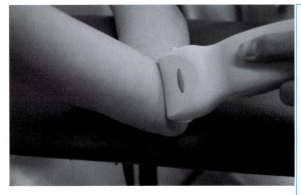
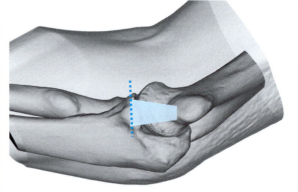
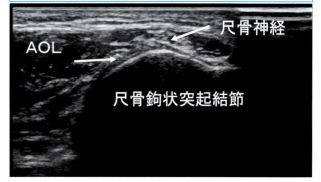

図Ⅰ-92
AOL短軸断層図

鉤状突起結節の前方要素と後方要素の靱帯付着部はそれぞれ面になっているため，エコーでは角が見えます．

③ 屈曲位パワードプラ法

断層法で靱帯損傷が示唆された場合には，パワードプラ法で靱帯内の血流の有無を確認します．

内側上顆の深部に血流が認められた場合には，肘関節内側の滑膜の血流の可能性もあるため，観察と判断には十分な注意が必要です．

2）動的検査：靱帯へのダイナミックな外反ストレス負荷テスト（ダイナミックエコー法）

関節の緩みと靱帯断裂の有無と程度を評価するために，任意にストレスをかけて，内側側副靱帯をダイナミックに動かして観察します．

内側に痛みのある被検者の場合は，必ず事前に関節内に局所麻酔剤を注入してから検査します．

検査方法には外反ストレスとエコー検査を1人で行う1人法と，外反ストレスをかける人とエコー検査を行う人がペアになって行う2人法があります．

① 1人法（図Ⅰ-93）

手台に上腕を密着させるように乗せてもらい，上腕が動かないように反対の手でしっかりと固定していただきます．

AOLおよび目的とする靱帯付着部を描出し，検査者が左手で被検者の手首を持って外反ストレスをかけ，靱帯断裂の有無と関節の緩み方を観察します．

ストレスと検査を同時に1人で行うため，ストレスによる肘の角度に合わせたプローブ走査が容易ですが，画像の記録が簡単ではないことや強いストレスをかけづらいなどの課題もあります．

② 2人法（図Ⅰ-94）

ストレス担当者が被検者の上腕をしっかり固定し，手首を持って外反ストレスをかけます．エコー検査担当者はストレスによる肘の角度の変化に合わせて画像を観察記録します．

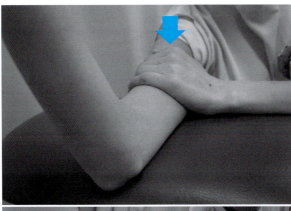

a	
b	c

図 I-93
1人法

a：上腕を手台にしっかりと密着させて，上から（矢印方向に）強く押しつけてもらいます．
b，c：外反するとともにプローブも離れないように動かします．

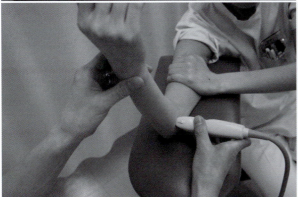 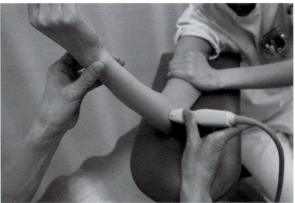

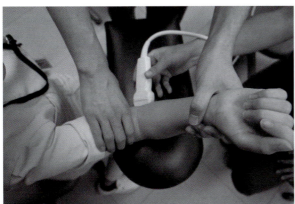 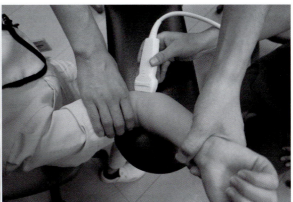

図 I-94 2人法

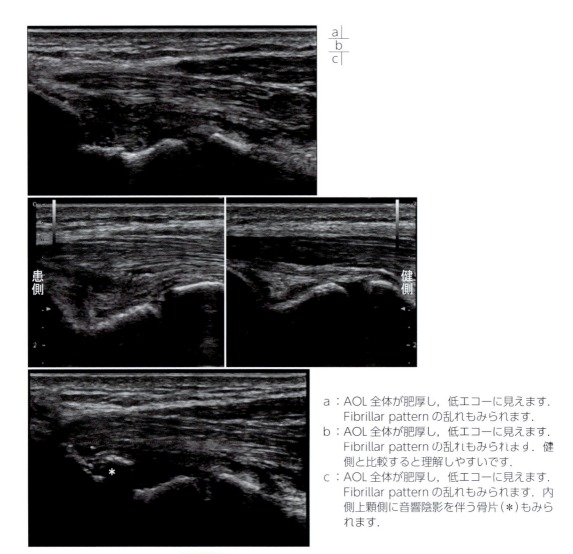

a：AOL 全体が肥厚し，低エコーに見えます．Fibrillar pattern の乱れもみられます．
b：AOL 全体が肥厚し，低エコーに見えます．Fibrillar pattern の乱れもみられます．健側と比較すると理解しやすいです．
c：AOL 全体が肥厚し，低エコーに見えます．Fibrillar pattern の乱れもみられます．内側上顆側に音響陰影を伴う骨片（＊）もみられます．

図Ⅰ-95　静的検査で判断できる異常所見

強いストレスがかけられ，エコー像も2人で観察できるため，より客観的な評価が可能ですが，肘の角度に正しく合わせて明瞭な画像を描出するためには，2人の息を合わせなければなりません．

Ⅴ　エコー所見

異常の判断の詳細は，「Ⅰ章-3.-8）内側上顆障害の超音波検査（形態と機能診断）」で解説されているため，ここでは簡単なエコー所見のポイントのみ解説します．

1．静的検査の観察のポイントとエコー所見

Bモード法による評価とドプラ法による血流評価で判断します．

損傷が広範囲に及んでいる場合には，靱帯だけではなく付着部の腱や周囲の筋の損傷も評価する必要があります．

●内側支持機構の正常エコー像（図Ⅰ-88）

靱帯付着部の骨表面は滑らかな高輝度エコーに描出されます．

靱帯は浅層表面が直線的に描出されます．

靱帯は全体が高エコーに描出され，長軸像は線

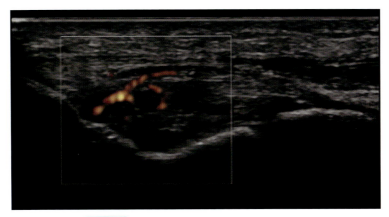

図 I-96　損傷した靱帯内の血流シグナル

AOL 表面が上に凸になり全体が腫脹しています。
靱帯のエコー輝度は低エコーで，fibrillar pattern の乱れもみられます。
靱帯内部に血流シグナルが観察されます。

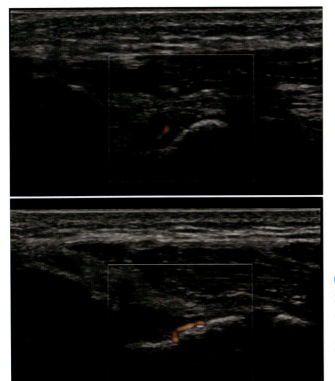

図 I-97
深部の血流が肘関節内滑膜の血流だった症例

一見すると AOL の深部に血流シグナルが存在するように見えますが，関節内注射により血流が肘関節の肥厚した滑膜の血流であることがわかりました。

状エコーの明瞭な fibrillar pattern を呈します。

● B モード法による靱帯付着部の骨表面および
靱帯実質の異常エコー像評価のポイント

靱帯付着部の骨表面の不整像や骨棘の有無を評価します。

付着部の剥離骨片の有無を評価します。

● B モード法による靱帯実質の評価（図 I-95）

靱帯浅層表面の凸もしくは波打った像の有無を確認します。

靱帯全体の厚みとエコー輝度を確認します。

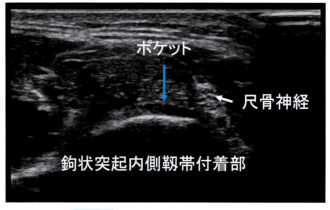

図Ⅰ-98 ポケット形成のエコー像

鉤状突起内側靱帯付着部に関節内注射によって薬液が入り込んだポケットが無エコーに見えます．
前方成分の付着部にはみられず後方成分の付着部にのみにみられました．
判断に際しては，多方向から観察して，異方性によるものか否かを見極める必要があります．

　Fibrillar patternの乱れや途絶の有無を確認します．

　靱帯内の骨片や術後の糸など異常内部エコーの評価も行います．

● パワードプラ法による血流評価（図Ⅰ-96）

　外側にストレスをかけずに靱帯が緩んだ状態にして，パワードプラ法で観察します．

　断層法で靱帯損傷が疑われた場合には，靱帯内の血流の有無を確認します．

　深層に血流が確認されても肘関節滑膜の炎症の可能性が高いので，注意が必要です．

● 関節内注射を行った後の評価

　Fibrillar patternの乱れや途絶，深い位置の血流が靱帯の損傷を反映しているのか，肘関節の滑膜肥厚の状態を反映しているのかを判断できる場合があります（図Ⅰ-97）．

　いわゆるポケット形成の存在診断に利用できます（図Ⅰ-98）．

2．動的検査の観察のポイントとエコー所見

● AOLの断裂の有無と断裂の部位と範囲の判断

　任意に外反ストレスを加えることにより，静的検査で判断できなかった靱帯の断裂の有無が判断できます．

　更に，断裂の範囲や深さの評価も可能です．

　関節の開き具合が観察でき，いわゆる動揺性の評価も可能です．

（石崎一穂）

Ⅰ. 肘関節の構造と画像検査

3. 肘の内側部障害を画像で見る，診る
7) 超音波検査から紐解く内側支持機構不全の病態

Key words
超音波(echo)，ドプラー(doppler)，静的所見，動的所見

Ⅰ はじめに

これまで内側支持機構不全に対する診断方法として，MRI検査が一般的でした．10年程前から超音波検査の有用性も報告されてはいますが[1)~3)]，不安定性の評価か断裂像の報告がほとんどでした．ここ5年くらいの間に周辺機器の進歩によって，超音波検査装置の画質は目を見張るほど良くなりました．MRIよりも解像度は高く，最高の診断ツールといっても過言ではありません．また，超音波検査は静的な所見のみならず，動的な観察や血流など，CT，MRIなどでは得られない情報も得ることができます．この情報量の多さは他の画像検査の追従を許しません．この超音波検査を用いて内側支持機構不全の病態を紐解くこととします．

Ⅱ まずは正常所見から紐解く
―関節内局所麻酔剤注入下の超音波検査―

まずは通常の内側走査の長軸像を見てみましょう．野球経験のない29歳男性の肘の内側走査です．上腕骨の内側上顆と尺骨の鈎状突起結節を結ぶように，内側側副靱帯(ulnar collateral ligament：以下，UCL)が走行します．そして内側上顆，滑車，UCLで囲まれた内側ガターの近位部には，滑膜が豊富に存在し，しかも滑膜とUCLは接しています(図Ⅰ-99)．そのためにMRIでは滑

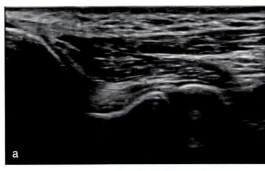 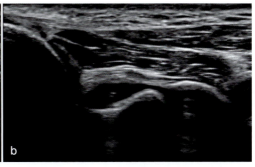

a	b
液体注入前の内側側副靱帯の長軸走査	液体注入後の内側側副靱帯の長軸走査

図Ⅰ-99

液体注入前(a)はUCLと滑膜の明確な区別ができませんが，液体注入後(b)はUCLが滑車から浮き上がることで，明瞭にUCLを観察できます．滑膜は液体内に浮かんでいます．動画で見ると滑膜が動くのがわかります．

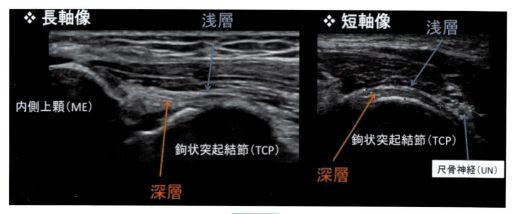

図Ⅰ-100
左は長軸像で，内側上顆と鉤状突起結節を結ぶようにUCLが走行し，浅層，深層との2層構造になっています．右は短軸像で，鉤状突起結節の曲面上にUCLが付着しているのがわかります．尺骨神経は鉤状突起結節の後ろを走行します．

膜増生やマジック・アングル・フェノメノン(magic angle phenomenon：魔法角現象)によって，輝度変化を過剰に捉えて近位部でのUCL損傷と誤診する危険性があります[4]．外側のsoft spotから，関節内に局所麻酔剤と生理食塩水を混ぜた液体を8 ml注入すると，内側ガターに液体が満たされます．液体が満たされることで，UCLは滑車から浮き上がります．UCLは明瞭に観察可能になり，滑膜組織は液体の中でヒラヒラ動く様になります．液体を入れることで，このようにどちらも明確に識別できるようになります．この状態の再現のみであれば，生理食塩水の関節内注入でも構いません．局所麻酔剤を混ぜた理由は動的所見を見る際のブロック効果による除痛です．

それでは次に正常の長軸像で解剖学的構造を見ていきましょう(図Ⅰ-100)．UCLの上には浅指屈筋(flexor digitorum superficialis muscle：以下，FDS)があります．UCLは浅層と深層に分かれているように見えます．この浅層と呼ばれる組織は実際には恐らくFDSの筋膜です．次に短軸像です．短軸像では鉤状突起結節部を観察します．鉤状突起結節を描出すると，後方に尺骨神経が見えてきます．短軸像でもUCLの浅層と深層を描出できます．特に遠位付着部の深層部断裂の診断には長軸像と短軸像の両方で無エコー領域が見えることが決め手となります．

次に動的に正常なUCLを見ていきましょう．外反ストレスをかけると，UCLは緊張します(図Ⅰ-101)．靱帯が正常に機能すると，緊張することで靱帯がピンと張ります．靱帯が緊張すると線維束配列(fibrillar pattern)が明瞭になり，直線上に見えます．断裂や靱帯の質が落ちると，靱帯の緊張がなくなることがあります．また，正常では外反ストレスを加えても，腕尺関節の関節裂隙の開大距離は2 mm以内といわれています[5]．超音波検査でも同様に，関節裂隙の開大距離で関節の緩みを評価できます．ただし，関節裂隙の開大≠靱帯損傷ではないので注意が必要です(Ⅲ章-1.-2)を参照してください)．

超音波検査では図Ⅰ-102に示したように，静的な所見(static findings)，動的な所見(dynamic findings)，循環動態(circulation)の3つに分けて観察します．先にも述べましたが，超音波検査の一番の利点は静的な所見だけでなく，動的な所見や血流を見ることができるところです．それではそれぞれの所見を見てみましょう．

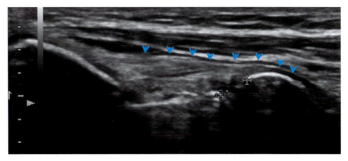

図 I-101 徒手最大外反ストレス下の長軸像

外反ストレスをかけると靱帯の緊張がみられます（青矢印）．
靱帯の線維束も明瞭に描出されています．

静的な所見（static findings）
1）靱帯性変化（ligamental findings）
①大断裂（full thickness tear） 　1．断端（stump） 　2．ポケットの形成（pocket formation） ②部分断裂（patial tear） 　靱帯の穴（hall） ③靱帯の質的変化（status of ligament） 　1．線維束配列の不整（abnormal fibrillar architecture） 　2．肥厚（thickening）
2）骨性変化（bony findings）
①内側上顆の変化 　1．オッシクル（ossicle） 　2．剥離骨折（avulsion fracture） ②鉤状突起結節の変化 　（bone surface irregularity of TCP） 　1．骨新生（bone formation） 　　骨棘（bony spur）and/or 骨膨隆（bony buldging） 　2．剥離骨折（avulsion fracture）

動的な所見（dynamic findings）
1．靱帯の緊張なし（lack of tightness） 2．関節裂隙の開大（instability）

循環動態の変化（circulation）
1）靱帯性変化（ligamental findings）
1．靱帯 2．滑膜

図 I-102
超音波検査における異常所見の分類

超音波検査の一番の利点は，静的な所見だけでなく，動的な所見や血流を見ることができるところです．

III 静的所見

『靱帯の変化（ligamental findings）』

　静的な所見から見ていきましょう．まずは靱帯の変化です．靱帯の変化としては，靱帯が物理的に切れてしまう断裂と度重なるストレスによる靱帯の変性（劣化）があります．靱帯断裂の程度としては，全層断裂と部分断裂があります．解像度の向上とモニターの画質が良くなり，断裂の大きさや程度も評価できるようになりました．

1．大断裂（full thickness tear）

　次に断裂の評価です．断裂部としては，近位部（内側上顆側），実質部，遠位部（鉤状突起結節側）の可能性があります．近位部と決めつけず注意深く観察する必要があります．加えて異方性（anisotropy）にも注意が必要です．探触子（probe）の当てる方向によってエコー輝度が変化します．靱帯に対して垂直に超音波を当てないと，異方性が出現してあたかも断裂像に見えます（図I-103）．
　1）断端（stump）（図I-104）：1つ目は断端（stump）

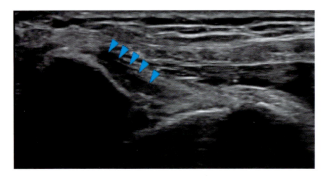

図 I-103
異方性（anisotropy）
野球歴のない29歳，男性．一見断裂所見に見えますが，角度の当て方によっては靱帯線維が見えます．超音波のビームが垂直に当たらないと無エコーとなることがあります（青矢頭）．

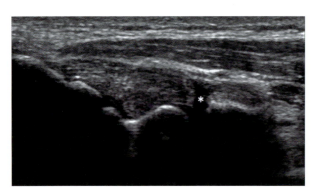

図 I-104
断端（stump）
20歳，投手．靱帯は実質部から遠位にかけて肥厚がみられ，深層部全層断裂を遠位の関節裂隙直上で認めます（＊）．

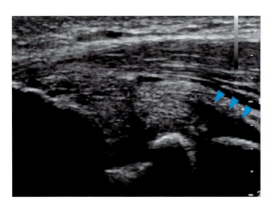

図 I-105
長軸像で見るポケットの形成（pocket formation）
15歳，投手．長軸像では靱帯は実質部から遠位にかけて肥厚がみられ，鉤状突起結節直上に無エコー像（ポケットの形成）がみられます（青矢頭）．

の有無，そして形状を見ます．UCLの線維束が途切れ，靱帯断裂部が無エコーに見えます．UCLの断端が見られます．外反ストレスをかけると，断裂部がお互いに離れる方向に動くので，さらに断端が明瞭になります．

2）ポケットの形成（pocket formation）：関節内に液体を注入すると，遠位付着部の剥がれた部分に液体が入り込みます．浅層部が断裂していないため，入り込んだ液体により無エコーの領域が形成されます．この膨らんだ状態を"ポケット"と呼んでいます（図I-105）．MRIでいわれている"Tサイン"もポケットの一つです[6)7)]．ただし無エコーであるから，ポケットというわけではありません．変性部分も稀に無エコー様に見えることがあり注意が必要です．探触子を押しつけると，液体が近位に戻りポケットは押しつぶされます．しかし，FDSなど筋肉が多く被っているため，必ず押しつぶすことができるわけではありません．

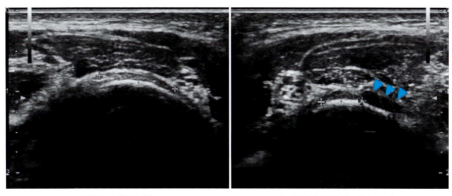

正常の短軸像　　　　　　　短軸像で見るポケット

図Ⅰ-106

15歳，投手．尺骨神経と鉤状突起結節を同定します．鉤状突起結節の前方にポケットの形成がみられます（青矢頭）．術中所見も同様にUCLの前方線維が剥離断裂していました．

また，ポケットは短軸でも確認します．異方性か否かも短軸で確認する必要があります．長軸と短軸走査の両方でポケットを確認できれば，異方性ではなく本当の付着での剥離損傷です．鉤状突起結節と尺骨神経を同定し，ポケットの位置を確認します．尺骨神経を目印にし，鉤状突起結節の前方，後方，あるいは両方，どこがポケットになっているか確認することでUCL前方線維と後方線維のどちらが損傷しているかわかります．ポケットは超音波で捉えやすいのですが，誤診もしやすいため，注意深い観察が必要です（図Ⅰ-106）．

2．部分断裂(partial thickness tear)

靱帯の穴(hall)：超音波検査の画質が良くなり，部分断裂も捉えられることが可能です．線維束配列の内部に穴（無エコー像）が見られます（図Ⅰ-107）．穴は変性や異方性の可能性もあり注意が必要です．変性の場合は無エコーではなく低エコーになります．異方性の場合は探触子の方向によって無エコーではなくなります．無エコー像を見つけたからといってすぐに手術ではなく，じっくり経過観察しましょう．

3．靱帯の質的変化(status of ligament)

1）線維束配列の不整(abnormal fibrillar architecture)：正常な靱帯では線維束配列(fibrillar pattern)が鮮明に見えます．靱帯に変性や断裂が生じると，線維束配列が乱れます（図Ⅰ-108）．UCL内部が不均一になり，まだらな低エコー像がみられるようになります．

2）肥厚(thickening)：投球側では度重なる力学的ストレスに反応して，靱帯が肥厚することがあります（図Ⅰ-108）．靱帯損傷直後に一過性に靱帯が腫脹することがありますが，これは浮腫であり，肥厚とは区別が必要です．急性期であれば，区別がつかないので，保存的な経過観察の後に判別します．痛みのある靱帯では肥厚していることが多いですが，肥厚しているから再建術の適応というわけではありません．バットを沢山振ると手の皮が厚くなるように，靱帯もストレスに対して適応して厚く，丈夫になります．

肥厚の病理組織学的所見はまだ解明されてはいません．靱帯中の線維の数が増えるのか，線維の一本一本が太くなるのか，それとも線維間の結合組織が増えるのか，確認されていません．近い将来，超音波検査機器の解像度や画質がさらに向上すれば，組織切片を顕微鏡で見なくても生体のままでわかる時代が来ると思います．

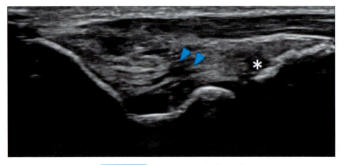

図 I-107 靱帯の穴（hall）

16歳，投手．線維束配列が実質部で乱れています．靱帯実質部に無エコー像を呈しています．また，実質中央部には低エコー像（青矢頭）があり，遠位部には一部無エコー像の穴（＊）を認めます．鉤状突起結節は膨隆しています．

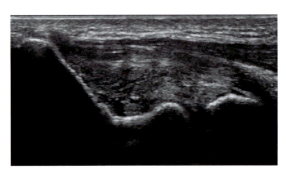

図 I-108 線維束配列の不整と靱帯の肥厚

20歳，投手．靱帯は全体的に肥厚しており，内部は低エコー（hypoechoic）域がいくつかみられます．これが靱帯の線維束配列の乱れです．

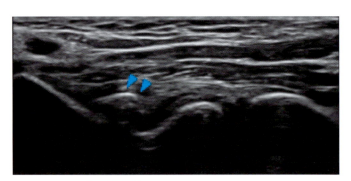

図 I-109 オッシクル（ossicle）

40歳，男性．成長期に野球経験がありましたが，現在は野球を行っていません．UCL内部に高エコー像を認めます（青矢頭）．高エコー像の下方はアコースティック・シャドー（acoustic shadow）を引いており，骨片であることがわかります．野球を行っていた頃も肘に痛みは無く，現在もありません．

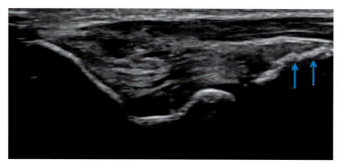

図Ⅰ-110　鉤状突起結節　膨隆
16歳，投手．鉤状突起結節は内側上顆の尖端の高さと同じ位置まで膨隆しています（青矢印）．遠位付着部で靱帯は肥厚しています．

『骨性変化（bony findings）』

1．内側上顆の変化
1）オッシクル（ossicle）（図Ⅰ-109）
2）剝離骨折（avulsion fracture）：肘内側支持機構の障害部位は，年齢に伴い変化します（Ⅰ章-2．を参照してください）．内側上顆の骨端線が閉じる前は，内側上顆下端が最脆弱部位です．そのため14歳以前は内側上顆の骨端軟骨が傷害（外傷・障害）の主座となります．一方，内側上顆の骨端線閉鎖後は付着部が強固となるため，UCLの遠位付着部や実質部に障害が生じるようになります．このように年齢によって障害されやすい部位は変化します．しかし，内側上顆障害の中には治癒せずに骨片が残存するものが存在します．この残存した骨片はオッシクル（ossicle）と呼ばれます．オッシクルは靱帯や共同腱内部に包み込まれていることが多く，あるからといって痛みを出すわけではありません．現にオッシクルを持っていても障害部位はUCL遠位付着部であることもしばしば経験します．

オッシクルはUCL内部の高エコー像とその下に引くアコースティック・シャドー（acoustic shadow）で診断できます．骨は音響陰影を基本的には通しません．そのため，靱帯内の骨片を認める場合はその下はアコースティック・シャドーを引きます．

2．鉤状突起結節の変化（bone surface irregularity of TCP）
1）骨新生（bone formation）：骨棘（bony spur）と骨膨隆（bone buldging）（図Ⅰ-110）
2）剝離骨折（avulsion fracture）

次に鉤状突起結節の変化です．鉤状突起結節もまた力学的ストレスがかかる部位であり，15歳を超えると鉤状突起結節部での圧痛が増え，様々な骨性変化がみられるようになります．最も多いのは骨膨隆です．膨隆の仕方もドーム様，テーブル様，棚様など様々です．鉤状突起結節が膨隆すると，UCLの走行も変化します．また，靱帯は遠位付着部でも肥厚します．

膨隆と共に骨棘を呈するものや離断骨片，剝離骨折など様々な形状変化がみられます[8)9)]．離断骨片や剝離骨折は鉤状突起結節部の皮質ラインの不整像から診断できます（図Ⅰ-110〜112）．

Ⅳ　動的所見

1．緊張の欠如（lack of tightness）
動的な所見の1つ目として靱帯の緊張の変化があります．図Ⅰ-101で示したように，正常な靱帯では外反ストレスを受けると，ピンと緊張します．しかしながら断裂したり，靱帯の質が劣化していると外反ストレスを加えても靱帯の緊張がみられなくなります（図Ⅰ-113）．外反ストレスをいくら

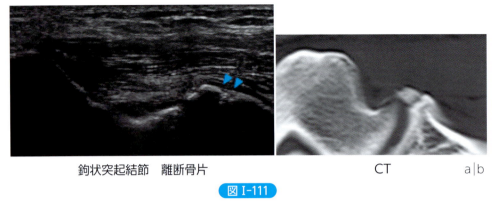

鉤状突起結節　離断骨片　　　　　　　　　CT　　　　　　a|b

図Ⅰ-111

21歳，投手．関節面より遠位を見てみると，鉤状突起結節に不整像（青矢頭）を認めます．CT（b）でも同様の診断となりました．

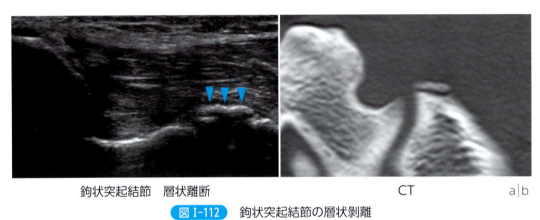

鉤状突起結節　層状離断　　　　　　　　　CT　　　　　　a|b

図Ⅰ-112　鉤状突起結節の層状剝離

16歳，投手．1球の投球で疼痛が出現しました．関節面より遠位を見てみると，鉤状突起結節に不整像を認めます（青矢頭）．問診と超音波検査から剝離骨折を疑いCTを施行しました．CT（b）では骨折部周辺は骨硬化しており，新鮮な剝離骨折ではありません．線維性軟骨が肥厚し骨化したもの，あるいは骨膜剝離後の反応性骨新生と考えられます．

かけても，靱帯の線維束配列は曲がったままで真っ直ぐ揃いません．

2．関節裂隙の開大（instability）

疼痛による筋性防御が働くと，関節裂隙の開大距離を実際より小さく評価してしまう可能性があります．局所麻酔剤の関節内注射により疼痛が消失すると，疼痛による筋性防御がなくなり，正確な関節の動揺性の評価が可能となります．また，一般的には自重によるストレスで関節裂隙の開大距離を定量的に評価しています．調査研究には定量的な評価も重要ですが，自重でのストレスは投球時にかかる力とは比較になりません[10]．そのため我々は徒手最大外反位で開大距離を評価しています（図Ⅰ-114）．実際の投球時に近いストレスで，関節裂隙の開大距離の評価ができます．

Ⅴ　循環動態

1．血流シグナルの増加（increased blood flow）

超音波検査の3つ目の利点は循環動態，つまり血流シグナルの増加がリアルタイムで見られることです．損傷部位や変性部位では修復機転が働き，血流が増加します．この新たな血流は，異常血管というより修復血管という表現が適切かもしれま

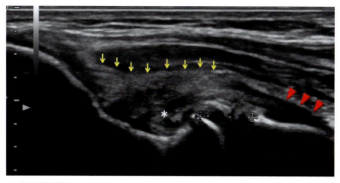

図Ⅰ-113　靱帯の緊張なし　外反ストレス下超音波検査

内側ガターには滑膜の増生を認めます．
＊：遠位付着部にはポケットの形成があります．遠位付着部の断裂が疑われます．
赤矢頭：外反ストレスをかけても靱帯の緊張がみられません．
黄色矢印：靱帯の断端は近位方向に引き込まれていきます．

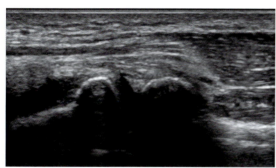

外反ストレスをかけていない腕尺関節　　徒手最大外反ストレス下の腕尺関節

図Ⅰ-114

20歳，投手．靱帯断裂の症例です．徒手最大外反ストレスをかけると，腕尺関節の関節裂隙は10 mmの開大を認めました．

せん．この修復血管をパワー・ドプラー（power doppler）で捉えることができます．その際，靱帯内の修復血管を滑膜の血流シグナルと間違えることがあるため，関節内に生食を注入して靱帯と滑膜を引き離して評価する必要があります．

1）**靱帯（ligament）**：靱帯内の血流は靱帯全体に見えたり，損傷部位だけに見えたりと様々です．"この一球"で痛めた，外傷機転がはっきりしている例では，断裂部位に一致して修復血管が増えてくる傾向がみられます（図Ⅰ-115）．しかし慢性例では，修復血管が増加している部分と圧痛部位と必ずしも一致しないので注意が必要です．血流は症状軽快と共に減ってくることが多く，血流の定期的観察は保存療法の効果判定をする上で重要となります．

2）**滑膜（synovia）**：内側上顆，滑車，UCLで囲まれた肘関節の内側ガターには，滑膜が豊富に存在します．この滑膜を靱帯と識別するためには，関節内への液体の注入が不可欠です．また，滑膜組織は前斜走線維よりも後斜走線維の裏に多く存在します．そのため内側走査を平行に後方に移動させ，滑膜を観察します．液体内を浮いてヒラヒ

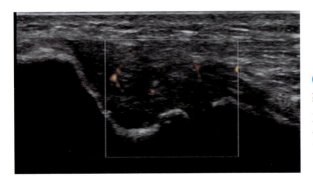

図 I-115
靱帯内の血流シグナルの増加（パワー・ドプラー）
20歳，投手．靱帯は全体的に肥厚しており，靱帯内は低エコー（hypoechoic）です．パワー・ドプラーを当てると靱帯全体に血流シグナルの増加がみられます．

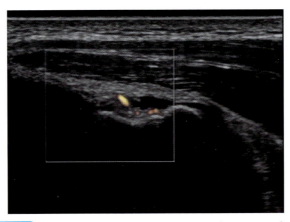

図 I-116 滑膜内の血流シグナルの増加（パワー・ドプラー）
14歳，投手．内側走査で後斜走線維まで平行に移動させます．液体内を浮いてヒラヒラと動く滑膜が観察できます．パワー・ドプラーにて血流シグナルの増加がみられ滑膜炎と診断し，関節内へのステロイド注射で症状が改善しました．

ラと動く滑膜を観察できます．滑膜は絨毛状や結節状など様々な増生様式があります．滑膜増性がみられる場合は，パワー・ドプラーを当てることで滑膜内の血流をみることができます．関節リウマチの超音波所見と似ています（図 I-116）．ただし，この関節内の血流シグナルは尺骨反回動脈後枝（posterior ulnar recurrent artery）の血流と間違えやすいので注意が必要です[11]．

VI おわりに

このように超音波検査から多くの情報を得ることができます．超音波検査はスポーツ整形外科医にとっての聴診器といっても過言ではないでしょう．しかし，MRI同様に見えすぎるが故に，過剰診断してしまう可能性があります．どの所見も診療の参考程度に考えてください．靱帯に穴があるから，関節裂隙が開大するから，血流が増加しているから，即手術というわけではありません．画像所見だけでなく，理学所見と照らし合わせて総合的に判断する必要があります．

（宮武和馬）

文 献

1) Miller TT et al：Sonography of injury of the ulnar collateral ligament of the elbow-initial experience. Skeletal Radiol **33**：386-391, 2004.
2) Jacobson JA et al：US of the anterior bundle of the ulnar collateral ligament：findings in five cadaver elbows with MR arthrographic and anatomic comparison-initial observation. Radiology **227**：561-566, 2003.
3) Sasaki J et al：Ultrasonographic assessment of the ulnar collateral ligament and medial elbow laxity in college baseball players. J Bone Joint Surg Am **84**(4)：525-531, 2002.
4) 福田国彦ほか：関節の MRI．メディカル・サイエンス・インターナショナル，東京，p.438-439, 2013.
5) 伊藤恵康ほか：スポーツによる肘関節尺側側副靱帯損傷．整・災外 **46**：211-217, 2003.
6) Timmerman LA et al：Preoperative evaluation of the ulnar collateral ligament by magnetic resonance imaing and computated tomography arthrography. Am J Sports Med **22**(1)：26-32, 1994.
7) Timmerman LA et al：Undersurface tear of the ulnar collateral ligament in baseball players. Am J Sports Med **22**(1)：33-36, 1994.
8) Salvo JP：Avulsion fracture of the ulnar sublime tubercle in overhead throwing athletes. Am J Sports Med **30**(3)：426-431, 2002.
9) Akagi M et al：Total avulsion fracture of the coronoid tubercle caused by baseball pitching. Am J Sports Med **28**(4)：580-582, 2000.
10) Fleising GS et al：Kinetics of baseball pitching with implications about injury mechanism. Am J Sports Med **23**(2)：233-239, 1995.
11) Yamaguchi K：The extraosseous and intraosseous arterial anatomy of the adult elbow. J Bone Joint Surg Am **79**(11)：1653-1662, 1997.

Ⅰ. 肘関節の構造と画像検査

3. 肘の内側部障害を画像で見る，診る
8) 内側上顆障害の超音波検査（形態と機能診断）

Key words

超音波検査，内側上顆障害，野球肘，超音波分類

Ⅰ　はじめに

近年，超音波診断装置はデジタル化と高周波プローブが導入されたことにより性能の向上は目覚ましく，超音波の分解能が0.2mm以下のハイスペックモデルも出現し，その精度はCTやMRIの画像分解能を上回っています．また，小型・軽量化された携帯型超音波装置の性能も格段に向上しているためスポーツの現場に容易に持ち出して使用することができます．スポーツが行われている現場で超音波検査を行い，即座に診断ができるということは障害の予防や早期治療の観点から極めて有用であると共に，競技者にとっても即座に判断してもらえるという利点は大きい．今後は，スポーツの現場での超音波検査の需要はますます拡大すると思われます．

筆者は1999年から野球検診に超音波検査を補助診断装置として導入し，少年野球選手の実態を調査してきました[1)2)]．超音波では上腕骨小頭に生じる離断性骨軟骨炎を病初期からとらえることができ[3)4)]，またリトルリーグ肩といわれる上腕骨近位骨端線離開まで異常を描出できます[5)]．それまでの画像検査はX線検査だけであったため，二次検診でのみX線検査が行われていました．内側上顆障害に関しては，その結果からおおよそ全選手の20%前後といわれていました[6)]．しかし，一次検診から全選手に超音波検査を行うと過半数に内側上顆の異常が認められました[1)2)7)]．しかし，異常が認められた全選手が痛みを訴えているわけではありません．そこで超音波画像所見から内側上顆の骨形態を4つに分類し詳細な検討を行いました[2)8)]．本稿では超音波検査の方法と今までの検診結果から得られた知見，今後の展望に関して概説します．

Ⅱ　上腕骨内側上顆の骨形態評価と肘外反動揺性評価

投球動作の late cocking phase から early acceleration phase において肘関節には屈曲90°付近で最大の外反トルクがかかります[9)～12)]．内側側副靱帯前斜走線維（以下，AOL）には牽引ストレスが加わり，脆弱な成長期の内側上顆には骨軟骨障害が発生します[13)]．このことから筆者は肘関節90°屈曲位の肢位で評価を行っています．

1. 上腕骨内側上顆の骨形態評価

検査肢位は坐位で肘関節を90°屈曲位とし，肩関節は軽度屈曲位で行います．超音波プローブを内側に走査してAOLの長軸像を描出し，AOLが付着する内側上顆を観察します．超音波プローブは内側上顆を支点として前腕の長軸に対し約30°傾け走査するとAOLが良好に描出されます（図Ⅰ-117-a）．正常像では内側上顆の骨形態は辺縁が緩やかな凸のカーブとして描出されます．AOLの浅層を走行する尺側手根屈筋との境界エコーは明瞭で，靱帯実質部は線状高エコー像（fibrillar

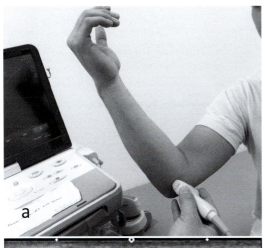

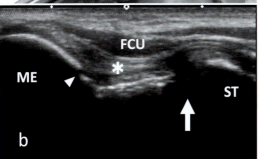

図 I-117
上腕骨内側上顆の観察
a：検査肢位は坐位で，肘関節は 90°屈曲位，肩関節は軽度屈曲位とし，内側にプローブを走査します．
b：同肢位での AOL 長軸像．正常では内側上顆の AOL 付着部は辺縁が緩やかな凸のカーブを描いています．
　ME：内側上顆
　ST：尺骨鉤状結節
　FCU：尺側手根屈筋
　＊：AOL
　矢頭：内側上顆骨端線
　矢印：関節裂隙

pattern）として描出されます（図 I-117-b）．AOL 付着部の内側上顆骨形態は超音波画像上，正常像を含め以下の 4 つのタイプに分類します[14]（図 I-118）．

Type 1：正常像
Type 2：AOL 付着部が不鮮明
Type 3：同部が凹凸不整で，分離像を呈する．
Type 4：同部が突出した形態を呈する．

Type 1 は痛みの既往が少なく，Type 2 と Type 3 は現在痛みを自覚している選手が多い．以上から，Type 2 は骨軟骨の小範囲の裂離，Type 3 は骨軟骨が広範囲に裂離し骨軟骨障害が進行しているものと障害が残存したもの，Type 4 は分離した骨軟骨が修復したものと考えています．つまり，Type 1 の一部の選手が内側上顆障害として Type 2 あるいは Type 3 に変化し，最終的には陳旧化した Type 3 と分離が癒合した Type 4 へと推移します．これらの変化の多くは小学生の高学年までに発症します（図 I-119〜121）．また，Type 別に後述する超音波を用いた肘関節外反動揺性を調査すると Type 3 は Type 1 と Type 4 に比べ明らかに肘外反動揺性が増大しています[8]．

2．肘関節外反負荷での関節安定性評価

　肘関節の外反動揺性が増大すると，肘関節内側痛や valgus extension overload syndrome，尺骨神経障害など二次的な障害を引き起こすことがあります[15)16]．関節安定性の評価としてストレス X 線撮影が一般に行われていますが[17)18]，肘関節の屈曲角度を大きくすると外反ストレスで上腕が回旋してしまうことや，撮影時に上腕と前腕の陰影が重なることから肘関節は軽度屈曲位での評価しかできず，投球時に最大の外反トルクが加わる肢位を再現しての評価ではありません．超音波検査ではその肢位を再現して評価ができます．

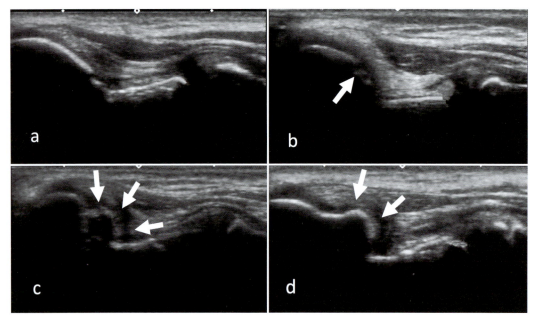

図 I-118　上腕骨内側上顆の超音波分類
a：Type 1　正常像
b：Type 2　AOL付着部での不整像（矢印）
c：Type 3　同部で骨軟骨の分離像（矢印）
d：Type 4　同部の突出像（矢印）

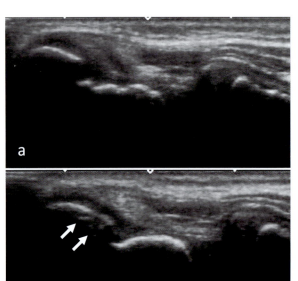

図 I-119
内側上顆の骨形態推移
（Type 1 から Type 2）

小学5年生，外野手
a：初回検診時の超音波画像．内側上顆は Type 1．肘の痛みはなし．内側上顆，滑車，尺骨鉤状結節はまだ非骨化部が多い．
b：1年後の超音波画像．内側上顆は Type 2．肘の痛みがあり，内側上顆に圧痛があります．
矢印：内側上顆の不整像

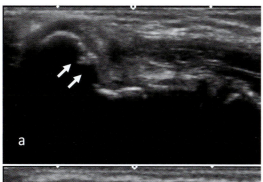

図 I-120
内側上顆の骨形態推移
（Type 2 から Type 3）

小学5年生，投手
a：初回検診時の超音波画像．内側上顆は Type 2．肘の痛みがあります．図 I-119 と同様に内側上顆，滑車，尺骨鉤状結節はまだ非骨化部が多い．
b：1年後の超音波画像．Type 3．肘の痛みがあり，内側上顆に圧痛があります．
　矢印：内側上顆の不整像
　矢頭：分離像

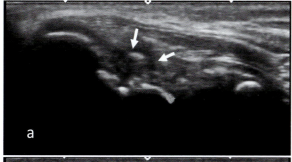

図 I-121
内側上顆の骨形態推移
（Type 3 から Type 4）

小学5年生，内野手
a：初回検診時の超音波画像．Type 3．内側上顆に圧痛があります．
b：1年後の超音波画像．Type 4．圧痛は消失
　矢印：内側上顆の分離像
　矢頭：突出像

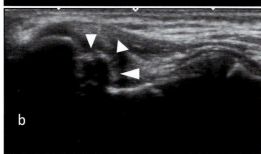
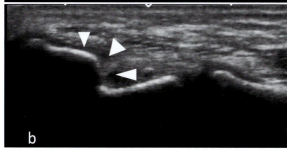

　検査肢位は仰臥位で肩関節は外転90°で最大外旋位とし，肘関節は90°屈曲位で脱力下に前腕以遠の自重力を利用した gravity stress（以下，G stress）を加えます[2)19)]（図 I-122-a）．肩関節を最大外旋位とすることで上腕は固定されます．超音波走査は前述と同様で肘関節内側にプローブを走査して AOL の長軸像を描出し，AOL 下層の内側関節裂隙の開大距離を計測し評価します（図 I-122-b，c）．小学生では関節周囲の骨化が不十分で内側関節裂隙の計測が困難であるため（図 I-123），関節安定性の評価は骨化がある程度完成した中学生以上が対象となります．

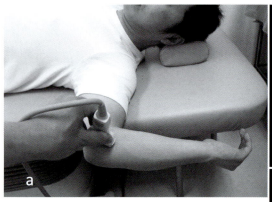
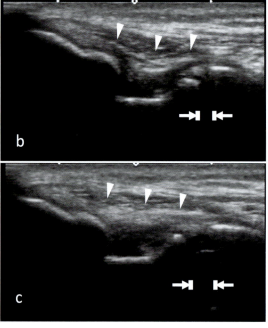

図 I-122
Gravity stress 検査

a：検査肢位は，仰臥位で肩関節外転 90°で最大外旋位とし，肘関節屈曲 90°で前腕の自重力による外反負荷（G stress）を加えます．
b：負荷前の超音波画像．AOL は弛緩しています．内側上顆は Type 4.
c：G stress 後の超音波画像．AOL は緊張し，関節裂隙は開大します．
矢頭：AOL と FCU との境界エコー
矢印：関節裂隙

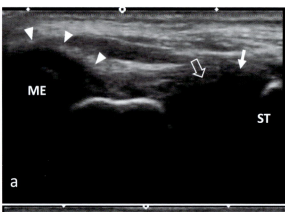
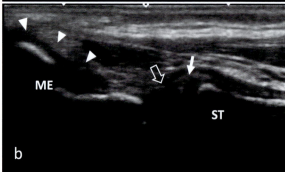

図 I-123
小学生の低学年と高学年の AOL 長軸像

a：小学生低学年．上腕骨内側上顆，滑車，尺骨鉤状突起は未骨化の部分が多い．関節裂隙の計測はできません．
b：小学生高学年．わずかに輪郭は見えますがまだ骨化が不十分であり関節裂隙の計測は困難です．
ME：内側上顆
ST：尺骨鉤状結節
矢頭：上腕骨内側上顆の未骨化部
白抜き矢印：上腕骨滑車の未骨化部
矢印：尺骨鉤状結節の未骨化部

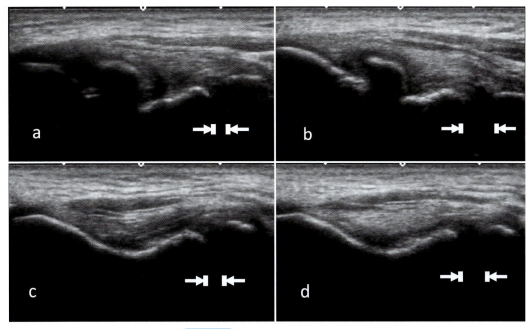

図 I-124　Gravity stress 検査
a：投球側．負荷前．内側上顆は Type 3
b：G stress 後．負荷前と比較し 2.1 mm 開大
c：非投球側．負荷前
d：G stress 後．負荷前と比較し 0.9 mm 開大
　矢印：関節裂隙

　野球選手の肘関節内側側副靱帯は非投球側と比べ軽度弛緩しており[17]，超音波を用いた G stress 検査では投球側は非投球側より内側関節裂隙は 1.0～1.1 mm 開大すると報告されています[8)19]．G stress 検査で投球側が非投球側より 2 mm 以上開大する選手（図 I-124）や開大と同時に尺骨が外側に偏位する選手（図 I-125）は不安定性があると判断します[20]．内側上顆の超音波分類において，Type 3 の選手は 2 mm 以上開大する選手が多く，分離した骨軟骨が修復した Type 4 の選手では開大が減少します[14]．

III　考　察

　筆者らは過去に野球選手とサッカー選手との超音波検査を用いた比較調査から，上腕骨内側上顆の骨形態変化は投球動作が原因であることを報告しました[21]．内側上顆は繰り返す投球動作で過負荷が加わると，一部の選手は内側上顆の AOL 付着部で骨性の裂離損傷を起こして Type 2 あるいは Type 3 となり外反動揺性が増大し，その後その分離骨片が癒合せず外反動揺性が増大したままの陳旧化した Type 3 と，骨片が癒合して外反動揺性が減少する Type 4 のいずれかへ推移します．外反動揺性が増大したままでは将来肘関節障害が発症するリスクが高いため，超音波検査で内側上顆が Type 2 と Type 3 の選手は一時的な投球制限や，肩，体幹，股関節などのコンディショニングの調整を行い，肘関節に過負荷が加わらないよう指導し，最終的に Type 4 へ移行するよう経過を観察する必要があります．また，内側上顆の骨形態異常は小学生で既に約半数に認められ，内側上顆障害は小学生で多く発症することが推察され，小学生での検診が特に重要です．

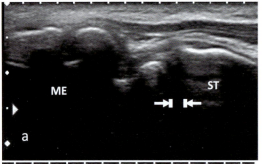
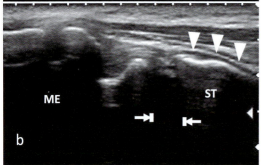

図 I-125
外反不安定性のある選手
a：負荷前．内側上顆は Type 3
b：G stress で関節裂隙が開大すると同時に尺骨が外側へ偏位しています．
ME：内側上顆
ST：尺骨鉤状結節
矢印：関節裂隙
矢頭：尺骨の外側偏位

IV 今後の展望

現在の超音波診断装置は性能が向上しているものの軟骨の評価は未だ困難です．近年，高分解能 MRI では超音波で診断困難な軟骨が描出できるため，小学生に発症する X 線検査では捉えきれない骨化前の内側上顆障害の診断が可能となってきました．しかし，高分解能 MRI を用いた検診は現実的ではなく，今後は高分解能 MRI の結果を超音波検査結果と照らし合わせて検討を行い，最終的には超音波で判断できるようになることが必要でしょう．

V まとめ

上腕骨内側上顆の骨形態を超音波診断装置を用いて分類し，その機能診断に関して概説しました．超音波検査は野球肘障害の予防や早期治療の観点から極めて有用です．スポーツの現場で超音波装置を使いこなす技術は今後スポーツ医あるいは検査技師には必修です．

（渡邉千聡）

文 献

1) 渡辺千聡ほか：少年野球チーム（シニアリーグ）の肘関節超音波検診．日整外超音波研会誌 **12**(1)：36-39, 2000.
2) 渡辺千聡：超音波断層法を用いた野球肘検診の有用性．大阪医大誌 **64**：160-167, 2005.
3) Takahara M, Ogino T, Takagi M et al：Natural progression of osteochondritis dissecans of the humeral capitellum：initial observations. Radiology **216**(1)：207-212, 2000.
4) Takahara M, Ogino T, Tsuchida H et al：Sonographic assessment of osteochondritis dissecans of the humeral capitellum. AJR Am J Roentgenol **174**(2)：411-415, 2000.
5) 渡辺千聡，三幡輝久，木下光雄ほか：Little Leaguer's shoulder の超音波検査．日整外超音波研会誌 **21**(1)：40-45, 2010.
6) 鈴江直人，岩瀬毅信，柏口新二：成長期のスポーツ肘障害．関節外科 **25**(1)：65-69, 2006.
7) 渡辺千聡，三幡輝久，藤澤幸隆ほか：超音波断層法を用いた野球肘検診の有用性．日整外スポーツ医会誌 **32**(1)：2-6, 2012.
8) 渡辺千聡，三幡輝久，安井憲司ほか：超音波検査による上腕骨内側上顆の分節像と肘関節外反動揺性との関係．日肘関節会誌 **16**(2)：80-82, 2009.
9) Pappas AM：Elbow problems associated with baseball during childhood and adolescence. Clin

Orthop Relat Res (164)：30-41, 1982.
10) Pappas AM, Zawacki RM, Suillivan TJ：Biomechanics of baseball pitching. A preliminary report. Am J Sports Med **13**(4)：216-222, 1985.
11) Werner SL, Fleisig GS, Dillman CJ et al：Biomechanics of the elbow during baseball pitching. J Orthop Sports Phys Ther **17**(6)：274-278, 1993.
12) Fleisig GS, Andrews JR, Dillman CJ et al：Kinetics of baseball pitching with implications about injury mechanisms. Am J Sports Med **23**(2)：233-239, 1995.
13) Adams JE：Bone injuries in very young athletes. Clin Orthop Relat Res **58**：129-140, 1968.
14) 渡辺千聡, 木下光雄, 三幡輝久ほか：野球選手の上腕骨内側上顆の骨形態と肘外反動揺性についての縦断的調査. 日肘関節会誌 **18**(2)：33-35, 2011.
15) Wilson FD, Andrews JR, Blackburn TA et al：Valgus extension overload in the pitching elbow. Am J Sports Med **11**(2)：83-88, 1983.
16) Safran MR：Ulnar collateral ligament injury in the overhead athlete：diagnosis and treatment. Clin Sports Med **23**：643-663, 2004.
17) Ellenbecker TS, Mattalino AJ, Elan EA et al：Medial elbow joint laxity in professional baseball pitchers. A bilateral comparison using stress radiography. Am J Sports Med **26**：420-424, 1998.
18) Lee GA, Katz SD, Lazarus MD et al：Elbow valgus stress radiography in an uninjured population. Am J Sports Med **26**(3)：425-427, 1998.
19) Sasaki J, Takahara M, Ogino T et al：Ultrasonographic assessment of the ulnar collateral ligament and medial elbow laxity in college baseball players. J Bone Joint Surg Am **84-A**(4)：525-531, 2002.
20) 佐々木淳也, 高原政利, 村成幸ほか：高校野球選手の尺側側副靱帯—超音波を用いた評価—. 日肘関節研会誌 **10**：53-54, 2003.
21) 渡辺千聡, 三幡輝久, 安井憲司ほか：超音波検査による高校野球選手とサッカー選手の上腕骨内側上顆の形態比較. 日肘関節会誌 **16**(2)：77-79, 2009.

II. 成長期（骨化進展期）の外傷・障害

II. 成長期（骨化進展期）の外傷・障害

1. 病態と診断
1) 先人に学ぶ―内側上顆障害のレビュー

Key words

内側上顆障害，病態，野球肘

I　はじめに

いわゆる"野球肘"を部位別に分類すると最も多いのは内側部障害であり，成長期では内側上顆障害がよくみられます．成長期野球肘の代表的疾患には離断性骨軟骨炎もありますが，いくつかの点で異なっています．その一つに疾患が認識され，病因・病態，治療や予防について検討されるようになった過程が挙げられます．離断性骨軟骨炎は野球が普及する前から認識され，体操等の他のスポーツ選手での報告も多いのに対し，内側上顆障害は野球が普及した後に認識され，他のスポーツ種目による報告は極めて少ないといえます．これまでの内側上顆障害に関する報告を振り返ってみても，野球を取り巻く環境の歴史的背景を無視することはできません．そこで，ここでは野球が普及・発展してきた歴史も交えて内側上顆障害に関する文献を紹介してみたいと思います．

II　野球肘に関するはじめての報告

野球選手の肘障害に関する本邦初の報告は，1932年の荒武[1]によるものです（図II-1）．野球の本場，アメリカでのまとまった報告が1941年のBennett[2]に始まることを考慮すると，我が国ではかなり早くから野球肘に対する関心が高かったことがわかります．荒武はその報告の中で，"野球狂時代ヲ現出セシノ觀アリテ野球競技ニ特有ナル所謂「スポーツ」障碍ニ接スルノ機會モ漸次増加ノ傾向ニアリ．"と述べており，当時の野球熱の高まりが感じられます．また，Bennettの報告がプロ選手を対象としているのに対し，荒武の報告では中学・高専の選手を対象としている点も注目すべき点です．すなわち野球の普及・発展形態が日米で異なっていたことが推測されます．そこで，日米の野球の黎明期を簡単に振り返ってみます．

1845年，ニューヨークの消防団員であったアレクサンダー・カートライトにより現在の野球の原型がまとめられ，翌年の6月19日には初めての試合が開かれています（ちなみに6月19日はベースボール記念日です）．その後，南北戦争によって野球は全米に広まることとなり，わが国には1872年にアメリカ人教師，ホーレス・ウィルソンが第一大学区第一番中学（のちの開成学校，現在の東京大学）に伝えたとされています．アメリカでは日本に伝えられた4年後の1876年には最初のメジャーリーグであるナショナルリーグが発足しています．1901年にはアメリカンリーグもメジャーリーグ宣言し，1903年から現行のワールドシリーズが行われるようになりました．ワールドシリーズ元年となった1903年に，日本では初の早慶戦が開かれており，日本では学生，アメリカではメジャーリーグが中心となって野球は普及・発展したようです．この当時も野球による障害はあったものと推測されますが，渉猟し得た範囲では文献は見当たりません．

野球選手ノ肘關節尺骨側ニ見ル骨増殖ニ就テ

九大醫學部整形外科教室（主任　神中教授）

荒 武 不 二 男

緒　言

　今ヤ各國競ツテ「スポーツ」ノ奬勵指導ニ努力シ選手ニ於テハ自己ノ記録向上ノ爲メニ萬全ノ努力ヲ傾注シツヽアルヲ觀ル。吾人ハ「スポーツ」ノ健全ナル發達ヲ希望スル事切ナルト共ニ「スポーツ」ニ由ル種々ナル身體的障碍ニ就キテモ常ニ留意スルノ必要アリ。從ツテ益々科學的ナル「スポーツ」醫學的指導ノ要ハ愈々痛切ニ感ゼラルヽニ至レリ。而シテ野球競技ハ其ノ性質上最モ本邦人ノ嗜好ニ投ジ，其ノ發展普及ノ度ハ將ニ野球狂時代ヲ現出セシノ觀アリテ野球競技ニ特有ナル，所謂「スポーツ」障碍ニ接スルノ機會モ漸次增加ノ傾向ニアリ。而シテ捕球ニヨル手指ノ外傷，投球ニヨル上膊骨々折ニ就テハ既ニ幾多ノ報告アルモ，野球ノ關節ニ及ボス影響ニ就テノ文獻ハ未ダ寥々タリ。余偶々我教室ノ外來患者5名ノ肘關節ニ就テ，野球競技者ノ定型的一種ノ肘關節障碍ヲ見，1例ニ是ヲ手術スルノ機會ヲ得，野球選手中ニ該變化ノ少ナカラザルヲ意識スルト共ニ，益々是ガ檢索ニ志シ，偶々昨年7月，大阪朝日新聞社主催ニナル全國高專野球「リーグ」西部豫選並ビニ福岡日々新聞社主催ニナル福岡縣下中等學校野球大會ニ際シ，代表選手73名ノ肘關節ニ就テレ線學的檢査ヲ行ヘリ。而シテ是ガ檢査ノ結果．不斷ノ練習或ハ試合ニ出場シ得ザル程ノ自覺的症狀無キニ拘ラズ．余ノ豫想ダニセザリシ多數ノ選手ニ於テ．余ノ臨牀例ニ見タルガ如キレ線像所見ヲ得タルヲ以テ，併セテ此處ニ報告シ，以テ大方ノ御批判ヲ仰ガントスルモノナリ。

自覺症狀ヲ有セシ症例

　症例一．川○貞○　22歳　某高商野球部投手。

　主訴。右肘關節ノ疼痛及ビ機能障碍。

　家族歷。特記スベキ異常ナシ。

　既往症。昭和3年10月末．脚氣ヲ罹ヒシノミニシテ其他何等記載スベキ疾患ナシ。

　現病歷。昭和2年4月12日約半年振リニ野球練習ヲ行ヒシニ．投球時突然右肘關節部ニ雜音アリテ急ニ力ガ拔ケ激痛ヲ訴ヘ，投球運動全ク不能トナリシ爲メ，即刻外科醫ノ門ヲ訪ブレ受診．レ線檢査ノ結果．右上膊骨内上髁ノ龜裂骨折トノ診斷ノ下ニ濕布治療ヲ受ク。其ノ後5月初旬ヨリ他ノ醫師ノ副木療法約3週間續行セルモ症狀輕快セズ。依ツテ更ニ整骨醫ノ治療ヲ受ケ，當時既ニ運動障碍アリシモ抑シテ練習．「マッサーヂ」ノ治療ヲ繼續セリ。然ルニ病狀

図Ⅱ-1　荒武不二男による本邦初の報告[1]

（荒武不二男：野球選手ノ肘關節尺骨側ニ見ル骨増殖ニ就テ．日整会誌7：505-515, 1932 より引用）

我が国では1915年に全国中等学校優勝野球大会(現在の全国高等学校野球選手権大会:夏の甲子園),1924年に選抜中等学校野球大会(現在の選抜高等学校野球大会:春の選抜)が始まり現在に至っています.選抜大会の始まった年の夏の大会から甲子園球場が使用されるようになり,翌1925年には東京六大学リーグ戦が開始,その翌年には明治神宮球場が完成しています.学生野球の発展は目覚ましいものがあり,1932年の荒武による「野球選手ノ肘關節尺骨側ニ見ル骨増殖ニ就テ」は,こうした学生野球熱の高まりの中で報告されたものです.その報告の中で,まず九州大学病院で19歳～28歳の5例の野球障害を診療し,すべてが内側の骨増殖性変化を伴う同様の病態であったと述べています.次いで福岡で行われた野球大会で,中学校(旧制中学)および高専野球部の代表選手73名(16～25歳)に肘関節の調査を行い,X線における内側部変化が14例(19%)にみられたと報告しています.さらに投手に限れば15例中6例(40%)にX線変化がみられ,投手に頻発するとしています.また,特筆すべきは,この肘のX線変化が外傷ではなく,普段の投球動作の繰り返し,すなわち障害と考えた点にあります.当時は整形外科の黎明期とも重なりますが,すでに外傷と障害を分けて考えようとした点は注目に値します.ただ,荒武の報告はやや年長者の内側障害についてであり,成長期の骨端や骨端線の障害には触れていませんでした.その後,1936年には日本職業野球連盟(現在のプロ野球:日本野球機構)が設立されましたが,戦争の影響により日本では野球のみならずスポーツ障害の論文は途絶えることとなりました.

　一方,アメリカでは1941年にBennettが"Shoulder and elbow lesions of the professional baseball pitcher"と題した論文を報告しています[2].Bennettは16歳の時にセミプロの野球選手であったこともあり,スポーツ医学領域で多くの業績を残しています.先述のごとくメジャーリーガーを対象としたもので,論述の大半は肩関節で肘関節はわずかな記述にとどまり,主な所見として関節内遊離体を挙げています.遊離体は12～13歳頃から投手をしている選手でよくみられると述べており,若年期からの投球過多に警鐘を鳴らしています.以後問題となる成長期の投球障害を予見していたのかもしれません.

III　内側上顆障害に関する報告のはじまり

　内側上顆障害は成長期の選手に発生する障害であり,野球開始年齢の低年齢化に関連します.そこで日米の少年野球に関する歴史とともに,内側上顆障害に関する嚆矢となった論文を紹介します.

　アメリカでは1939年6月にリトルリーグの歴史が始まりました.ペンシルベニア州ウイリアムスポートに住んでいたカール・ストッツが近所の子どもたち12人でチームを結成したのがはじまりのようです.当初は9歳～12歳までの少年で作られた3チームの団体でしたが,瞬く間に拡大し1949年頃には全米各地に広がっていたようです.またもう一つの大きなリーグであるポニーリーグは1951年に,ペンシルベニア州ピッツバーグに本部を置きスタートしました.5～18歳までを2歳ごとのカテゴリーに分けることが特徴で,リーグの呼称にもなっているポニーリーグは13～14歳が対象となっています.

　1960年,内側上顆障害に関する初めての報告がBrogdonらによって発表されましたが,上述のような少年野球選手人口の急速な増加が背景にあると推測されます.アメリカ空軍病院の放射線科医であったBrogdonらは,"The American journal of roentgenology, radium therapy, and nuclear medicine"という放射線科雑誌に"Little leaguer's elbow"というタイトルで論文を報告しています[3]."Little leaguer's elbow"という呼称は,1953年にDotterが上腕骨近位骨端線障害を"Little leaguer's shoulder"と称したことに影響を受け

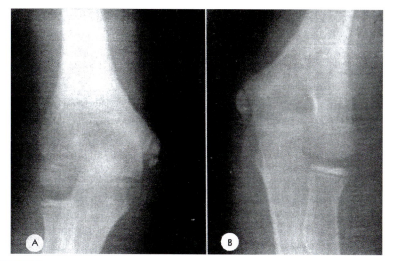

図Ⅱ-2　Fragmentation を伴った内側上顆の separation（文献3より引用）

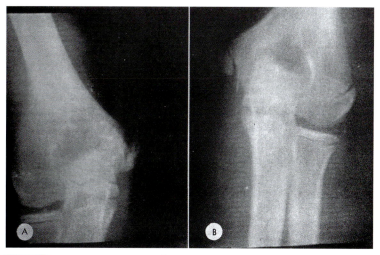

図Ⅱ-3　Separation のみがみられたリトルリーガー（文献3より引用）

たと述べられています．はからずも内側上顆障害は成長期野球肘を代表する疾患であり，Little leaguer's elbow は以後も内側上顆障害の別称として広く用いられています．Brogdon らは11歳，12歳，13歳の内側上顆に疼痛を有する投手のX線所見を紹介し，11歳のリトルリーガーと13歳のポニーリーガーでは fragmentation を伴った内側上顆の separation がみられ（図Ⅱ-2），12歳のリトルリーガーでは separation のみがみられたとしています（図Ⅱ-3）．3例すべてに separation がみられたためか fragmentation よりも separation に重点が置かれ，わずかな separation を見逃さないためには両側のX線撮影が必要であると述べています．X線の両側撮影は成長期のスポーツ傷害の診断においては基本をなすものであり，この論文の重要なポイントであるといえます．病因・病態や治療法については骨折に関する論文を引用して考察しており，障害よりも外傷と捉えていたようです．

Brogdon らの報告から4年後の1964年，カリフォルニア州の整形外科医 Adams によって"Injury to the throwing arm"が報告されています[4]．

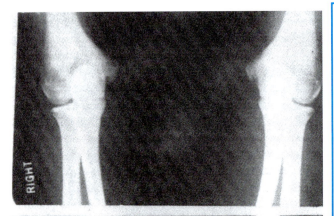

図Ⅱ-4　内側上顆の accelerated growth
（文献4より引用）

Adamsは9〜14歳の162名の少年を投手80名，投手以外47名，野球非経験者35名の3群に分けて両肘のX線学的な検討を行いました．参考文献としてBrogdonらの報告も引用しており，内側上顆の所見をaccelerated growth and separationとfragmentationに分けています．Accelerated growth，すなわち成長が早まっていることを加えている点がBrogdonらの報告との違いです（図Ⅱ-4）．検討結果で最も目立つのは投手における形態変化で，すべての投手でいずれかの形態的変化がみられたと報告しています．さらに1年を通して野球が行えるような気候にある南カリフォルニアでは医学的な管理と予防に向けての取り組みが必要であり，以下のような提言を示しています．

1. 国単位，地区単位で医療顧問委員を置く．
2. 親，コーチ，管理者，かかりつけ医に対して骨端症の存在を認識させ，9〜14歳の選手が痛みを訴えてきた場合は骨端症を念頭に置き，大人の投手でよくみられる筋肉痛として対処しないように啓発する．
3. 選手には痛みを感じた時には，適切な判断を仰ぐために速やかに報告することを奨励し，同時にずっと投げられない訳ではないことを説明する．
4. シーズン中，あるいは前後にかかわらず投球過多にならないよう練習以外で投球しないように指導する．
5. カーブを投げないように指導する．
6. シーズンを短くする．
7. 骨化が完了するまで1試合あたり2イニングまでとする．
8. リトルリーグを9〜10歳，11〜12歳の2グループに分ける．

この後，Adamsは1968年にClinical Orthopaedics and Related Researchによく似た提言を記していますが，以下の点を改良追加しています[5]．

1. リトルリーグでは1週間に2イニング，ポニーリーグでは3イニング以内とする．
2. 肘のみならず肩の痛みにも注意する．
3. ベースへのスライディングを禁止する．

いずれの提言も，子どもの身体特性を念頭に置き，現場での対応からルールの改正に至るまで，細やかな配慮が感じられるもので，以後に発表される提言にも大きな影響を与えています．

1966年，Larsonらは，各関節に生じる骨端損傷と後遺症としての変形について総説し，内側上顆障害についても言及しています[6]．Larsonらは内側上顆障害をtrauma（外傷）と捉え，投球動作による屈曲回内筋群の強い収縮により内側上顆に

かなりの牽引力が加わり裂離が生じると述べています．骨端損傷をテーマにした論文であるため，提示されている図も急性外傷による separation であり，持続的な微小外力により生じた障害に対する考察はみられません．

一方，日本における野球開始年齢の低年齢化は戦後の学制改革に端を発しています．戦時中，敵性スポーツとみなされていた野球は中止されていましたが，戦後再開されたのは驚くほど早く，終戦の年の1945年11月18日には全早大対全慶大の試合が行われ，プロ野球も同年の11月23日に東西対抗戦を行っています．また1946年には全国中等学校優勝野球大会，1947年には選抜中等学校野球大会が再開されています．普段の生活にも困っていた時代にこれほど早く再開された背景には，国民の野球に対する渇望があったこともさることながら，再開に向けて奔走されたであろう先人の多大なる尽力があったことが容易に想像されます．さて学制改革ですが，戦前よりの懸案であった社会階層に応じた教育構造を解決し，戦後の新社会に適した学制に改編することを目的として実施されました．主な内容は複線型教育から単線型教育の6・3・3・4制の学校体系への変更，義務教育の9年への延長です．この学制改革によって，中学野球は高校野球と分離され，中学野球ではチームの主力が戦前の4，5年生(16，17歳)から戦後では2，3年生(14，15歳)に移行することになりました．

学制改革によって戦前に比べて選手の低年齢化が進んだ中学野球で肘の障害が増えてきたようで，1962年に前田ら[7]は中学生野球選手の肘関節障害について報告しています．報告の諸言では，学制改革による選手の低年齢化により幼年期からの過大な練習に警鐘を鳴らしています．前田らは外来受診した中学野球選手のX線所見から成因を幼少時からの投球動作によるものと考え，福岡県八幡市で中学野球選手227名を対象に検診を行いました．結果は肘痛を115名(51%)，内上顆の疼痛を92名(41%)に認めたようです．またX線

表Ⅱ-1 投球による肘障害の分類(文献8より引用)

```
Tension overload to the inner side of the elbow:
  1. Muscular
     a. Overuse syndrome, medial muscle group
     b. Fascial compression syndrome of Bennett
     c. Medial epicondylitis
     d. Avulsion of the medial epicondyle
  2. Ligamentous and capsular
     a. Ulnar traction spurs
     b. Hypertrophy or rupture of the medial ligament
     c. Amorphous calcium deposit about the ligament
     d. Loose bodies about the ulnar groove
Lateral compression injuries:
  1. Fracture capitellum
  2. Osteochondral fracture (traumatic osteocnondritis dissecans)
  3. Traumatic arthritis
Extension injuries:
  1. Acute traction injuries
     a. Muscle strain
     b. Avulsion of the tip of the olecranon
  2. Conditions resulting from repetitive extensor action
     a. Olecranon hypertrophy
     b. Fatigue fracture
     c. Checkrein tears of the brachialis and anterior capsule
     d. Coronoid hypertrophy
     e. Ulnar wear changes
  3. Doorstop action of the olecranon fossa
     a. Fracture of the tip of the ulna following hyperextension
        in batting or throwing
     b. Olecranon fossa hyperostoses
```

Table 1.

変化は25名(11%)に認め，そのうち上腕骨内上顆の骨小体8例，としています．実際のX線像が提示されていませんが，内上顆の骨小体はBrogdonらのfragmentationと同一のものと思われます．またX線での異常と臨床所見とは必ずしも一致しないことを述べています．形態的変化と機能的変化の関係については本書の他稿でも解説されていますが未だ不明な点も多く，今後解決されるべき問題といえます．

Ⅳ 発生機序に関する報告

投球による肘関節障害が認識されるようになると，その発生機序に関する考察が加えられるようになりました．

1968年Slocum[8]は，投球動作を"the initial stance"，"wind-up"，"the preparatory phase or wind up", "the initial forward action of the arm prior to release", "follow-through"の5期に分け，障害はたいてい"the initial forward action of the arm prior to release"か"follow-through"で生じていると述べました．そして生じる障害をmedial tension injuries, lateral compression injuries, extension injuriesの3つに大別しました（表II-1）．このうち内側障害に相当するmedial tension injuriesについて，内側上顆の屈筋腱付着部炎は"テニス肘"とも呼ばれる外側上顆炎に似ていて，腱付着部の小さな領域に筋の牽引力が繰り返し加わることが病因であるとしています（図II-5）．また，尺側側副靱帯付着部については鉤状結節側の骨棘を典型的な所見として挙げ，少年野球選手ではこの所見に乏しいとしています．

一方Tullosら[9]は，1972年に投球動作を"cocking phase"，"acceleration phase"，"follow-through phase"に分け，映像フィルムでプロ選手と少年選手いずれも同じように3つのphaseを辿っていると述べています（図II-6）．最も障害が生じるのはacceleration phaseであり，少年選手の内側障害については内側上顆の骨端離開のみに焦点が当てられています．骨端離開は急性骨折であり，屈筋群の牽引によるとしています（図II-7）．引用文献にSlocumの論文を加えていますが，投球相の捉え方や内側上顆障害の病態に関する両者の違いについては考察していません．また，Tullosらはこの論文の中で，少年選手でも肩の外旋角度増大と内旋角度減少がみられること，少年投手で投球側の筋肥大や外反肘がみられることを報告しています．

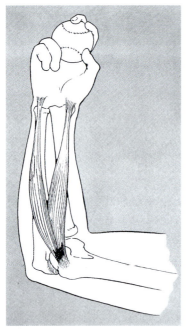

図II-5　内側上顆屈筋腱付着部炎の発生メカニズム（文献8より引用）

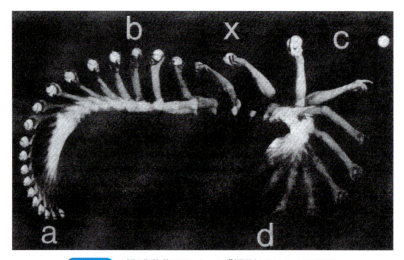

図II-6　投球動作のストロボ撮影（文献9より引用）

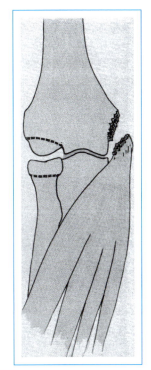

図Ⅱ-7　骨端離開の発生メカニズム
（文献9より引用）

Slocum, Tullos らの報告は, 一連の投球動作を区分けして整理しようとした点が画期的であり, 以後の報告に大きな影響を与えています. 現在では両者を組み合わせて"wind-up", "cocking phase", "acceleration phase", "follow-through phase" の4相に分けるのが一般的です. そして内側上顆の病変の捉え方が急性か慢性か, 付着部炎か骨折かと大きく異なっているのも興味深い点といえます.

V 実態調査の進展

戦後の日本は1954年から高度経済成長期に入り, 1964年には東京オリンピックを開催しました. 国民の運動に対する関心も高まり, 体力増強および精神的な教育を目的として青少年にスポーツ参加が推奨されるようになりました. しかしながら科学的根拠のないスポーツ参加により障害を有する例が増え, 特に野球においては, 異常なまでの少年野球熱が社会問題にも発展していきました.

表Ⅱ-2　中学生選手のX線異常[10]

第4表　46名にみられたレ線異常

レ線所見		投手	内野手	外野手	計	
内側上顆	核の濃淡像	3	8	2	13	
	骨端核の変形	2	3	2	7	
	骨端線拡大	1	4	3	8	18
	骨端線離解		6	4	10	
尺骨神経溝の変化または石灰化		2	1		3	
上腕骨小頭部限局性萎縮		4	5	1	10	
肘頭核の変形			2		2	3
肘頭核の透明巣				1	1	
烏口突起部変化			3		3	
● 上腕骨小頭頸体角増強		1			1	
外反肘		2	2		4	
● 橈骨小頭亜脱臼, 脱臼			1	1	2	
● 骨肥大			1	1	2	

（高槻先歩：中学野球部員における肘関節障害について. 臨整外 11：649-658, 1976 より引用）

表Ⅱ-3　小学生選手のX線異常[11]

第3表　X線異常所見

	4年	5年	計
内側上顆核の剝離	4	5	9
内側上顆核変形		7	7
上腕骨小頭限局萎縮	1		1
上腕骨小頭の破壊		1	1
肘外反増強	1		1
肘頭変形		1	1

その他小6の1人にX線上内顆核の骨折後の所見を有する例あり.

（高槻先歩ほか：小学生の野球による肘関節障害. 災害医学 21：559-567, 1978 より引用）

1972年, 高槻[10]は栃木県小山市の中学生選手292名を対象として, 肘関節障害の実態調査を行いました. アンケート調査では全選手の70.2%に肘関節痛の既往があり, X線検査を受けた189名中46名（24.3%）に異常所見を認めたと報告しています（表Ⅱ-2）. X線異常の大半は内側上顆にみられ, 具体的な所見として骨端核の著明な変形および骨端線の拡大ないし明らかな開離などを挙げています. ただ, X線異常の判定においては, 骨発育程度のバリエーションが大きいこと, スポー

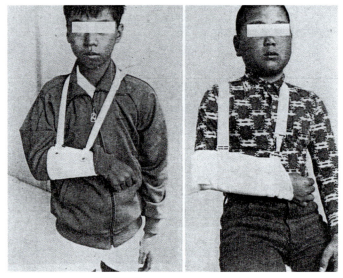

図Ⅱ-8　スリングの使用[12]
(柏木大治：野球による肘関節障害について—特に少年野球選手の
肘の変化を中心に—. 整形外科 30(6)：620, 1979より転載)

ツ効果(適応)とスポーツ障害の見極めが難しいことを指摘しています．さらに高槻ら[11]は，1978年に小山市の小学生選手71名を対象として同様の調査を行っています(表Ⅱ-3)．肘関節痛の既往を29.6%，X線異常を26.9%に認め，X線異常の大半は内側上顆にみられたと報告しています．高槻は2つの論文の考察で，X線異常者の割合が小学生・中学生ともに高率であることを問題視しています．そしてAdamsに影響を受けたと思われる以下の提言を行っています．

1. 野球部に入部させる際にはスクリーニングを行う．
2. 身長や体重の劣っている者は投球練習を可及的に少なくする．
3. 低学年者には投手としての練習を行わせない．
4. 指導者は部員の身体発育の状況を注意深く観察する．
5. スポーツ障害について選手自身に自覚が起こるよう指導し，肘関節痛が生じた場合，すみやかに指導者に訴えるよう指示する．
6. チーム練習以外での投球練習は行わせない．
7. 試合量，試合の規則などは国または自治体レベルで規制する．
8. 小学生では調整力や関節柔軟性を養うよう指導する．
9. 小学生野球から変化球を禁止する．
10. 小学生投手では1試合2～3イニングスの登板とし，連投は禁止する．

また，1979年に神戸大学の柏木[12]は兵庫県のリトルリーグ選手199名に対して行ったアンケート調査および直接検診の結果を報告しています．アンケートでは41.2%に疼痛がみられ，1週間以上疼痛の持続した20名のうち14名(70%)にX線変化を認めたとしています．X線変化の大部分は内側上顆に認め，早期発見した場合にはスリングを使用し(図Ⅱ-8)，3か月に1回はX線撮影を行い経過観察すべきと述べています．柏木は変形性肘関節症の大家で，Outerbridge-柏木法という手術法を考案しています．変形性肘関節症の観点から野球肘，特に離断性骨軟骨炎について考察し，野球に起因する変形性関節症が増加することを危

惧していました．内側上顆障害の病態とは関係ありませんが，野球肘全般を理解する上で是非一読したい論文です．

一方，アメリカでは1972年にTorgら[13]によりLighthouse Boy's Clubという団体に所属する9～18歳の49人の投手における実態調査が報告されました．Lighthouse Boy's Clubは勝敗よりもレクレーションレベルの活動を重視した団体で，調査対象となったのはフィラデルフィア地区でした．同地区で450人のメンバーを年齢別に4つのカテゴリーに分け，さらに1チーム当たり15人ずつとして30チームとしたようです．それぞれのチームが年間20試合を行い，すべての選手が毎試合少なくとも4.5イニング出場すること，投手は毎週7イニング投げること，カーブは投げても良いことなどが決められていたようです．そして49名の投手のうち肘痛の既往があったのは14名(28.6%)，44名に行えたX線検査ではfragmentationを認めたのは2名(4.5%)に過ぎなかったと報告しています．この結果はAdamsらが80名の投手のうち39名(48.8%)にfragmentationを認めた結果よりも極めて少ない発生頻度であり，勝利至上主義の環境をなくせば障害予防は可能であると述べています．

VI 大規模調査の報告

異常なまでの少年野球熱はアメリカでもみられた現象で，"Sports in America"(『スポーツの危機―どこが間違っているか』，ジェームズ・A・ミッチェナー・著，宮川　毅・訳)[14]で「リトルリーグ狂騒曲」と表現されています．1954年リトルリーグ世界選手権に優勝したチームに所属していた選手9名を20年後に追跡調査し，かつての投手が肘の障害に悩みつつカーテンのかかった窓から外を眺め，今ではこの窓からあそこの道路までも球を投げることができないとつぶやく姿を紹介しています．日米両国で社会問題ともなった少年野球選手の肘障害について，それぞれの国で大規模な調査が行われるようになりました．

1976年，Gugenheimら[15]は，ヒューストンの8～12歳のリトルリーグ投手595名を対象とした調査結果を報告しています．要約すると以下の通りです．

1. 約17%に肘関節痛の既往があったが，投球歴と疼痛には関連がなかった．
2. 12%に肘伸展のわずかな制限がみられたが，投球歴，疼痛やX線異常との関連は無かった．15°以上の伸展制限を示す選手はいなかった．
3. 投球側におけるわずかな外反肘は異常ではなく，投球歴，疼痛やX線異常とは関連がみられない．
4. 内側上顆やその骨端核の肥大は異常ではなく疼痛とは関係がない．内側上顆の転位していない骨折片は保存療法に反応し機能的予後は悪くない．

この報告の共著者には投球動作解析の項で紹介したTullosがおり，同氏の論文に影響を受け，外反肘に関しての検討を詳しく行っていること，fragmentationを骨折，すなわち外傷と考えている点が特徴といえます．

一方，1982年にPappas[16]は対象者数が104名と少ないですが，少年選手に生じる野球肘を新しい概念で捉えた論文を発表しました．成長期をchildhood, adolescence, young adulthoodの3期に分け，childhoodはすべての二次骨化中心が出現するまで，adolescenceはすべての二次骨化中心が骨幹端と癒合(骨端線が閉鎖)するまで，young adulthoodは骨成長が終了し，最終的な筋成長が終了するまでとしています．そしてchildhoodでは成長途上の二次骨化中心が損傷されやすく，過剰なストレスにより局所血流や骨新生の過程が障害されX線学的変化をきたすようになる．この変化は内側上顆，滑車，小頭や肘頭で観察されosteochondrosis(骨軟骨障害)あるいは

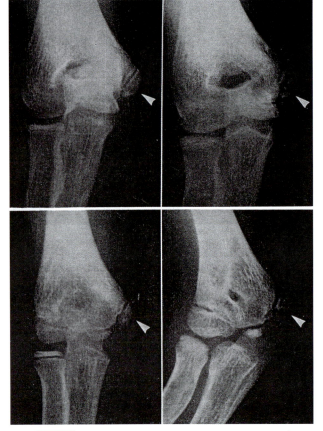

図Ⅱ-9 内側上顆障害に対する外上方斜位像[17]

(岩瀬毅信ほか：少年野球肘の実態と内側骨軟骨障害．整形外科MOOK 27 スポーツ障害：61-82, 1983 より引用)

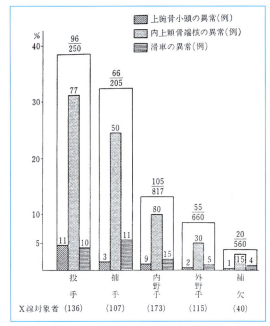

図Ⅱ-10 守備別のX線異常者[17]

(岩瀬毅信ほか：少年野球肘の実態と内側骨軟骨障害．整形外科MOOK 27 スポーツ障害：61-82, 1983 より引用)

overuse syndromeと呼ぶべきものであると述べています．またadolescenceでは骨端線ないし二次骨化中心の骨端線周辺に損傷が加わりやすく，骨端離開も生じやすいと述べています．さらにyoung adulthoodではadolescenceで生じた障害の遺残や軟部組織での障害が問題となると述べています．Childhoodでの問題を外傷ではなく障害と捉えたこと，adolescenceでの骨端離開を外傷的な要因が強いと明確に区別したことが特記すべき点です．

我が国では1983年に徳島大学の岩瀬ら[17]がこれまでの報告の規模を大きく上回る，小学5，6年生2,826名を対象とした実態調査の結果を報告しました．疼痛既往者は46.4％にみられ，X線学的異常所見を13.6％に認めました．X線異常の内訳は内側上顆が最も多く10.5％，小頭が1.0％，滑車1.8％，肘頭1.8％でした．このうち内側上顆障害のX線診断では軽度外上方斜位撮影が有用と述べています(図Ⅱ-9)．また，X線で異常所見を有する選手の特徴は投球機会の多い者(図Ⅱ-10)，やせ型としています．さらに少年野球選手では成人野球選手にみられるような外反肘傾向は認められないこと，Tullosらが述べたような上腕周囲径の肥大については投球機会の多い者でもその傾向がみられないこと，むしろ減少している者もみられることを報告しています．発生要因の検討では，投球動作を表面筋電図で解析し，少年野球選手ではcocking phaseから上肢筋に活発な筋活動を認め，ボールリリースの際にリストのスナップが認められない(図Ⅱ-11)，すなわち効率的に力を発揮できないことが成人との大きな違いであるとしています．そして早期発見，早期治療の必要性は言うに及ばず，障害に対する認識の向上が急務であると締めくくっています．

さらに柏口ら[18]は，1989年に岩瀬らの論文の続編を報告しました．対象者は3,375名にまで増え，結果は概ね岩瀬らの報告に準じたものでした．部

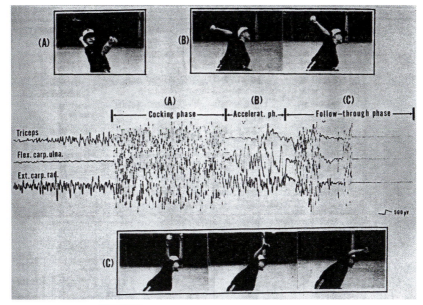

図Ⅱ-11 表面筋電図による投球動作解析[17]

(岩瀬毅信ほか：少年野球肘の実態と内側骨軟骨障害．整形外科 MOOK 27 スポーツ障害：61-82, 1983 より引用)

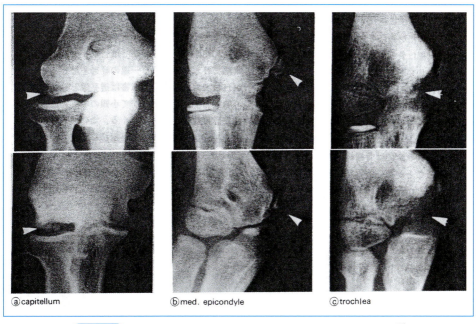

図Ⅱ-12 内側上顆障害に対する 45°屈曲位正面像の有用性[18]

(柏口新二ほか：野球肘―成長期野球肘の自然経過と治療―．関節外科 8：1357-1365, 1989 より引用)

位別にはやはり内側上顆障害が圧倒的に多く，その診断には小頭障害で用いられる 45°屈曲位正面像が有用であると述べています(図Ⅱ-12)．さらに内側上顆障害は関節外障害であることから比較的予後はよく，短期間の投球中止により大多数が障害を残すことなく修復するとしています．

1996 年，岩瀬[19]はそれまでの検診結果をまとめて報告しています．対象者は 1981 年から 1995 年

表Ⅱ-4　少年野球肘の実態[19]

表1　スポーツ少年団における野球肘の実態
—徳島県の現場検診より—

年	1981	1983	1985	1987	1989	1991	1993	1995	平均
疼痛既往	50.7%	58.5%	45.2%	43.7%	41.9%	46.6%	42.3%	41.8%	46.5%
X線異常全選手	21.4%	17.3%	19.9%	12.6%	14.1%	20.3%	18.9%	21.2%	18.3%
n =	956	834	652	933	674	792	927	909	6677

(岩瀬毅信：スポーツ障害の予防・診断・治療—少年野球肘について—. 小児外科 28：703-710, 1996 より引用)

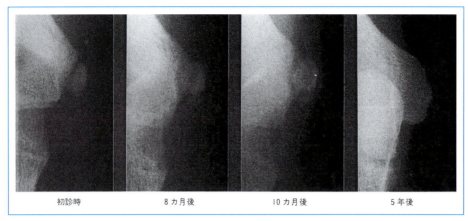

図Ⅱ-13　内側上顆障害の修復経過[19]

(岩瀬毅信：スポーツ障害の予防・診断・治療—少年野球肘について—. 小児外科 28：703-710, 1996 より引用)

までの 15 年間で 6,677 名にのぼり，このうち 46.5%に肘関節痛の既往を，18.3%に X 線異常を認めたとしています(表Ⅱ-4)．障害発生の最大の要因として投げ過ぎを挙げ，その根拠として投手，捕手が野手よりも障害が多いこと，練習時間の長い者に疼痛既往者が多いことを示しています．X 線異常のうち最も多いのは内側上顆障害で全選手の 17.6%にみられ，透亮，分離・分節，遊離骨片にいたる一連の変化を辿ると述べています．治療は保存的に対応し，具体的には 2~3 週間の投球中止，圧痛，運動制限消失を確認後，徐々にスポーツ復帰させています．X 線での修復には数か月以上を要し，未修復のまま短期間で復帰を許可してもほとんど問題なく修復していると報告しています(図Ⅱ-13)．

日米以外では，2004 年に Hang ら[20]によって台湾のリトルリーグ選手 343 名を対象とした内側上

表Ⅱ-5　ポジション別の X 線所見 (文献 20 より引用)

TABLE 3
Comparison of the Radiographic Findings
of the Elbow in Different Playing Positions[a]

Position	Hypertrophy		Separation		Fragmentation	
	n	%	n	%	n	%
Pitchers	120	100[b]	76	63	23	19[c]
Catchers	40	100	28	70	16	40[c,d]
Fielders	164	90[b]	91	50	27	15[d]
Total	324	94[e]	195	57[f]	66	19[g]

[a] Only statistically significant results ($P < 0.017$) are listed below; all other comparisons are not statistically significant.
[b] Pitchers versus fielders: $P = 0.001$.
[c] Pitchers versus catchers: $P = 0.008$.
[d] Catchers versus fielders: $P = 0.001$.
[e] All: $P = 0.0001$.
[f] All: $P = 0.01$.
[g] All: $P = 0.001$.

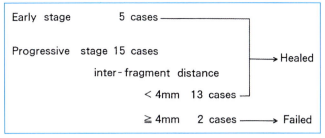

図Ⅱ-14 内側上顆障害のX線経過[21]

（松浦哲也ほか：野球による発育期内上顆骨軟骨障害の追跡調査．整スポ会誌17：263-269, 1997より引用）

Table 1 Roentgenographic healing of osteochondral lesion of the medial epicondyle			
	periods	morphological change	
Early stage (5 cases)	17.3 months	hypertrophy	4 cases
	(13〜21 months)	spurlike change	1 case
Progressive stage (13 cases)	10.5 months	hypertrophy	12 cases
	(6〜23 months)	spurlike change	1 case

表Ⅱ-6 病期別のX線修復経過[21]

（松浦哲也ほか：野球による発育期内上顆骨軟骨障害の追跡調査．整スポ会誌17：263-269, 1997より引用）

顆障害の実態が報告されています．ポジション別のX線所見を詳細に調査しており，separationの発生頻度は投手63％，捕手70％，野手50％で，fragmentationの発生頻度は投手19％，捕手40％，野手15％であり，いずれも捕手が最多であったようです（表Ⅱ-5）．この結果について，捕手はしゃがんだ体勢から投球するため内側上顆に無理なストレスがかかりやすいのであろうと考察しています．

Ⅶ 保存療法の結果に関する報告

内側上顆障害，特にBrogdonらがfragmentationと称した分離・分節像に対しては保存的に対応するのが基本です．しかしながら比較的短期間で症状が軽快あるいは消失するので長期的に経過を追うのが難しく，まとまった治療成績に関する論文は極めて少ないといえます．

1997年，松浦ら[21]は，骨端線閉鎖前に診断でき，骨端線閉鎖後まで保存的に経過の追えた20例の調査結果について報告しています．初診時の平均年齢は11歳11か月，X線病期は初期（透亮像）5例，進行期（分離・分節像）15例でした．保存療法の実際は共著者でもある，上述の岩瀬らの方法に準じています．平均経過観察期間は45か月で，初期と進行期で分節間距離の小さい18例は約1年で骨性癒合が得られ（図Ⅱ-14），癒合後の形態変化は肥大が16例，骨棘様変化が2例にみられました（表Ⅱ-6）．一方，分節間距離の大きい2例では遊離骨片を伴った終末期に至っていました．X線経過の観察では，修復例では母床部，分節部ともに肥大しながら徐々に癒合していましたが，非修復例では母床部，分節部ともに肥大しつつも癒合不全となっていました（図Ⅱ-15）．骨端線閉鎖後の疼痛は，修復例の27.8％，遊離骨片では2例いずれにもみられ，遊離骨片では疼痛が遷延しやすかったと述べています．

2012年にはHaradaら[22]が，平均年齢11歳の骨端線閉鎖前の分離像を有する55名に行った保存療法の結果を報告しています．保存療法の方針は，「投げる」以外の「走る」，「打つ」，「守る」は許可し，非投球側で投げるよう全選手にアドバイス

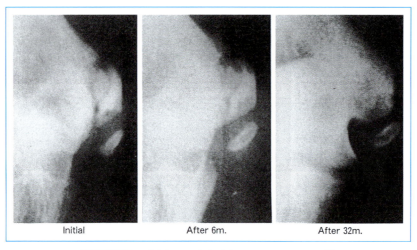

図Ⅱ-15 内側上顆障害非修復例のX線経過[21]

（松浦哲也ほか：野球による発育期内上顆骨軟骨障害の追跡調査．整スポ会誌 17：263-269，1997より引用）

表Ⅱ-7 内側上顆障害の経時的な変化（文献22より引用）

TABLE 1
Results of Elbow Pain, Ability, and Assessment of the Medial Epicondylar Fragmentation at 6 Months, 1 Year, and 2 Years After Initial Presentation

	6 Months (n = 55)		1 Year (n = 41)		2 Years (n = 34)	
	n	%	n	%	n	%
Continuation of baseball						
Yes	55	100	41	100	34	100
No	0	0	0	0	0	0
Elbow pain						
Yes	9	16	7	17	6	18
No	46	84	34	83	28	82
Ability						
Throwing at maximum strength	51	93	34	83	26	76
Throwing with limitation	4	7	7	17	8	24
Assessment of the fragmentation[a]						
No fragmentation group[b]	40	73	31	76	32	94
Recurrence group[c]	0	0	3	7	0	0
Delayed union group[d]	15	27	7	17	2	6
Other injuries[e]	0	0	2	5	5	15

[a]Assessment of the medial epicondylar fragmentation.
[b]No fragmentation group: bone union of medial epicondylar fragmentation.
[c]Recurrence group: recurrence of medial epicondylar fragmentation after bone union.
[d]Delayed union group: delayed union or nonunion of medial epicondylar fragmentation.
[e]Elbow injuries other than medial epicondylar fragmentation.

しました．肘痛と内側上顆の圧痛が消失するまでは投球側での投球を禁止し，その後，骨性癒合が得られるまで塁間以下の距離を全力の30％から投球を再開し段階的に距離と強度を増やしました．骨性癒合が得られた後，1塁から3塁までの距離以上での全力投球を許可しています．結果として，投球禁止は平均2.0か月（0〜6か月），制限付き投球は平均1.8か月（0〜6か月）で，全力投球再開は平均3.8か月（1〜8か月）後からでした．骨性癒合は初診後6か月で73％，1年で76％，2年で94％に得られ，肘関節痛は1年後で17％，2年後で18％にみられたようです（表Ⅱ-7）．1年の時点で痛みを有する選手の大半は分節像を有しており，2年では疼痛と分節像の間に相関は認めなかったとしています．保存療法に応じず骨性癒合が得られる前に投球復帰した症例の大半が6か

表Ⅱ-8 投球プログラム[23]

表1 当科で行なっている投球プログラム

段階	投球強度	距離	投球数
第Ⅰ期	山なりで投球	塁間の1/3	≦50球
第Ⅱ期	山なりで投球	塁間の2/3	≦50球
第Ⅲ期	山なりで投球	塁間	≦50球
第Ⅳ期	ライナーで投球	塁間の1/2〜塁間	≦50球
第Ⅴ期	全力投球	塁間から開始	≦50球

実戦的な投球 ──→ 復帰可能

(柳田育久ほか:内側野球肘障害に対する保存的治療の検討. 整スポ会誌 32:43-47, 2012 より引用)

表Ⅱ-9 投球動作指導[23]

表2 当科で作成した投球動作チェックシート

初回 復帰

Wind-up	W1:体幹軸が地面に対して垂直である	
	W2:両肩を結んだラインが地面に対して平行である	
cocking	C1:重心移動開始時に,体幹が非投球側に側方傾斜している	
	C2:非投球側の臀部を先行させる重心移動(ヒップファースト)	
	C3:ステップ時に投球側肩関節が90°外転している	
	C4:その際,肩関節に過剰な水平外転がみられていない	
	C5:着地した足先が投球方向に対して約45°をなしている	
	C6:両足部を結んだ線が,投球方向に一致	
	C7:着地時に体幹の投球方向への回転が起こっていない	
Acceleration	A1:下半身主導の重心移動ができている	
	A2:非投球側上肢の引き寄せで,体幹の回旋が行なえている	
	A3:ステップした下肢膝関節が90°を超えて屈曲していない	
	A4:リリースポイントで両肩を結ぶラインと投球側上腕軸が一致	
Follow-through	F1:体幹が投球方向に十分回旋している	
	F2:着地した下肢に重心が移動している	

全 15項目 15p
○ できている 1p
△ やや不十分 0.5p
× 不十分 0p

(柳田育久ほか:内側野球肘障害に対する保存的治療の検討. 整スポ会誌 32:43-47, 2012 より引用)

月,あるいは1年の時点で骨性癒合が遷延していたと述べています.

投球中止期間を松浦らのように短期間とするのか,Haradaらのように比較的長期とするのかについては議論のあるところであり,本書でも他稿で詳しく触れられています.一方,最近では投球制限のみならず,全身のコンディショニングや投球動作への介入も重要視されてきています.2012年に柳田ら[23]は,疼痛が消失するまでの投球中止と,全身のストレッチとトレーニング,さらには独自の投球プログラム(表Ⅱ-8)と投球動作指導(表Ⅱ-9)の成績を報告しました.対象は平均年齢11.7歳の83名で,平均経過観察期間9.6か月での結果は,完全復帰61名(73.5%),不完全復帰18名(21.7%),ポジション変更4名(4.8%)でした.投手でX線経過の良くない症例で復帰状態が良くなかったが,投球動作指導を行った症例では症状の再燃は無かったとしています.

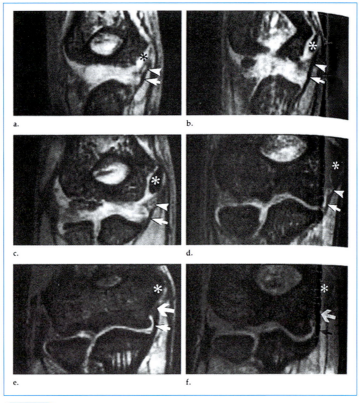

図Ⅱ-16　MRIにおける無症状者の尺側側副靱帯（文献24より引用）

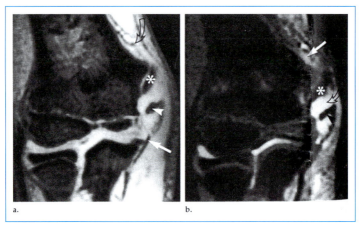

図Ⅱ-17　MRIにおける未成熟有症状者の尺側側副靱帯（文献24より引用）

Ⅷ 新しい画像診断の導入

内側上顆障害の画像診断はBrogdonらの報告以来X線が中心であり、それは現在も変わりません。しかしX線のみでは病態の理解を深めるのが難しい、あるいは症状の乏しい少年選手にX線被曝させることは躊躇われるといった問題もあります。こうした問題点を解決する新しい診断法としてMRIと超音波検査があります。そこで2つの診断法に関する代表的な文献を紹介します。

1994年にSugimotoら[24]は5～18歳の正常16肘と肘内側に症状を有する20例の1.5テスラ

MRI における尺側側副靱帯（UCL）の所見を，特に内側上顆付着部に焦点を当て報告しています．結果のまとめは以下の通りです．

1. 未成熟な正常例では尺骨骨膜は UCL から連続して描出され，付着部の輝度変化は成熟例とは異なっている（図Ⅱ-16）．
2. 症状を有する者のうち，未成熟例では骨端核の分節像と軟骨下骨の吸収がみられ，症例によって関節包の断裂を伴う場合と伴わない場合がある（図Ⅱ-17）．
3. 症状を有する者のうち，成熟例では付着部の全層あるいは部分的な UCL 断裂がみられ，軟骨下骨の吸収を伴う場合と伴わない場合がある（図Ⅱ-18）．

さらに2013年に馬見塚ら[25]は，1.5テスラ MRI と通常コイルより分解能が高く鮮明な画像描出が可能な小関節用コイルを用いた，高分解能 MRI について報告しています（図Ⅱ-19）．小児期の正常肘関節，内側上顆障害の初発および再発例の所見を紹介し，病態解明や診断精度の向上が期待できると述べています．詳細については筆者自身が本書の他稿で詳述しているので省略します．

超音波検査については，2006年に渡辺[26]がその有用性について報告しています．具体的には内側上顆の所見を type Ⅰ：正常，type Ⅱ：尺側側副靱帯前斜走線維（AOL）付着部がやや不整，type Ⅲ：AOL 付着部が凹凸不整，type Ⅳ：AOL 付着部が突出の4タイプに分類し（図Ⅱ-20），それぞれの所見は45°屈曲位正面 X 線像の所見と同様であると述べています．さらに本法は X 線被曝の心配が無く簡便に行えるので，野球現場での検診に活用できるとしています．詳細については，筆者

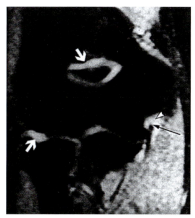

図Ⅱ-18　MRIにおける成熟有症状者の尺側側副靱帯（文献24より引用）

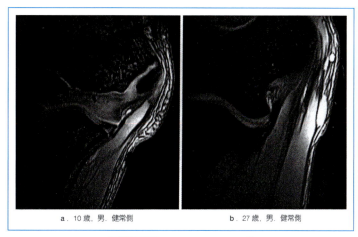

a．10歳，男，健常側　　b．27歳，男，健常側

図Ⅱ-19　高分解能 MRI[25]

（馬見塚尚孝ほか：投球肘障害の高分解能MRI．別冊整形外科 64：2-6, 2013 より引用）

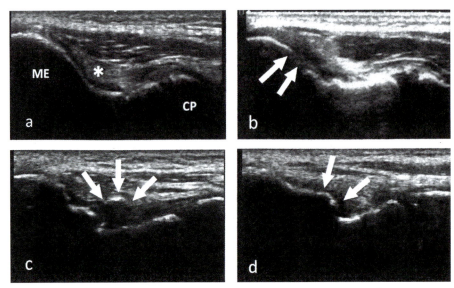

図Ⅱ-20 尺側側副靱帯内側上顆付着部の超音波分類[26]
(渡辺千聡：学童期野球肘における超音波検査の有用性．MB Orthop 19(11)：35-40, 2006 より引用)

自身が本書の他稿で詳述していますので参照してください．

同じく2006年にHaradaら[27]は，現場検診における小学生野球選手153名の超音波所見について報告しています．33名に内側上顆障害を認め，X線精査では超音波所見と同じ所見が得られたこと，治療に応じてくれた23名では修復し野球への復帰が可能であったとしています．

Ⅸ さいごに

内側上顆障害に関する代表的な文献を紹介し，それぞれの意義について解説してみました．興味ある文献に関しては是非一読されることを勧めます．冒頭でも述べたように，取り上げた文献はいずれも当時の社会情勢や野球を取り巻く環境，また先人の業績に強く影響を受けています．翻って現在の野球を取り巻く環境をみてみると，今後取り組むべき方向性が明らかになるように思います．少子化やスポーツの多様化により絶対的な競技人口の減少は避けられません．しかしながら減少を最小限にとどめるためには，子どもや保護者に「野球を選んでくれる」よう努力をしなければなりません．その一つが"安全に"プレーできる環境づくりであり，障害の病態を解明し治療と予防策を明示することが今まで以上に求められた状況といえます．本来日本人の精神性に合った野球という素晴らしいスポーツの将来に向けて，数十年後に引用されるような業績が出現することを期待して本稿の結びとします．

(松浦哲也・岡田知佐子・鈴江直人
木田圭重・岩目敏幸)

文　献

1) 荒武不二男：野球選手ノ肘關節尺骨側ニ見ル骨増殖ニ就テ．日整会誌 **7**：505-515, 1932.
2) Bennett GE：Shoulder and elbow lesions of the professional baseball pitcher. JAMA **117**：510, August 1, 1941.
3) Brogdon BG et al：Little leaguer's elbow. Am J Roentgenol Radium Ther Nucl Med **83**：671-675, 1960.
4) Adams JE：Injury to the throwing arm. A study of traumatic changes in the elbow joints of boy baseball players. Calif Med **102**：127-132, 1965.
5) Adams JE：Bone injuries in very young athletes.

Clin Orthop Relat Res **58**：129-140, 1968.
6) Larson RL et al：The epiphyses and the children athlete. JAMA **196**：607-612, 1966.
7) 前田利治ほか：中学野球選手の肘関節障害について．日整会誌 **36**：645-647，1962.
8) Slocum DB：Classification of elbow injuries from baseball pitching. Tex Med **64**：48-53, 1968.
9) Tullos HS et al：Lesions of the pitching arm in adolescents. JAMA **220**：264-271, 1972.
10) 高槻先歩：中学野球部員における肘関節障害について．臨整外 **11**：649-658，1976.
11) 高槻先歩ほか：小学生の野球による肘関節障害．災害医学 **21**：559-567，1978.
12) 柏木大治：野球による肘関節障害について―特に少年野球選手の肘の変化を中心に―．整形外科 **30**(6)：611-621，1979.
13) Torg JS et al：The effect of competitive pitching on the shoulders and elbows of preadolescent baseball players. Pediatrics **49**：267-272, 1972.
14) ジェームズ・A・ミッチェナー（著），宮川 毅（訳）：スポーツの危機―どこが間違っているか．サイマル出版会，東京，1978.
15) Gugenheim JJ Jr et al：Little League survey：the Houston study. Am J Sports Med **4**：189-200, 1976.
16) Pappas AM：Elbow problem associated with baseball during childhood and adolescence. Clin Orthop Relat Res **164**：30-41, 1982.
17) 岩瀬毅信ほか：少年野球肘の実態と内側骨軟骨障害．整形外科 MOOK **27** スポーツ障害：61-82，1983.
18) 柏口新二ほか：野球肘―成長期野球肘の自然経過と治療―．関節外科 **8**：1357-1365，1989.
19) 岩瀬毅信：スポーツ障害の予防・診断・治療―少年野球肘について―．小児外科 **28**：703-710, 1996.
20) Hang DW et al：A clinical and roentgenographic study of Little league elbow. Am J Sports Med **32**：79-84, 2004.
21) 松浦哲也ほか：野球による発育期内上顆骨軟骨障害の追跡調査．整スポ会誌 **17**：263-269，1997.
22) Harada M et al：Outcome of nonoperative treatment for humeral medial epicondylar fragmentation before epiphyseal closure in young baseball players. Am J Sports Med **40**：1583-1590, 2012.
23) 柳田育久ほか：内側野球肘障害に対する保存的治療の検討．整スポ会誌 **32**：43-47，2012.
24) Sugimoto H et al：Ulnar collateral ligament in the growing elbow：MR imaging of normal development and throwing injuries. Radiology **192**：417-422, 1994.
25) 馬見塚尚孝ほか：投球肘障害の高分解能 MRI．別冊整形外科 **64**：2-6，2013.
26) 渡辺千聡：学童期野球肘における超音波検査の有用性．MB Orthop **19**(11)：35-40，2006.
27) Harada M et al：Using sonography for the early detection of elbow injuries among young baseball players. Am J Roentgenol **187**：1436-1441, 2006.

Ⅱ. 成長期(骨化進展期)の外傷・障害

1. 病態と診断
2) 内側上顆障害の症状と診断―検診と外来の違い―

Key words

検診,外来,病態

Ⅰ はじめに

　内側上顆障害は肘内側痛が主な症状であり,X線で内側上顆下端の分節像が確認できれば,容易に診断することができます.しかしながら痛みがあるにもかかわらず分節像がみられない場合や,逆に痛みが無いにもかかわらず分節像がみられる場合もあります.前者は外来診察していると稀に経験しますが,後者は当然のことながら外来受診することがないので経験することができません.しかしながら現場に出向いて検診を行うと,痛みが無いにもかかわらず分節像を有する選手が多くいることがわかります.外来受診する選手は内側上顆障害全体の一部にすぎず,本障害の全体像をつかむには検診受診例についても検討する必要があります.ここでは実際の外来受診例と検診受診例を紹介することで,内側上顆障害の病態について考えてみます.

Ⅱ 典型的な外来受診例

症例:11歳(小学5年生)捕手

　9歳(小学3年生)から野球を開始しました.当初は内野手や外野手で肘の痛みは無かったとのことです.4か月前から捕手にコンバートされ,3週間前から投球動作で肘に痛みを感じるようになりました.1週間前から痛みが強くなったので病院を受診しました.

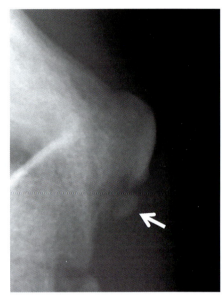

図Ⅱ-21 X線における内側上顆下端の分離像

内側上顆下端に分離像(→)を認めます.

　受診時の診察では,肘の可動域が伸展,屈曲ともに非投球側に比べて5°制限されており,痛みを伴っていました.内側上顆下端に圧痛がみられ,肘30°屈曲位での外反ストレスで痛みが誘発されました.X線では内側上顆下端に分離像を認めました(図Ⅱ-21).

　この症例は外来受診する典型例です.内側上顆障害は野球経験年数や練習時間が長かったり,試合数が多かったりすると発生頻度が高くなります.またポジションでは投手,捕手といった投球

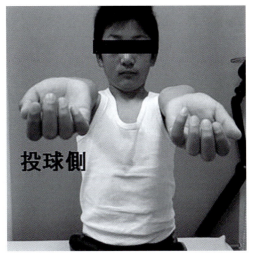

図Ⅱ-22 伸展制限のチェック
肩関節を90°前挙し，前腕を回外して両肘を比べることで，わずかな伸展制限を検出できます．
（文献1より引用）

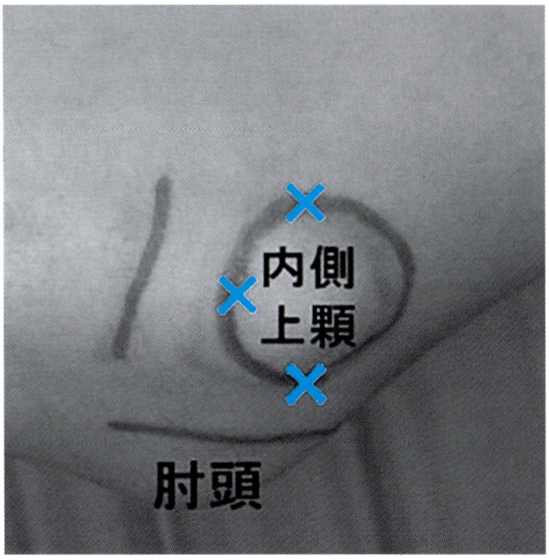

図Ⅱ-23 圧痛のチェック
内側上顆の前下端，後方，前方を丹念に調べます．
（文献1より引用）

機会の多い選手によくみられます．この選手も野球を開始したころは野手で痛みが無かったようですが，経験年数が長くなりポジションも捕手に変わることで痛みが出現するようになったと思われます．痛みの出現状況は，ある1球での急激な激痛，投球数とともに増してくる痛み，投げ始めは痛いが投球数が増えるとともに軽減する痛み，全力投球や遠投でのみ生じる痛みなどがあります．"この一球で激痛が生じた"というエピソードを持つ選手もいますが，明らかなエピソードを有していない選手の方が多く，この選手も徐々に生じてきた痛みでした．また徐々に出現してきた痛みを訴える選手の大半は，打撃や日常生活動作では痛みを感じることがありません．

　診察時には可動域制限，圧痛と外反ストレス痛をチェックします．この選手はすべて陽性でしたが，なかには1つないしは2つしか陽性を示さない選手もいます．可動域制限では，この選手は伸展，屈曲ともに制限されていましたが，伸展のみ制限されていることが大半です．ただし伸展制限もわずかなことが多く，肩関節を90°前挙し，前腕を回外して両肘を比べなければ見落としてしま

います（図Ⅱ-22）．圧痛は痛みの部位を診断するのに最も重要で，内側上顆の筋・腱・靱帯付着部に相当する内側上顆の前下端に多くみられ，この選手でも同部に圧痛がみられました．しかし骨端核の後方寄りや前方，さらには前腕屈曲回内筋群そのものに圧痛がある場合もあるので，丹念に調べる必要があります（図Ⅱ-23）．外反ストレステストは投球動作で肘関節に加わるストレスを模倣したテストです．もともと肘30°屈曲位で行うもので，この選手でも30°屈曲位で陽性でしたが，少なくとも3つの異なった角度（例えば30°，60°，90°）で行うか（図Ⅱ-24），milking testのように肘を動かしながらチェックしないと見落とす恐れがあります．一般的な傾向としては，年齢が低いと浅い屈曲角度，年齢が高いと90°付近の屈曲角度で陽性になることが多いようです．

　最後に画像診断を行いますが，その基本となるのは単純X線で45°屈曲位正面像が有用です．内側上顆障害の多くは筋・腱・靱帯の付着部に生じる病変で，付着部は内側上顆の前方下端に位置します．一般的な肘正面像では病変部より後方の正常部分と重なり，異常を指摘するのが難しくなり

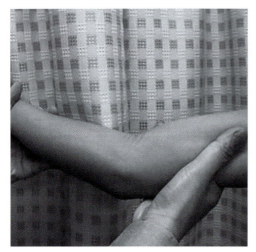

図Ⅱ-24 外反ストレステスト
肘30°,60°,90°屈曲位で外反ストレスを加えて痛みが生じるかチェックします．
(文献1より引用)

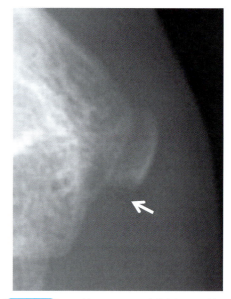

図Ⅱ-25 X線における内側上顆下端の透亮像
内側上顆下端に透亮像(→)を認めます．

ます(詳細は「Ⅰ章3.-2)単純X線，CTで何を見るか」の項を参照してください)．この選手でも45°屈曲位正面像により正確に障害を捉えることができました．

Ⅲ 分節像がみられない外来受診例

次に痛みを訴えて外来受診したにもかかわらず，X線で分節像がみられなかった選手を紹介します．

症例：10歳(小学4年生)セカンド

7歳(小学1年生)から野球を開始しました．主にセカンドでプレーしていますが，低学年のみのチームでは時々投手もしています．1週間前から痛みが強くなったので病院を受診しました．受診時の診察では内側上顆下端に圧痛がみられ，肘30°屈曲位での外反ストレスで痛みが誘発されました．可動域制限はみられませんでした．X線では内側上顆下端に透亮像を認めました(図Ⅱ-25)．

この症例は先に紹介した選手と同じような病歴で病院を受診しました．内側上顆の圧痛と外反ストレス痛は陽性でしたが可動域制限は認めず，症状は先の選手に比べて軽いようです．X線では内側上顆下端に透亮像(骨がなく，真黒に見える部分)がみられました．透亮像は非投球側と比較するとわかりやすく，また一般的な肘正面像で捉えることが難しく，45°屈曲位正面像が必要です(図Ⅱ-26)．痛みを訴えて外来受診する選手のなかで透亮像の選手は少なく，その大半はこの症例のように10歳以下です．すなわち透亮像は内側上顆障害の初期像と考えられ，先の症例のような分節像が進行期，そして遊離骨片を呈すれば終末期とすることができそうです(図Ⅱ-27)．ただ，X線で病期分類するには障害の自然経過を明らかにする必要があります．自然経過を追える例は限られますが，検診では可能であり，次で紹介します．

Ⅳ 検診で発見される内側上顆障害

定期的に検診を受診する選手から内側上顆障害の自然経過を教わる機会は多く，その典型例を示します．

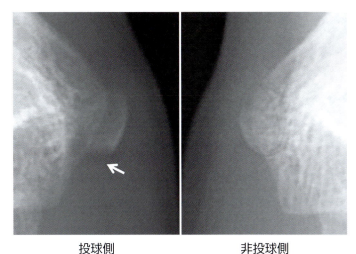

投球側　　　　　非投球側

図Ⅱ-26　非投球側との比較

透亮像は，45°屈曲位正面像で非投球側と比較するとわかりやすくなります．

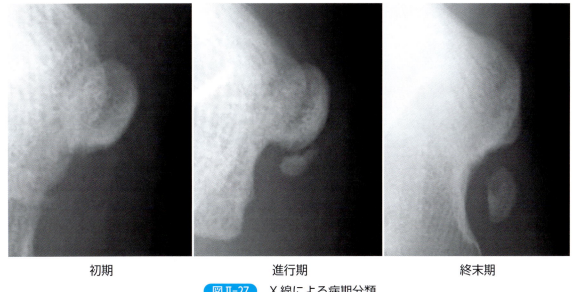

初期　　　　　　　　進行期　　　　　　　　終末期

図Ⅱ-27　X線による病期分類

初期では透亮像，進行期では分節像，終末期では遊離骨片に特徴があります．
(「Ⅰ章-3.-2)単純X線，CTで何を見るか(p.50)」図Ⅰ-49より引用)

症例：9歳(小学4年生)レフト

1年前の8歳(小学3年生)から野球を開始しました．外野でプレーしており，肘の痛みを感じたことはありません．検診を受診し可動域制限，内側上顆下端の圧痛や外反ストレス痛も認めず，X線検査は勧められませんでした．しかし母親がX線検査を希望し病院を受診しました．X線では内側上顆障害なく経過観察としました(図Ⅱ-28-a)．

1年後(5年生)に検診を再度受診しました．ポジションはショートに転向し，時々投手も務めて

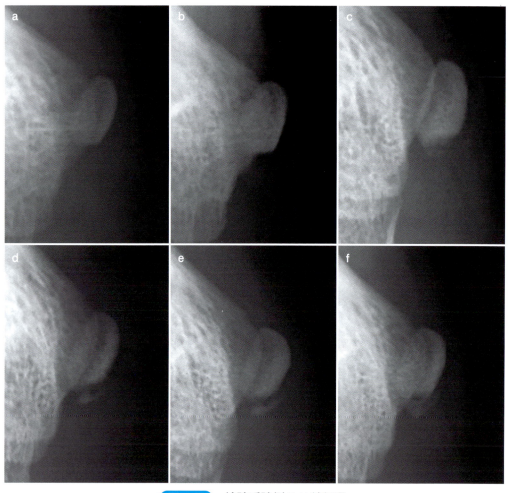

図Ⅱ-28　検診受診例のX線経過
4年生の検診時(a)，5年生の検診時(b)，5年生の検診後3か月(c)，5年生の検診後6か月(d)，5年生の検診後8か月(e)，6年生の検診時(f)

いました．自覚的には肘関節痛の訴えが無く，内側上顆の圧痛や外反ストレス痛も認めませんでした．しかしながら，5°の伸展制限がみられたため，X線検査を勧められました．X線では内側上顆下端に透亮像がみられ初期と診断しました（図Ⅱ-28-b）．自覚的・他覚的な痛みが無かったので制限なく野球を続けました．3か月後に病院受診した際には透亮像のなかに骨陰影がみられ修復過程と判断しました（図Ⅱ-28-c）．相変わらず自覚的・他覚的な痛みは無く，これまで通り野球を継続しました．6か月後にも再診してもらいX線で修復

が進んでいることが確認できました（図Ⅱ-28-d）．

8か月後，試合で投手をした後から痛みを感じるようになり2日後に病院受診しました．これまでなかった屈曲制限，内側上顆下端の圧痛と外反ストレス痛がみられました．X線では前回よりもむしろ修復していると判断されましたが（図Ⅱ-28-e），痛みが消失するまで投球は禁止しました．3週間後には自覚的・他覚的所見がすべて消失していたので投球を開始，1か月後に投手に復帰しました．

投手に復帰して2か月後に3回目の検診（6年

生)を受診しました．自覚的な痛みは時々感じる程度で，伸展制限と外反ストレス痛をわずかに認めるのみでした．X線所見も前回より修復していました（図Ⅱ-28-f）．

　この症例でまず注目すべき点は，2回目の検診で痛みがないにもかかわらず，透亮像がみられたことです．透亮像は骨の血流が悪くなった状態で，繰り返される投球動作で内側上顆下端の血流が低下したものと考えられます．血流が低下することで透亮像になるメカニズムは明らかになっていませんが，骨化障害や骨吸収による壊死が生じているものと推測されます．この血流が低下した部分に傷がつけば痛みを訴えますし，傷がつかないか小さければ痛みを訴えません．そして透亮像も経過を追うと，血流が回復して骨陰影がみられるようになります．骨陰影は修復像と考えられますが，この選手のように修復が進んでいる過程で症状が出現してくる場合もあります．おそらく修復している部分に傷が入って痛みを感じるようになったと思われますが，外来を受診する典型例はこの時点での受診と推測できます．障害発生や症状出現の前から経過を追っていれば大局的には修復過程にあることが理解できますが，この時点のみ（この症例では2回目の検診後8か月）を診察した場合には逆に破壊が進んでいると考えるでしょう．

"この一球で激痛が生じた"というエピソードがあるような特殊例を除いて，多くの症例はここで紹介した検診受診例のような経過をたどっているものと思われます．

Ⅴ　まとめ

　同じ内側上顆障害でも，外来受診例と検診受診例では症状やX線所見が異なります．主たる要因は，病態の違いではなく病期の違いといえます．障害の発生初期では内側上顆下端に壊死性変化がみられますが，この時期の症状は乏しいことが大半です．やがて壊死領域の中に修復像としての骨陰影がみられますが，この時期に痛みを生じて外来を受診する選手が多いようです．個々の選手の状況を総合的に把握して，どの時期に相当しているのかを正確に判断することが重要といえます．

(松浦哲也)

文　献

1) 松浦哲也：保存的に治す―無刀流の治療　その極意について―．岩瀬毅信，柏口新二，松浦哲也・編．肘実践講座　よくわかる野球肘　離断性骨軟骨炎．p.145，全日本病院出版会，東京，2013.

II. 成長期（骨化進展期）の外傷・障害

1. 病態と診断
3) 内側上顆障害の病態と病期

Key words

内側上顆障害，病態，病期，索引性骨端障害，オッシクル，裂離損傷

I 内側上顆に何が起こっているのか

1．X線に写らない骨端軟骨

15歳前後までは内側上顆には骨化していない骨端軟骨が存在し，この骨端軟骨は単純X線検査では捉えることができません（図II-29）．このため少年選手の肘の単純X線像を骨化の完了した成人の像と同じように読影すると判断を誤ることになります．実際には写っていない骨端軟骨を想像して画像を解釈することが大切です．

以下に内側上顆下端に骨変化を持つ典型例を挙げ，病態を検討します．図II-30は投球時の肘痛を主訴に来院した10歳の野球少年の画像です．単純X線像では内側上顆下端に小さな骨片があり，内側上顆下端が骨折や裂離で離れているように見えます．また滑車の骨核は現れていません．これを高分解能MRIで見ると，内側上顆の骨端軟骨の中に大きな骨端核と小さな骨端核が上下に並んでいます．また内側上顆の骨端軟骨は滑車の骨端軟骨と連続して一体となっていることもわかります．ちょうど透明のゼリーや寒天の中にサクランボや果物が浮かんでいるお菓子を想像すると

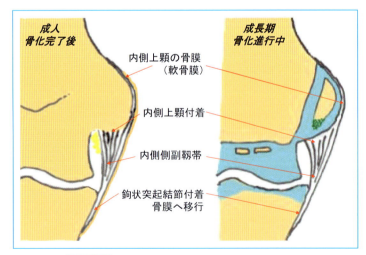

図II-29 成人と小児の内側支持機構の比較

小児期では右図のように骨化していない骨端軟骨（水色の部分）が存在し，内側側副靱帯も骨端軟骨に付着します．通常は14歳から15歳で骨化が完了します．

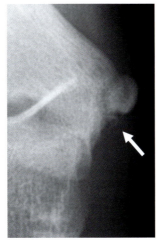 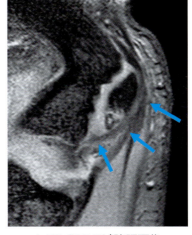

　　　45°屈曲位正面像　　　　1.5T GRE T2*強調画像

図Ⅱ-30　単純X線像と高分解能MRIでみた内側上顆

単純X線像では内側上顆下端に小さな骨片（白矢印）があります．高分解能MRIでみると，内側上顆の骨端軟骨の中に大きな骨端核と小さな骨端核が上下に並んでいます．骨端軟骨は軟骨膜(青矢印)で覆われています．

理解しやすいでしょう．寒天やゼリーに相当するのが骨端軟骨で，サクランボや果物は骨端核です．この症例では軟骨膜は連続し，血腫も見られないことから裂離損傷ではありません．2つの骨端核間の透亮部分はミクロレベルの軟骨細胞や組織の損傷によって生じた骨化障害です．これがPappasのいう骨端障害で，単純X線での骨端核の分離・分節像の病理所見です．内側上顆障害のX線像を診断する場合は，写っていない骨端軟骨を想像しながら読影することが大切となります．

　図Ⅱ-31は11歳8か月の野球少年の肘内側部の画像です．他院で「将来のことを考えると今ギプス固定をするか，先で手術をするか」と説明を受けて判断に迷い，セカンドオピニオンを求めて来院しました．滑車の骨端核も大きくなり骨化はかなり進んでいます．単純X線像では一見すると裂離損傷のように見えます．問診では1年半前から内側の投球時痛を繰り返していますが，この一球で痛みが出たというエピソードはありませんでした．受診時は投球時痛もなく，内側上顆の圧痛も外反ストレス痛もありませんでした．陳旧性の裂離損傷と骨端軟骨障害の裂離期の区別は難しく，理学所見と単純X線像では判断できません．そこで高分解能MRIで精査したところ，軟骨膜に一部破断があるものの，分離した骨端核と母床の骨端核そして滑車との連結部の骨端軟骨が健常であることがわかりました．裂離損傷後あるいは骨端軟骨障害の裂離期の修復過程と診断しました．この症例では既に急性期が過ぎているのでギプス固定はせず，野球を継続しながら肩後方のタイトネス(拘縮)を除去するストレッチと肩甲胸郭機能の改善を行いました．半年後には内側上顆は一塊となり治癒しました．外傷か障害か判断に迷う場合は高分解能MRIで確認し，治療方針を決める必要があります．

2．合目的反応としての内側上顆の骨変化

　図Ⅱ-32はごく普通の野球少年の内側上顆を経時的に観察したものです．投球時の痛みを訴えて受診した時は内側上顆下端に刷毛で掃いたような線状の骨陰影と透亮域を認めました．2か月の投球中止で痛みはなくなり野球に復帰しました．3か月後のX線像では透亮域が少し拡大したよう

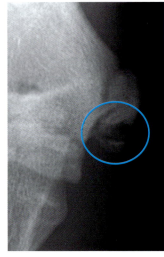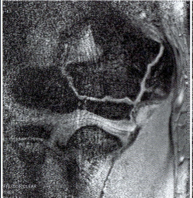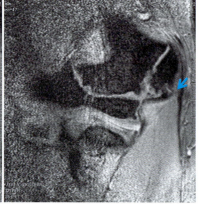

図Ⅱ-31 裂離損傷を思わす症例の単純X線像と高分解能MRI

一見すると急性期の裂離損傷，あるいは陳旧化した状態のように見えます．高分解能MRI（c）で見ると軟骨膜は一部連続性が断たれており（青矢印），過去に部分的な裂離が生じていたと推定されます．分節した骨端核と母床の骨端核の間の軟骨，さらには滑車との連結部の軟骨は保たれています．裂離損傷後あるいは骨端軟骨障害の分離・分節期の修復過程と診断できます．

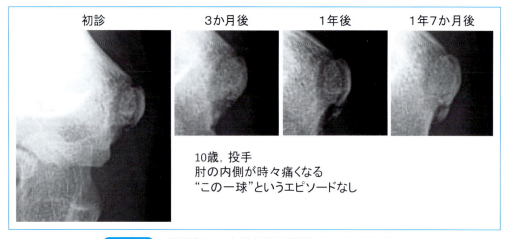

図Ⅱ-32 野球少年の内側上顆下端部にみられる骨変化

10歳の少年野球選手の内側上顆の骨化過程を初診から1年7か月後までX線像で経時的に観察しました．加速期に加わる牽引ストレスにより内側上顆下端の骨端軟骨は骨化が抑制されて透亮像を呈したり，促進されて線状の骨化を呈したりします．

に見えます．その後は痛みもなく野球を続けていますが，1年後に経過観察を希望して来院しました．透亮域は縮小し，再び線状の骨陰影が見えます．初診から1年7か月後の受診時は線状の骨陰影はさらに太くなりメインの骨端核および滑車側に繋がりそうになっています．このような内側上顆の変化は一定レベル以上で野球をしている子どもでは珍しいものではなく，程度の差はあるもののほとんど全員に観察されます．痛みを伴う場合もありますが，痛み無く日常生活や野球を継続し

牽引性骨端障害　　　　　　　　裂離損傷/骨折

障　害　　　　　　　　　　　　外　傷

図Ⅱ-33

両者の境界はボーダーレスです．まずは牽引性骨端障害が起こって，骨化が障害されることが多い．さらに外力が加わり続けると二次的に裂離損傷が起きます．両者の境界はボーダーレスですが，治療にあたっては区別して対応する必要があります．

ていることも少なくありません．痛みを伴う場合は病的ですが，痛みが無い場合は病的とはいえません．この内側上顆の変化は投球動作の加速期に内側側副靱帯を通して加わる牽引ストレスに対する合目的反応と考えられます．投球側の上腕骨の骨皮質が厚くなったり，バットを握る手の皮が厚くなったりするのと同じ現象です．結果的に生じる投球側の内側上顆の肥大は形態的には変形ということもできますが，機能的に問題はなく一種の適応と考えるのが妥当でしょう．

3．骨端障害と裂離損傷・骨折の関係

"この一球"のエピソードがあり発症した例では裂離あるいは裂離骨折，裂離損傷という診断名でよいですが，繰り返しの外力で徐々に生じたものは骨端障害と捉えるのが妥当ではないでしょうか．近年，両者を区別せずに「裂離（レツリ）」という病名で呼ぶ医療関係者もいます．裂離とは「裂けて離れる」という意味で，裂傷とか割創のように外傷の様態を表す言葉です．歴史を遡ると整形外科では外傷と障害を概念上区別してきました．通常の骨折と区別して，別の用語を設けているのもそのためです．近年では疲労骨折を骨折線のみられない段階があることから「過労性骨障害」という用語を使うことも同じ考えからです[1]．

この内側上顆の病態をどのように捉えるかという解釈の歴史的変遷については「Ⅱ章-1.-1）先人に学ぶ—内側上顆障害のレビュー」で松浦先生ほかが詳述しているので参照してください．骨端障害も裂離損傷・骨折も牽引力によって生じるという点では共通しています．そして臨床の実際では骨端障害の経過中に裂離損傷に至る acute on chronic（慢性例の急性発症）も珍しくありません．両者を MRI で血腫の有無や軟骨膜の破断で明確に区別できることもありますが，撮影のタイミングや解像度が悪いと区別できません．たとえば軟骨膜は破断していないが分節した骨端核が著しく大きい場合や分節した骨端核の間が不均一な輝度を呈する場合などは画像所見だけではどちらに属するか判断できません．一発外傷で生じた場合は骨端軟骨の裂離損傷ですが，牽引性骨端障害が発生してから半年後に裂離損傷に至った場合はどちらになるのか，明確な基準はありません．筆者は裂離損傷と骨端障害は概念の上では異なりますが，両者の境界は曖昧であり厳密な線引きはできないと考えています（図Ⅱ-33）．だからといって両者を一まとめにして一律に対応（治療）するのではなく，概念上は区別して個々に対応すべきだと考えています．必要以上に長く関節を固定して拘縮や筋萎縮を生じさせたり，逆にシーネ固定して局所の安静を守るべき時期にプレーに復帰して偽関節を作ったりしてはなりません．しっかりと問診し，局所および周囲の身体所見を取り，総合的に判断し対応することが重要です．

Ⅱ　牽引性骨端障害とは

1．内側上顆のミクロ，マクロの変化

内側側副靱帯は内側上顆の下端に付着していま

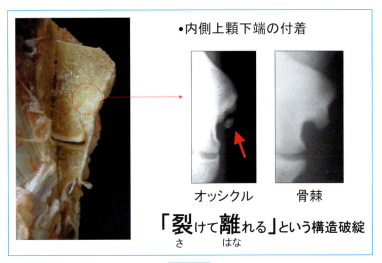

図Ⅱ-34

内側側副靱帯の近位付着部である内側上顆下端では「裂けて離れる」という様式の構造破綻を呈し，オッシクル，骨棘様変化をきたします．

（写真提供：城東整形外科　皆川洋至先生）

す．14，15歳で骨化が完了するまで，図Ⅱ-29の右図に示したように内側上顆下端部には広く骨端軟骨が存在し，この部位に内側側副靱帯が付着します．投球の加速期に肘内側部に強い牽引ストレスが加わると，脆弱な骨端軟骨に損傷や障害が生じます．力学的ストレスが重積されて内側上顆下端の骨端軟骨に細胞レベルの損傷が起こり，骨化が障害されて骨端核に透亮像が現れます．やがて修復機転が働いて透亮部に小さな骨化中心が現れ，骨端核が二分して見えるようになります．これがいわゆる「分離像」とか「分節像」といわれるもので，前述したように一発外傷で生じる骨端軟骨の裂離損傷とは区別されます．

この状態で無理を押して投球し続けると損傷は組織レベルに拡大し裂離損傷に近い状態となります．さらに分離した骨端核と母床との間が骨性癒合せずに瘢痕化すると，隔絶されてオッシクルが形成されます．また分離部が遷延治癒しながら骨性癒合した場合は氷柱や骨棘のような変化をきたすことがあります（図Ⅱ-34）．解剖の項で詳述したように内側側副靱帯の近位付着部は線維が骨や骨端軟骨に垂直に入り込んでいるために「裂けて離れる」という構造破綻を呈し，裂離骨片やオッシクル，骨棘様変化をきたすと考えられます．

2．オスグッド・シュラッター病との関連

オスグッド・シュラッター病は脛骨粗面に膝蓋腱が付着し脛骨の骨端軟骨に牽引性骨端障害を生じるものです．下肢と上肢の違いはあるものの，内側上顆障害とは病像や発生様式が極めてよく似ています．異なる点は発生部位が肘ではなく膝であること以外に，オスグッド・シュラッター病の発生年齢が2，3歳年長であることです．

共通点としては膝蓋腱と内側側副靱帯が骨端軟骨に付着していること，原因となる外力が主に牽引力であることです．また治癒過程や悪化過程も似ており，修復しなかった場合はオッシクルを形成します（図Ⅱ-35）．両者とも遠位付着部近傍がラップ・アラウンド構造になっており，特に脛骨粗面では骨棘様の変化を残すことが多い．内側上顆も分離した骨端核が遠位に伸びて骨化した場合はラップ・アラウンド構造により骨棘様変化が助長されることとなります．

3．内側上顆障害の病期

肘の内側に痛みを訴えて来院する選手だけを診ていると，裂離損傷なのか骨端軟骨障害なのか判断に迷うことがしばしばあります．一方，野球肘

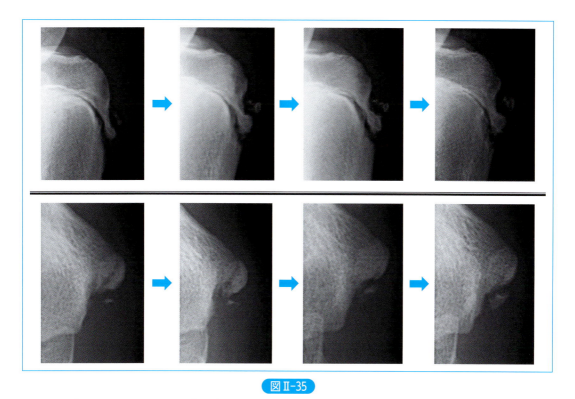

図Ⅱ-35

オスグッド・シュラッター病（上段）と内側上顆障害（下段）の画像所見および経過は共通点が多く，両者とも牽引性ストレスによって生じた骨端軟骨障害です．

　検診の精査で来院する選手を診ていると，内側上顆障害にも病期が存在することに気付きます（図Ⅱ-36）．検診で小頭の離断性骨軟骨炎が疑われた症例の単純X線像（45°屈曲位正面）で内側上顆の下端部に透亮像がみられることがあります．詳しく話を聞いても内側部痛の既往はなく，理学検査でも圧痛も外反ストレス痛も無い．ちょうど月が欠けるように内側上顆の下端が欠けたように見え，野球を始めて数か月の子どもに多くみられます．これを発生期あるいは透亮期と呼び，内側上顆の骨端障害の最初の段階で，軟骨細胞が牽引ストレスによりダメージを受けて骨化が妨げられた状態と考えています．

　透亮期は短く，しばらくすると内側上顆下端の透亮域に刷毛で掃いたような線状の骨化，小さな1，2個の塊状の骨化，粉砕したような点状の骨化など様々な様相の骨化が現れます（図Ⅱ-37）．時間の経過とともにこういった骨化は内側上顆下端に分節した1個ないし2個の骨端核となります．この時期が分節期で，まだ細胞レベルのダメージです．この時期になると投球時痛や可動域制限などの自他覚所見を伴うことが多いですが，中には疼痛の既往も理学所見の異常もみられないこともあります．

　さらに痛みを繰り返しながら投球を続けていると，細胞レベルの損傷から組織レベルの損傷へと進みます．骨端軟骨に亀裂が生じ，内側上顆を覆う軟骨膜も断裂します．この時期が裂離期です．タイミングが合えば高分解能MRIで軟骨膜の破断や骨端核の間の血腫を確認することができます．投球時痛だけでなく，内側上顆の圧痛や外反ストレス痛もハッキリしてきます．選手が保護者に付き添われて外来を受診するのはこの時期です．ただし分節期と裂離期の概念上の違いはダ

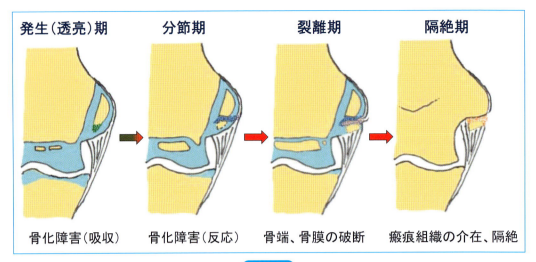

図Ⅱ-36

投球続行に伴う内側上顆障害の経緯を発生期，分節期，裂離期，隔絶期の4段階で示しました．障害が発生して間もない時期では自他覚症状はなく，内側上顆下端に透亮像を呈します．少し経過すると線状や点状の変化を伴い，下端に分節した骨端核が現れて分節期となります．さらに進むと裂離期となり自他覚症状もハッキリとしてきます．高分解能MRIで見ると骨端軟骨の損傷や軟骨膜の破断がみられます．適切な対応をとらなかった場合，線維組織が介在して偽関節状態となりオッシクルを形成して隔絶期となります．

メージが細胞レベルか組織レベルかですが，画像所見で明確に線引きできるものではありません．

裂離期まで進んでも投球中止と身体機能への介入，時にシーネ固定をすることで修復させることはできます．しかし肩甲胸郭機能が十分に改善されず投球動作にも問題がある場合では，肘内側部への負担を減らすことができないために離断した骨端軟骨は癒合せず，間に線維組織が介在して偽関節化します．この状態が隔絶期です．骨片は関節腔の外に存在し，内側側副靱帯に付着しているので，遊離体ではなくオッシクルと呼ばれます．時にオッシクルが巨大化したり，内側側副靱帯の付着部で損傷を生じたりすることもあります．

内側上顆障害と裂離損傷を概念上分けて述べてきましたが，付け加えておかねばならないことがあります．外野からの返球や遠投練習で強大な牽引力が一気に内側上顆に加わった場合，発生期，分節期，裂離期，隔絶期いずれの病期にあっても一発の外力で骨端軟骨や骨の裂離損傷を起こすことがあります．これがacute on chronic（慢性例の急性発症）です．この時は疼痛のため肘を曲げ伸ばしできないデッドアーム状態になることが多いので診断は容易です．初回受傷の場合は血腫を伴うことが多いです．詳細は鈴江先生執筆の「Ⅱ章-1.-4）内側上顆の外傷（骨端の裂離損傷と骨端線離開）」の外傷の項で詳述されています．

野球肘検診に参加していると症状の無い透亮像や分節像の症例に出会うことが多々あります．一方，疼痛のある患者だけを外来で診ていると，主に裂離期以降の内側上顆障害を診断・治療することとなります．そうなると内側上顆障害の全体像を知らずに偏った病像のみを診てしまうことになり，普遍的な病態の認識ができなくなります．上腕骨小頭の離断性骨軟骨炎でも同じことを述べましたが，ここでも再度強調します．内側上顆障害にも病期があり，それを認識することが適切な対応の第一歩となることを．

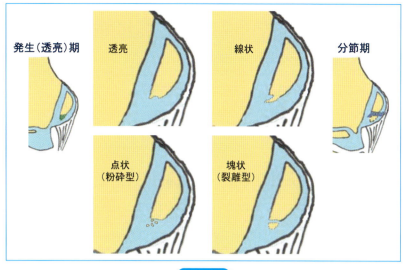

図Ⅱ-37

発生期から分節期に至る間に透亮像，線状骨化や点状骨化など様々な様相を呈しながら分節した骨端核となります．

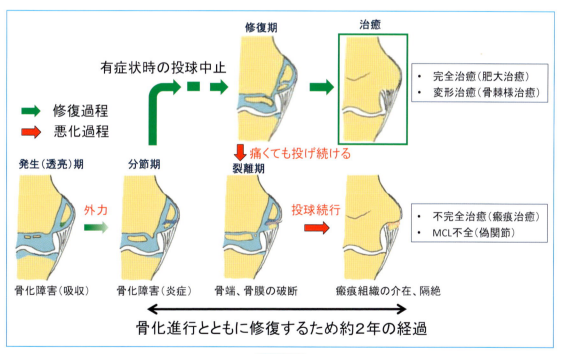

図Ⅱ-38

分節期からの悪化と修復の経緯を示しました．修復過程を緑の矢印，悪化過程を赤の矢印としました．骨化進行に伴って修復あるいは悪化するため，治癒する場合でも隔絶期に至る場合でも1, 2年の経過を要します．発生期から分節期に至る過程は悪化ではないので，緑と黄の混ざった矢印で示しました．

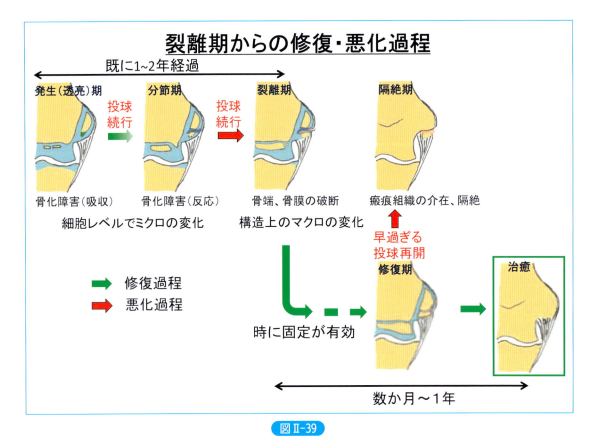

図II-39

裂離期からの悪化と修復の経過を示しました．修復過程を緑の矢印，悪化過程を赤の矢印としました．障害発生から裂離期に至るまでに既に1,2年経過しています．強投を契機に裂離する acute on chronic の症例が多い．内側上顆下端の骨軟骨片は離れて，血腫を伴います．外傷として治療し，シーネ固定や安静で癒合することもあります．

III 内側上顆障害の経過

先に内側上顆障害の一連の悪化進行過程を示しましたが，臨床の実際では修復機転が働くために病像はもっと複雑になります．図II-37 に示したように様々な様式で骨化が進行し，やがて1個ないし2個の骨端核を内側上顆下端に形成して分節期となります．発生期から分節期に至る過程は悪化というより，投球時に肘内側部に加わる外力（ストレス）によって生じた「生体反応」あるいは「合目的な適応」と考えられます．

次に分節期からの修復と悪化の過程を図II-38 に示しました．分節期の内側上顆下端は構造的に安定しており，痛みを押して無理な投球をしなければ骨化進行に伴い内側上顆と滑車の骨端核が融合して，下端部の分節した骨端核も融合します．「癒合」ではなく「融合」という言葉を使うには理由があります．骨折や骨端軟骨損傷の場合のように2つに離れたものがくっついて1つになる場合は「癒合」です．しかし骨化の遅延や変則的な骨化では，2つに分かれて見えるだけで離れておらず，骨端軟骨内に存在する2つの骨端核が1つに繋がるので，「融合」と表現しました．この修復過程は内側骨端複合体の骨化進行に随伴するものであり，約2年の期間を要します．投球側の内側上顆は非投球側と比べて大きく肥大する傾向がありますが，なかには骨棘様に変形することもあります．一方，融合過程で無理をすると骨端軟骨や軟骨膜

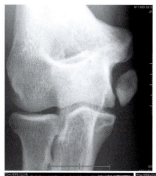
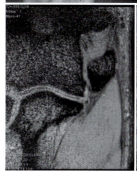
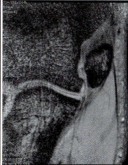
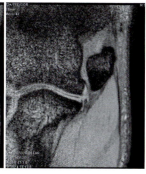

図Ⅱ-40

23歳9か月．小・中学生時は投手で肘の内側に痛みを繰り返していました．高校から野手に転向し，守備と打撃でレギュラーとなりました．現在は社会人野球の外野手としてプレーしていますが，内側の痛みはありません．下段のT2*像でみると，オッシクルは靱帯で包まれています．靱帯との付着は近位側も遠位側も輝度変化はありません．このケースではオッシクルが膝蓋骨のような役割をしていると推測されます．

が破断して裂離期へと進みます．

次に裂離期からの修復・悪化過程について述べます（図Ⅱ-39）．障害発生から裂離期に至るまでに既に1，2年経過している症例が多くみられます．病理学的にみると，分節期までは骨端軟骨の細胞レベルの変化ですが，裂離期になると組織上の変化，すなわち構造破綻となります．骨端軟骨の破断や骨端を被っている軟骨膜の破断が生じ，内側上顆下端が離れてしまい，間隙に血腫を伴うこともあります．遠投や強投をきっかけに裂離に至ることが多く，疼痛も強く，可動域も著しく制限されます．時にこの状態に対しては短期間のシーネ固定が有効で，数か月で癒合することもあります．しかし早過ぎる投球再開や肩後方のタイトネスが残存した場合は癒合せず，大元の内側上顆との間に瘢痕組織が介在しオッシクルを形成して隔絶します．

隔絶した状態になった場合の予後は様々です．隔絶期の症例が中学，高校生で悪化して内側の不安定性を呈したり，痛みのために投球できなくなることもあります．一方ではオッシクルが残っても支障無く野球を継続できる例もあります．図Ⅱ-40は巨大なオッシクルを有する社会人野球の外野手ですが，痛みなくプレーできています．投手をしていた小・中学生では内側の痛みを繰り返していたといいます．裂離期を経てオッシクルを形成し，靱帯表面を併走する栄養血管で成長，肥大したものと推測されます．高校以降は野手となり，肘痛はなかったそうです．MRIで見ても内側側副靱帯がオッシクルを被っており，付着部の高輝度

変化もみられません.痛みのため投球できないような例では介在する瘢痕や靱帯の付着部に輝度変化が起きていることが多いようです.詳細は「Ⅲ章-1.-1)成長期内側上顆障害と成人期の障害の関係」で古島先生が詳述されています.

(柏口新二・岩瀬毅信)

文 献

1) 入江一憲,熊野 潔,万納寺毅智ほか:下肢の過労性骨障害と骨シンチグラフィー—早期診断への応用と過労性骨障害の診断の拡大—.臨整外 **18**(12):1143-1146, 1983.

II. 成長期（骨化進展期）の外傷・障害

1. 病態と診断
4）内側上顆の外傷（骨端の裂離損傷と骨端線離開）

Key words

内側上顆，裂離損傷，骨端線離開，外傷，障害，傷害

I はじめに

　この項では内側上顆部の「外傷」について述べます．初めに，「外傷」と「障害」，「傷害」について単語の意味を整理しておきましょう．

　「外傷」はいわゆる「ケガ」です．基本的に外傷は1回の強い外力が加わって発症するもので，その原因，エピソードについては患者本人も自覚できています．一方「障害」は「故障」とも言ってもよいかと思いますが，微細な外力が繰り返し働くことで，徐々に傷んでくることを指します．小さな外力の繰り返しが原因ですので，患者はそれに気付かないこともしばしば見受けられます．「傷害」は英語のinjuryに相当する用語で「外傷」と「障害」を合わせた総称です．

II 内側上顆下端部の裂離損傷

1．裂離損傷の症状

　1968年にSlocumは，思春期は靱帯付着部よりも靱帯実質の方が強度が強いため，投球によって内側上顆下端部の裂離が引き起こされると述べました[1]．このように，骨化進展期では内側上顆下端部の裂離損傷がしばしばみられます．その際，選手はよく「バチンと感じた」とか，「一球投げたら痛くなった」と訴えます．徐々に痛みを感じ出すことが多い内側上顆障害と違い，「この一球」のエピソードを持つことが多いのがこの外傷の特徴です[2,3]．こういった状況は，遠投やピッチングで腕を強く振ろうと意識した時に生じることが多いようです．

　内側上顆下端を中心に圧痛があり，強い痛みのために肘関節の伸展・屈曲の可動域は著しく制限されます．もちろん投球はできません．またバットを振ることも，さらにはランニングで腕を振ることも痛くてできないことがあります．

2．身体の特徴

　内側上顆裂離損傷をきたすような選手は，肘関節以外にも身体的な特徴を持つ場合があります．例えば肩後方のタイトネスがあり，胸椎の伸展制限と肩甲骨の位置異常がみられることが多い．具体的には，斜角筋や小胸筋，肩甲挙筋，広背筋などの胸部，項部，背部筋の筋が硬くなってしまい，肩甲骨が外転前傾位をとります．さらに前鋸筋や菱形筋などが弱く，肩甲骨を胸郭に固定できなくなっています．また，投球動作は一連の全身運動であるため，肩関節や胸郭だけでなく，股関節，下肢に不調をきたしている可能性もありますので，注意が必要です[4]．

　こういった原因として，学童期ではもともとの基礎体力，筋力不足に起因する投球動作の異常が考えられます．一方で中学生や高校生では投球後のケア不足と連投による過労で身体機能不全をきたしていることが多いようです．

3．裂離損傷の診断

　先述のように「この一球」というエピソードを持

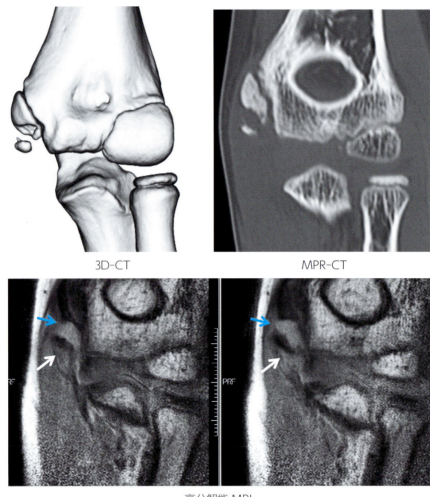

3D-CT　　　　　　　　　　MPR-CT

高分解能 MRI

図Ⅱ-41　上腕骨内側上顆骨端裂離損傷（10歳，投手）

練習試合中にバチンと弾くような感覚とともに痛みが出現しました．痛みのために曲げ伸ばしができない dead arm の状態になり，病院を受診しました．内側上顆下端の骨片は辺縁が鋭的で，MRI では母床側と骨片の間に血腫（青矢印）が確認できます．骨片には内側側副靱帯が付着しています（白矢印）．

つことが多いため，問診と理学所見だけでも十分診断は可能です．画像検査として，単純 X 線検査や CT，超音波エコー[5]では内側上顆下端に転位した骨片を認めます．一般に損傷部は母床側も骨片側も不整で鋭的にみられます．もし骨片の輪郭が鋭的でなければ，陳旧例か，内側上顆障害の隔絶期のオッシクルを考えます．MRI や超音波エコーでは内側上顆下端と骨軟骨片の間に血腫が確認できます（図Ⅱ-41）．特に超音波エコーではドプラモードで周囲の血流増加を観察することができます．

癒合せずに偽関節となった陳旧例では，関節腔内に局所麻酔剤を注入した上で外反ストレスを加え，不安定性を評価するダイナミックエコー検査が有用です．局所麻酔剤により疼痛が消失するかどうか，またその際に関節裂隙がどの程度開くかを調べます．

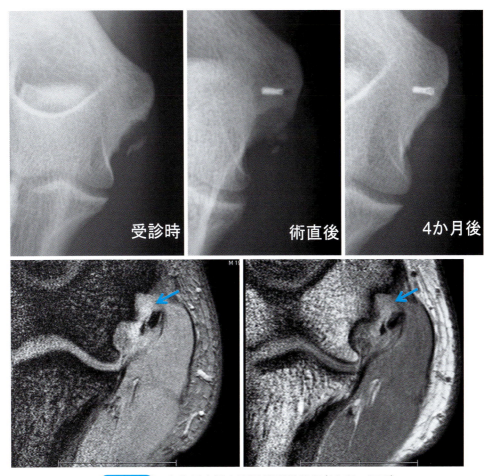

図Ⅱ-42 上腕骨内側上顆骨端裂離損傷（16歳，投手）

紅白戦で受傷しました．3か月様子をみていましたが痛みと不安定感で投球できないため来院しました．内側上顆下端に圧痛があり，外反ストレスでも強い痛みがありました．単純X線像で内側上顆下端に転位した小さな骨片を認め，MRIでは血腫（青矢印）もみられるためアンカーを使って再接合術を行いました．

4．治療

急性の損傷で，骨軟骨片の転位が小さい場合はギプス固定やシーネ固定で対応できることもあります．しかしながら転位が大きい場合は手術による修復が適応となります（図Ⅱ-42）．この骨軟骨片には内側側副靱帯の前斜走線維の一部が付着しているため，放置して偽関節となった場合は不安定性を残したり，投球時の痛みを残したりすることがあるので注意が必要です（「Ⅱ章-2.-2）手術が必要な内側上顆の骨端および骨端線の障害」の古島先生の項を参照してください）．

手術を選択するならば，解剖学的な位置に整復しやすい受傷後早期に行うべきです．固定方法としてはスクリューや吸収性ピン，tension band wiringなどが選択されます．Tension band wiringでは骨軟骨片が小さいこと，成長軟骨帯があること，尺骨神経が近くを走行していることからピンの刺入方向やワイヤーを通す孔を作成する方向に注意が必要です．またスクリューやピンを用いる際は骨軟骨片を割ってしまわないように注意すべきです．一方，陳旧例に対しても手術が適応となることがあります．その際は他の一般的な偽

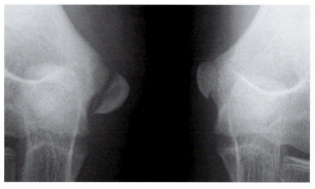
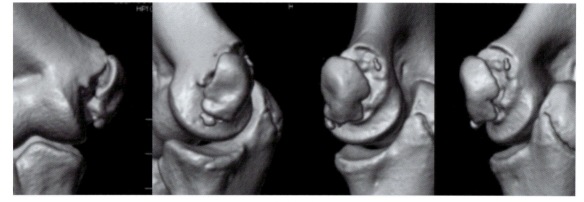

投球側　　　　　　非投球側

3D-CT

図Ⅱ-43　上腕骨内側上顆骨端線離開（13歳，投手）

投球側の内側上顆は，非投球側に比較して開大しています．3D-CTで見ると内側上顆は上腕骨に対して前下方へ転位しているのが確認できます．

関節例と同様，接合面をしっかり新鮮化して，海綿骨移植を併用します．

先述のように，この損傷は骨化進展期に多くみられますが，稀に骨化が完了した選手にもみられることがあります．この場合は「裂離骨折」と呼んで差し支えありませんが，骨化進展期に比較すると保存療法での治療成績は下がってきます．特に陳旧例に対しては骨移植を併用した骨接合だけでなく，内側側副靱帯の補強や再建術も考える必要があります．

もちろん，肘関節局所の治療ばかりでなく，再発予防として肩関節，体幹，下肢といった全身の身体機能の改善や向上が必要なのは言うまでもありません．

Ⅲ　内側上顆の骨端線損傷

1．病態

骨化が進展していくに際して，内側上顆から滑車にかけては一連の内側骨端複合体を形成しており，最後に内側上顆の骨端線が閉鎖します．閉鎖直前の13〜14歳頃は内側側副靱帯だけでなく，回内屈筋群の強度も増すため，投球などで強い牽引力が加わったときには内側上顆骨端全体が裂離する骨端線離開が生じることがあります[2)6)7)]．特に骨端線の近位側，後方での開大が大きくなります（図Ⅱ-43）．

外傷ではなく障害としての位置づけで，内側上顆の骨端線閉鎖不全，閉鎖遅延がありますが，中には元々閉鎖不全の状態に，大きな一発外力が加

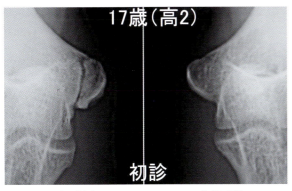

投球側　　　　　　非投球側

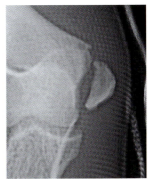 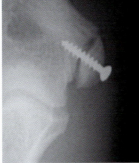 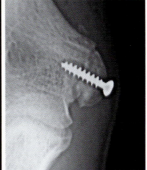 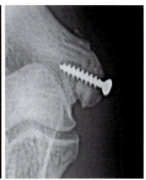

受傷時　　　　　術直後　　　　　1か月後　　　　　2か月後

図Ⅱ-44　骨端線閉鎖不全後に離開をきたした1例

小学4年生より軟式野球，小中学生時は肘痛の既往なし．高校より硬式野球を始め，肘内側に痛みを自覚するようになりました．病院を受診し，内側上顆骨端線閉鎖不全と診断されました．受診翌日の守備練習でサードからファーストへの送球時に激痛が出現しました．観血的整復および内固定術を受けました．

わり，離開に至ることもあるので注意が必要です（図Ⅱ-44）．

2．診　断

Ⅱ．で述べた内側上顆下端の裂離損傷と同様，「この一球」のエピソードを持つことが多いため，診断は容易です．単純写真や超音波エコーでも骨端線の開大が確認されますが，前下方に引っ張られるため，転位の程度は3D-CTなどで確認すべきです．

3．治　療

内側上顆裂離損傷と同様，内側上顆の転位が小さい場合はギプス固定やシーネ固定での保存療法が選択され，転位が大きい場合は手術が適応となります．固定方法もスクリューやtension band wiringなどが選択され，一般的に予後は良好です[8]．受傷後数か月経過した陳旧例に対しても手術を施行した報告がありますが，成績は比較的良好のようです[9]．

（鈴江直人・柏口新二）

文　献

1) Slocum DB：Classification of elbow injuries from baseball pitching. Tex Med **64**(3)：48-53, 1968.
2) Tullos HS, King JW：Lesions of the pitching arm in adolescents. JAMA **220**(2)：264-271, 1972.
3) Tullos HS, King JW：Throwing mechanism in sports. Orthop Clin North Am **4**(3)：709-720, 1973.
4) 戸野塚久紘ほか：内側障害に対する積極的保存療

法．臨床スポーツ医学 **29**(3)：255-260，2012．
5) 佐々木淳也ほか：野球肘の超音波診断．関節外科 **27**(8)：43-48，2008．
6) 岩堀裕介：肘関節内側痛の診断．臨床スポーツ医学 **29**(3)：245-254，2012．
7) Larson RL et al：The epiphyses and the children athlete. JAMA **196**：607-612, 1966.
8) Lawrence JT et al：Return to competitive sports after medial epicondyle fractures in adolescent athletes：results of operative and nonoperative treatment. Am J Sports Med **41**(5)：1152-1157, 2013.
9) Sanjai K et al：Symptomatic medial epicondyle nonunion：treatment by open reduction and fixation with a tension band construct. J Shoulder Elbow Surg **20**(3)：455-460, 2011.

肘実践講座　よくわかる野球肘　肘の内側部障害—病態と対応—

II. 成長期（骨化進展期）の外傷・障害

1. 病態と診断
5）尺骨鉤状突起結節の外傷・障害

Key words

遠位付着部，鉤状突起結節，骨性膨隆

I いつ頃から生じるか

　本書I章-2の項（p.39）で述べたように，内側支持機構は骨の成長に応じて外傷・障害されやすい部位が変わります．内側上顆の骨端線が閉鎖するまでは内側上顆の骨端が最脆弱部で，外傷・障害が起こりやすくなります．近位の付着部は線維が垂直に近い角度で骨端に入り込み，非石灰化線維軟骨層も厚く，石灰化線維軟骨層と骨層の境界もジグソーパズルのように複雑に絡んでいるため丈夫です（I章-1.-3参照）．未熟な成長期に強い牽引力が加わった場合，靱帯や付着部より骨端軟骨が先に障害されて内側上顆下端に分離・分節を生じます．

　次に骨化が完了する15，16歳以降では内側上顆の方が頑丈になり，最脆弱部は内側側副靱帯の遠位付着部となります．これは近位と遠位の付着部の構造の違いによります（詳細はI章-1.-3）を参照してください）．したがってこの時期から前斜走線維の遠位付着部である鉤状突起結節の外傷や障害が起きやすくなります．図II-45に代表的な症例を提示します．

　鉤状突起結節の骨変化はドーム様になったり，棚様になったり，骨棘や骨片を伴ったりと様々です．こういった骨変化を伴う損傷は断裂（外傷）というより障害で，慢性の経過をたどる場合に多くみられます．一方，肘の内側に"バチン"という弾発感や急激な痛みを生じた場合は靱帯（軟部組織）の断裂で，急性外傷です．

II 外傷・障害の発現様式

1．急性発生の遠位付着部損傷

　外野からバックホームまで強投した際や，投手がある一球を投げた際に"バチン"と肘の内側に弾発感を感じ，激痛が生じて肘を動かせなくなります．肘の内側が腫れて，翌日には皮下血腫が現れることもあります．急性発生例では通常こういった「この一球」のエピソードをもっていることが多くあります．受傷後1，2週以内にMRI検査を受けると図II-46のような筋肉内血腫や靱帯の断端部が観察できます．この筋肉内血腫は屈筋の肉離れと誤診されることも少なくありません．

　図II-47の症例は20歳の外野手で，外野からの返球時に"プチッ"と音がしてデッドアーム状態となりました．1か月ほどで肘の可動域は戻り，バッティングはなんとかできるようになりましたが，投球時の痛みがあるために精査目的で来院しました．MRI（T2*）でAOL遠位付着部付近での断裂を疑い，局所麻酔剤注入下のエコー検査でAOL深層の全層断裂を確認しました．徒手的に外反ストレスを加えると，関節裂隙は10 mmに開大し，8 mmの左右差を認めました．この症例は本人の希望で秋のリーグ戦の終了を待って，靱帯修復術を施行しました．翌年の春期リーグの途中から復帰し，大学3年生の秋季，4年生の春季リーグ戦では主軸打者として活躍できました．

　急性発生した選手に受傷前後の状態について話

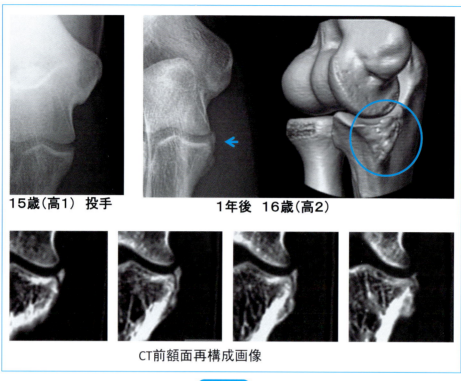

図Ⅱ-45

高校1年生の入学時は特に異常はみられません．高校1年生の2月頃から右肘内側に痛みを感じるようになりましたが，少し休めば投げられたので受診しませんでした．3か月後の高校2年生の5月に痛みが強くなり曲げ伸ばしも制限されるようになり再診しました．鉤状突起結節に圧痛があり，外反動作でも同部に痛みがあります．画像検査では淡い骨膜反応のような骨新生がみられます．CTの前額面再構成画像で見ると骨造成の様子がよくわかります．

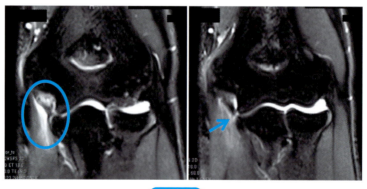

図Ⅱ-46

17歳，投手．連投2日目の5イニング目に"バチン"という弾発感とともに肘の内側痛が出現しました．1週後に近医でMRI検査をしたところ異常所見がみられ紹介となりました．靱帯を挟んで関節包の内外に血腫（青丸）が見え，遠位付着部付近に断端（青矢印）がみえます．

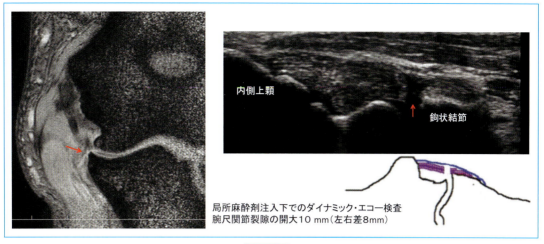

図Ⅱ-47

MRI（T2*）で内側側副靱帯の遠位付着部に断裂（左：赤矢印）を疑う像があります．右のエコー検査では遠位付着部での深層の全層断裂（右：赤矢印）を認め，ストレスを加えると関節裂隙は10 mm開大しました．浅層は残っています．

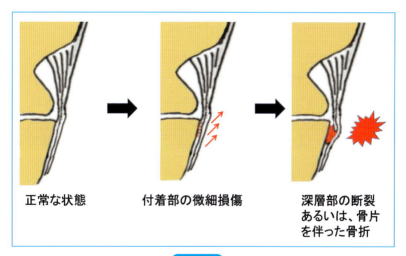

図Ⅱ-48

投球のたびに付着部および近傍では非石灰化線維軟骨層や線維層で微細損傷が生じ，ここに強大な牽引力が加わり，剥離や断裂に進展すると推測されます．

を聞きますと，ほとんどの選手が受傷前に肩や肘の張りを自覚していることが多くみられます．受傷後の診察では，肩後方の拘縮や胸郭の開大不全，胸椎伸展制限などの肩甲胸郭機能の低下がみられます．内側側副靱帯損傷には急性であれ慢性であれ，必ず身体機能の低下によるボディメカニクスの異常が背景に存在することが多くみられます．

急性発生の場合でも転倒時の脱臼とは異なり，図Ⅱ-48に示すように基盤には付着部の微細損傷があり，そこに一撃の強大な力が加わり，靱帯の深層部が断裂したり，付着部が骨ごと剥離したりすると推測されます．投球による靱帯損傷では肘の脱臼とは異なり，靱帯の浅層が破綻することはありません．

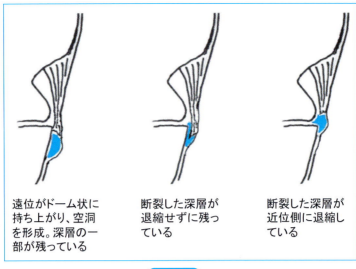

図Ⅱ-49

靱帯の深層が付着部で断裂，剥離してポケットを形成しているもの（左），深層が退縮しているもの（右），その中間のもの（中央）など断裂様式は多彩です．いずれのケースでも浅層は小さな穴が開いていることがあっても全体の構造は残っています．

深層部の剥離や断裂形態は図Ⅱ-49のように様々です．浅層が破綻することはないので断端部の中枢側への退縮は比較的少なく，受傷から時間が経っていても再縫合や縫着可能なことが多いです．

急性発生例は深層線維の断裂や剥離だけではなく，発生頻度は少ないですが，骨片を伴った剥離骨折の場合もあります．慢性経過によって生じた骨膨隆とは明らかに形態が異なります．尺骨側の遠位付着部はラップ・アラウンド構造をしており，広い面で牽引ストレスや圧迫ストレスを分散，緩衝しています．そのため近位付着部のような剥離骨折は起き難く，こういった例は珍しいことです．このような例では骨片が大きい時は観血的接合術の対象ともなりますが，時間をかければ保存的にも癒合します．図Ⅱ-50は保存的に癒合した剥離骨折の例です．

2．慢性経過の遠位付着部損傷

前斜走線維の遠位付着部は，「Ⅰ章-1.-3) 腱・靱帯付着部の微細構造，病理」の項で詳しく述べられているように，線維が鋭角に骨に張り付くような構造をしています．非石灰化線維軟骨層も薄く，石灰化線維軟骨層と骨層の境界も直線的で近位の付着部に比べて構造的に脆弱です．投球動作で外反動作が繰り返されると，遠位付着部には力学的ストレス（牽引および圧迫ストレス）が加わると，主に非石灰化線維軟骨層の部位で微小損傷が生じるのではないかと推測しています．一気にマクロレベルの損傷になったのが急性発生例ですが，微小損傷のままで慢性に経過することもあります．

遠位付着部およびその近傍はラップ・アラウンド構造をしているため，投球時に肘が外反位になった際には牽引力の一部が圧迫力に変換されて付着部に強い力学的ストレスが加わります．その結果マクロレベルの剥離がなくても，付着部に存在する非石灰化線維軟骨層は刺激（力学的ストレス）を受けて反応・増殖し，やがて石灰化線維軟骨

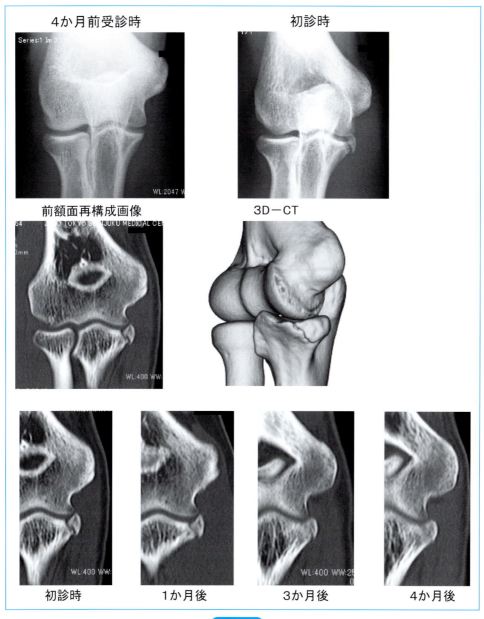

図Ⅱ-50

4か月前に別の理由で受診した時（上段左）は骨性の異常はみられませんが，"この一球"のエピソードがあり受診した時（上段右）は鉤状突起結節の骨折を認めます．慢性例にみられるような骨膨隆はありません．CTで精査すると前額面再構成画像（中段左）では骨折してわずかに転位しています．3D-CT像（中段右）では前後に広がる大きな骨片であることがわかります．手術を計画していましたがタイミングを逸し，保存的に経過をみることとなりました．受傷後3か月頃から癒合傾向を示し，4か月後にはほぼ癒合しました．

（画像提供：JCHO 東京新宿メディカルセンター　三嶋真爾先生）

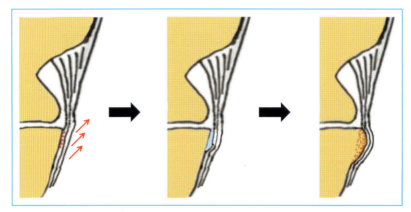

a．骨膨隆のメカニズムを模式図に示しました．非石灰化線維軟骨層に微細損傷が生じて修復機転が働き肥厚します．次いで石灰化線維軟骨層や骨層が肥厚します．この結果，骨棘や骨堤となり，時に骨棘骨折やオッシクルを形成します．

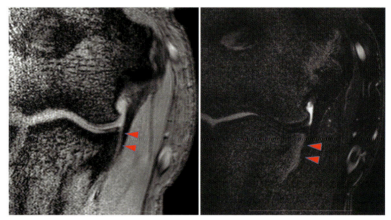

b．T2*（右）で尺骨側の付着部にTサインのように見える高輝度ライン（赤矢印）が見えます．これは付着部の非石灰化線維軟骨が肥厚したものと推測します．T2脂肪抑制画像（左）で見るとさらに深層の石灰化線維軟骨層に高輝度域（赤矢印）を認めます．

図Ⅱ-51

層や骨層が厚くなります（図Ⅱ-51-a）．骨性の膨隆ができると靱帯の走行が変わり，さらに投球時に加わる圧迫力は強まり，新たな変化を進めるようになると推測されます．慢性経過例の付着部では上記の2つのメカニズムで骨性膨隆が生じると推測しています．そしてこの変化はマイクロMRIで捉えることができます（図Ⅱ-51-b）．

3．骨性膨隆の形態

ラップ・アラウンド構造によって生じる圧迫力によって非石灰化線維軟骨層が刺激（微細損傷）を受けて肥厚し，骨性膨隆を生じます．膨隆すると靱帯の走行が変わり，圧迫力はさらに強くなり，骨変化を増長していくと考えられます．この骨性膨隆は骨棘様であったり，ドーム様，テーブル様であったり，棚様であったりします．図Ⅱ-52に代表的な形状変化を示しました．骨棘様変化ではオッシクルのような骨片を伴うことがありますが，これは牽引力で引きちぎれたのではなくラップ・アラウンド構造で生じた圧迫力で折れたと考えるほうが妥当ではないでしょうか．また最初か

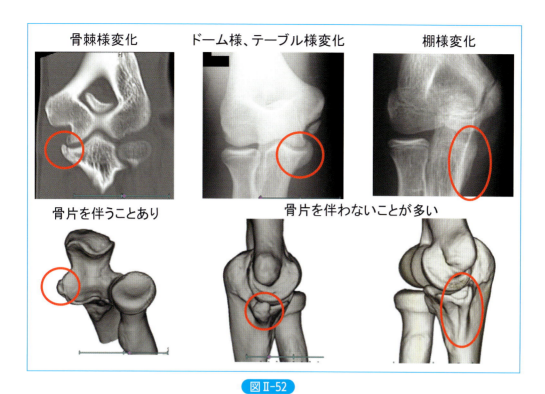

図Ⅱ-52

代表的な3種類の骨性膨隆を示しました．骨棘様変化，ドーム様あるいはテーブル様変化そして棚様変化です．

ら離れた状態で骨片が形成されることも多くみられます．ドーム様やテーブル様さらには棚様に遠位方向に長く突き出たものもあります．

次にこういった形状変化の違いが生じる理由として以下のようなメカニズムを考えています．付着部での非石灰化線維軟骨層の損傷の程度や方向の違いによって膨隆形態が変わるのではないかと推測します．骨棘様変化では損傷の範囲が遠位方向へも前後方向へも少ないです．ドーム様やテーブル様変化では損傷の範囲が遠位方向には限局していますが，前後方向では広いです．棚様変化をきたした例では遠位方向に長いですが，前後方向は比較的狭いと推測しています（図Ⅱ-53）．

棚様の膨隆した症例は当初は個体差で，元々の形態かと考えていました．しかしこういった症例の両肘をCTで比較してみたところ，こういった形状は非投球側にはみられないことから，個体差ではなく投球によって起こった変化であることがわかりました．棚様変化ではテーブル様と違って膨隆の程度が少ないことから単純X線像では気付きにくく，3D-CTや前額面再構成画像や軸位像でみると変化がよくわかります．軸位像でみると膨隆部の骨は骨梁構造が無く，骨折の治癒過程にみられるカールスに近いことがわかります（図Ⅱ-54）．

この変化をはっきりと捉えることができた貴重な症例を紹介します（図Ⅱ-55）．13歳の投手で，以前から多少の内側部痛はありましたが，投球はできていました．試合で強く投げた瞬間に激痛が走り，全く投げられなくなりました．来院時の所見は痛みのため屈曲も伸展も著しく制限されていました．圧痛は内側上顆にはなく，鈎状突起結節から前腕寄りにみられました．外反ストレスでも激痛を生じました．初診時の単純X線検査では滑車も内側上顆も骨化は進んでいますが，まだ骨端線は残っています．痛みのある鈎状突起結節か

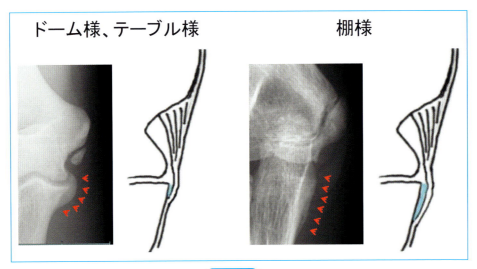

図Ⅱ-53

遠位付着部での微細損傷の広がりで形成される骨性膨隆の形状が変わるのではないかと推測しています．前後方向に広く損傷した場合はドーム様になり，遠位まで長く損傷した場合は棚様になるのではないでしょうか．

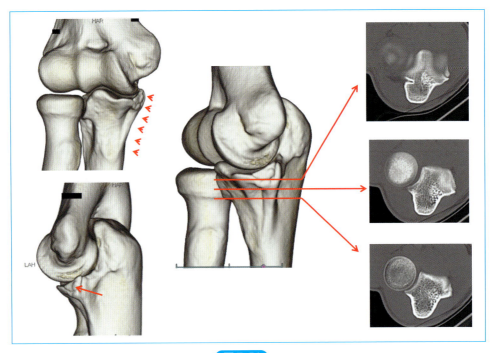

図Ⅱ-54

棚様の骨膨隆を3D-CTや軸位像で見たものです．膨隆部の骨は骨梁構造がなく，骨折の際にみられるカールスに近いことがわかります．

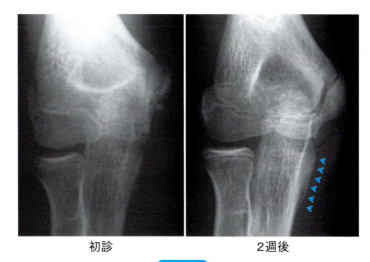

初診　　　　　　　　　2週後

図Ⅱ-55

初診から2週間後では鉤状突起結節から尺骨骨幹部にかけてカールス様の新生骨がみられます．

（画像提供：弘前大学医学部整形外科　石橋恭之先生）

ら尺骨の骨幹部にかけては特に変化がみられませんでした．2週間のシーネ固定後に再検査をした時には鉤状突起結節から骨幹部にかけてカールス様の新生骨がみられました．まさに前斜走線維の遠位付着部での剝離損傷の典型例ですが，よほどタイミングよく検査しないとこのような変化を捉えることはできません．

以上，遠位付着部および近傍で起こる急性，慢性の損傷について述べました．これまでの論文やテキストにはあまり取り上げられていない病態ですが，この障害で悩んでいる選手は多く，今後もっと注意する必要性を感じています．損傷のメカニズムに関しては推測の域を出ておらず，今後のさらなる臨床調査や病理組織学的研究が期待されます．

（柏口新二）

Ⅱ. 成長期（骨化進展期）の外傷・障害

2. 治療と対応
1）内側上顆障害の保存的対応―形態と機能的修復―

Key words
保存療法，形態的修復，機能的修復

Ⅰ はじめに

内側上顆障害は保存療法が優先的に選択されますが，ここではまず具体的な対応について述べ，次いで形態的・機能的な修復経過について解説します．

Ⅱ 具体的な対応

1．初診時の対応

1）病状の把握：主な訴えは痛みですが，その出現状況や程度を聴くことが重要です．痛みの出現の仕方は，ある一球での出現，投球数とともに増してくる痛み，投げ始めは痛いが投球数が増えるとともに軽減する痛み，全力投球や遠投でのみ生じる痛みなどがあります．ある一球で出現した場合には激痛のことが多く，投球のみならず打撃でも，時に日常生活にも支障をきたすことがあります．ただ大半の選手は，こうしたエピソードは無く，打撃や日常生活動作では痛みを感じることはありません．投球以外でも痛みを感じるか否かは症状の重症度を知る目安となります．

次に身体所見ですが，肘の可動域制限，圧痛と外反ストレス痛の有無をチェックします（図Ⅱ-56）．可動域制限では伸展のみ制限されていることが大半です．ただし伸展制限もわずかなことが

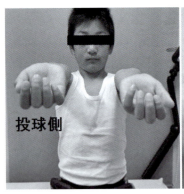
可動域制限

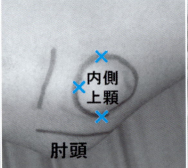
圧痛

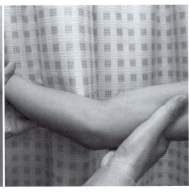
外反ストレス痛

図Ⅱ-56　身体所見のチェック項目

可動域制限，特に伸展制限の有無，内側上顆周辺の圧痛，外反ストレス痛の有無をチェックします．
（文献1より引用）

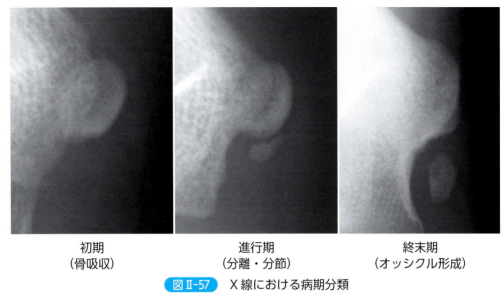

|初期|進行期|終末期|
|(骨吸収)|(分離・分節)|(オッシクル形成)|

図Ⅱ-57 X線における病期分類

初期では透亮像，進行期では分離・分節像，終末期では遊離骨片に特徴があります．
(松浦哲也：リトルリーグ肘(内側上顆障害)．山下敏彦・編，こどものスポーツ障害診療ハンドブック．p.57，中外医学社，東京，2013．図7より引用)

多く，肩関節を90°前挙し，前腕を回外して両肘を比べなければ見落してしまいます．圧痛は内側上顆の筋・腱・靱帯付着部に相当する内側上顆の前下端に多くみられますが，骨端核の後方よりやや前方，さらには前腕屈曲回内筋群そのものにみられる場合もあるので，指尖で押さえて丹念に調べる必要があります．外反ストレステストは少なくとも3つの異なった角度(例えば30°，60°，90°)で行うか，milking test や moving valgus test のように肘を動かしながらチェックします．

最後に画像診断ですが，基本的には単純X線をしっかりと読影することが大切で，45°屈曲位正面像が有用です．障害は単純X線像にて大きく初期(透亮)，進行期(分離・分節)，終末期(オッシクル)の3期に分けられます(図Ⅱ-57)．初期は骨化障害あるいは骨吸収を反映して骨端核の下端が欠けたようにみえます．進行期になると破壊と修復を反映して分離や分節化がみられます．終末期になり修復機転が停止すると離断した骨片(オッシクル)が遺ります．典型的な各病期のX線像と患者(選手)のX線像を比較して説明すると理解が得られやすいかもしれません．

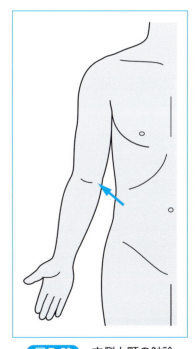

図Ⅱ-58 内側上顆の触診

手のひらを天井に向けて小指側が内側，親指側が外側になります．肘の内側の出っ張った部分(→)が内側上顆です．

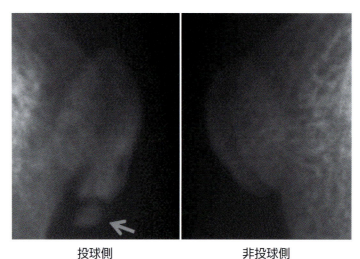

投球側　　　　　　　非投球側

図Ⅱ-59　X線における内側上顆障害の説明

非投球側と比較することで，投球側の内側上顆障害（→）をわかりやすく，選手や保護者に説明できます．

2）**病状説明の実際**：医師は内側上顆障害の病態を理解するべきで，この点については本書「Ⅱ章．成長期(骨化進展期)の外傷・障害　1．病態と診断」を参照してください．限られた外来診療時間の中で，簡潔にかつ的確な説明をするのは難しいですが，以下に具体的な説明例を記しますので参考にしてください．

「（内側上顆を触りながら）あなたが痛みを感じているのは，ここですね(図Ⅱ-58)？　ここは内側上顆と呼ばれる部分です．内側上顆は投げることによってストレスがかかりやすいのです．子どもで最も傷つきやすいのは骨の端にある軟骨部分で，二次骨化中心と呼ばれ，成長に伴い骨になります．内側上顆にも二次骨化中心があります．X線でみられる楕円形の部分が内側上顆の二次骨化中心です．反対の肘と比較してみると，内側上顆の下に小さな骨のかけらがみえますね．ここが傷んだ部分です(図Ⅱ-59)．」

3）**保存療法の内容とその説明**：保存療法の基本となるのは肘関節への負担の軽減で，具体的には投球の制限です．自覚症状としての痛み，身体所見としての内側上顆の圧痛，外反ストレス痛や可動域制限が消失するまで投球を中止させます．練習ではバッティング，捕球のみの守備練習，走塁は許可しています(図Ⅱ-60)．ギプスや装具については，本障害が外傷ではなく骨軟骨障害であるとの立場から使用していません．ただし痛みが強い場合にはバッティングも禁止し，短期間のシーネ固定や三角巾固定も考慮してよいと思います．また投球中止している間にボールの握り方のチェック，ストレッチ指導による柔軟性の改善，基本的な身体の使い方の指導を行うと症状の再発予防につながります．

また，初診時に今後の見通しについて説明しておくことも重要です．まず2～3週間後に再診してもらい，自覚症状と身体所見が消失していればキャッチボールから再開し，2～3週間かけて元のレベルに戻す予定であることを伝えます．X線での修復には2～3年かかることも珍しくないので，3か月ごとくらいでフォローアップすることを勧めます．その間は「痛くなれば休み，痛くなくなれば投げる」ということを繰り返すことを説明します．こうした対応で大半の選手が困ることなく，高校まで野球を継続できることを説明すると選手，保護者や指導者は安心します．

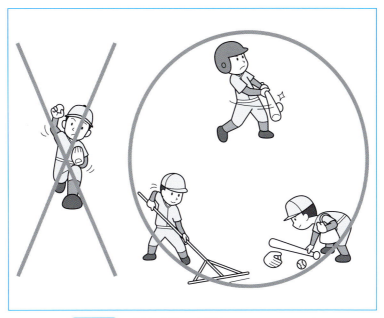

図Ⅱ-60　保存療法の実際(文献1より引用改変)

2．現場復帰までの対応

1）症状の変化：初診時に痛みを訴えていた選手も通常は2〜3週間投球を中止していれば，痛みは無くなっていきます．ただ圧痛，可動域制限，外反ストレス痛については残っている場合があり，これらの所見がすべて消失するにはもう少し日数を要します．一般的には可動域制限→圧痛→外反ストレス痛の順に消失することが多いようです．ただし野球選手では障害が無くても軽度の伸展制限を有している場合はあり，健側に比し5°程度の制限であれば病的と捉えなくても良いように思われます．外反ストレス痛が消失すれば，X線での修復を待つことなく投球を開始します．まずは塁間の半分の距離，山なりの強さで，20球程度のキャッチボールから開始し，徐々に距離，投球数，強度を高めていき約2〜3週でチームの全体練習や試合に復帰するようにします．ただし1か月以上の投球中止期間がある場合は復帰に4週以上かける必要があります．急ぎすぎると再発することがあります．完全復帰後は症状の再発を予防することが重要で，小学生では練習を週3日以内，1日2時間を超えないこと，全力投球数は1日50

表Ⅱ-10　小学生選手に対する予防対策

練習量の制限
　練習日数は1週間に3日以内，1日2時間以内とする

全力投球数の制限
　1日に50球以内，1週間では200球以内とする

球以内，週200球を超えないようにするべきです（表Ⅱ-10）．また，先にも述べたようにボールの握り方やコンディショニングのチェックにも注意を払うと良いでしょう．

2）X線の変化：X線での修復過程をみてみると，内側上顆下端にみられた透亮像の中に新生骨が現れます．新生骨，母床ともに肥大しながら徐々に骨性癒合していきます（図Ⅱ-61）．なかには経過中に分離・分節像がさらに分節化しながらも修復していく症例があります．修復には1年以上を要することが多く，初診時より2〜3年の経過を経て修復する症例も珍しくはありません．内側上顆の骨端線が閉鎖するまでは，修復する可能性があります．修復した場合の内側上顆は肥大や骨棘様変化を伴います（図Ⅱ-62）．修復しない例では母

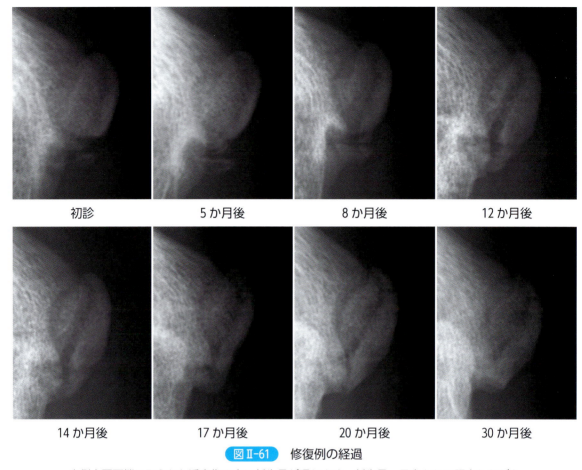

| 初診 | 5か月後 | 8か月後 | 12か月後 |
| 14か月後 | 17か月後 | 20か月後 | 30か月後 |

図Ⅱ-61　修復例の経過

内側上顆下端にみられた透亮像の中に新生骨が現れます．新生骨，母床ともに肥大しながら徐々に骨性癒合していきます．（「Ⅰ章-3.-2）単純X線，CTで何を見るか」　図Ⅰ-54より引用）

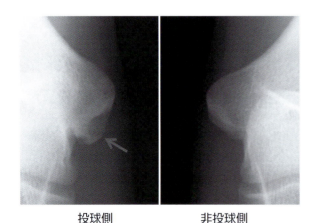

投球側　　　　　非投球側

図Ⅱ-62　内側上顆障害修復例の形態的変化

内側上顆障害は修復すると，非投球側と比較して肥大（→）している例が多くみられます．骨棘様に先鋭化している例もあります．

床，分節ともに肥大しつつも癒合不全となり，最終的には離断骨片（オッシクル）を形成します（図Ⅱ-63）．

　私たちが保存的に対応した20例についてみてみると，初診時のX線病期分類は初期5例，進行期15例でした．最終的には，初期全例と進行期の13例で修復しましたが，進行期の2例では離断骨片を形成しました．修復例の形態は肥大が初期の4例，進行期の12例にみられ，骨棘様変化が初期，進行期いずれも1例ずつみられました（表Ⅱ-11）．

　肥大，骨棘様変化と離断骨片といった形態変化のなかで，骨棘様変化と離断骨片，特に離断骨片で症状や機能低下が遺るのではないかと心配されます．しかしながら，そのような傾向はみられません．離断骨片を有していても全く支障なくプ

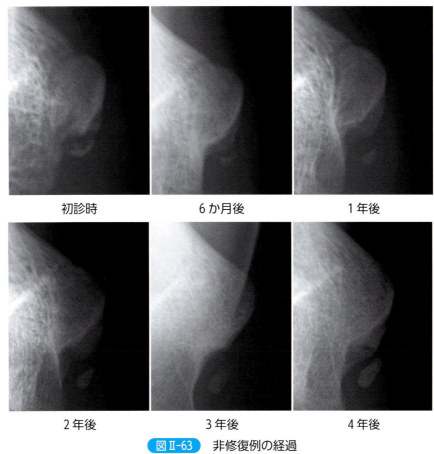

図Ⅱ-63　非修復例の経過

母床，分節ともに肥大しつつも癒合不全となり，最終的には離断骨片を形成します．
(松浦哲也：リトルリーグ肘(内側上顆障害)．山下敏彦・編，こどものスポーツ障害診療ハンドブック．p.62，中外医学社，東京，2013．図12より引用)

表Ⅱ-11　内側上顆障害の保存療法による形態的変化

保存療法の結果		
病期	形態変化	
初期　5例	肥大	4例
	骨棘様変化	1例
進行期　15例	肥大	12例
	骨棘様変化	1例
	遊離骨片	2例

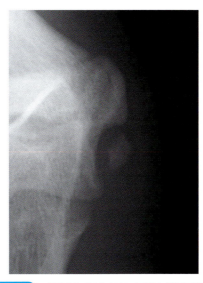

図Ⅱ-64　症状を有さない内側上顆非修復例

終末期の内側上顆障害で大きな骨片を有していますが，全く疼痛等の症状がありません．

レーしている選手はプロ，アマ問わずたくさんいます(図Ⅱ-64)．離断骨片を有する選手が痛みを訴えれば，痛みの原因を離断骨片に求めてしまいがちですが，丹念に痛みの部位を探ると鉤状結節周囲にあることが多いのです．物体に力学的ストレスが加わった場合に壊れやすい最も弱い部位を最脆弱部位といいます．肘の内側の最脆弱部位は骨端線閉鎖前には内側上顆で，骨端線閉鎖後には鉤状結節になります．そのために年齢とともに圧痛が内側上顆から鉤状突起結節に変わるのです．

Ⅲ まとめ

内側上顆障害に対する保存療法の基本は肘関節への負荷の制限です．離断性骨軟骨炎のように厳重な制限は必要なく，自覚症状や他覚症状が消失すればX線での修復を待つことなく投球を再開します．定期的にX線で修復状況を観察しますが，修復するのに数年を要することも稀ではありません．修復しなかった場合には離断骨片を形成しますが，機能的な予後は必ずしも悪いものではありません．

(松浦哲也)

文　献

1) 松浦哲也：保存的に治す─無刀流の治療　その極意について─．岩瀬毅信，柏口新二，松浦哲也・編，肘実践講座　よくわかる野球肘　離断性骨軟骨炎．p.147, 全日本病院出版会，東京，2013.

肘実践講座　よくわかる野球肘　肘の内側部障害—病態と対応—

II. 成長期（骨化進展期）の外傷・障害

2. 治療と対応
2）手術が必要な内側上顆の骨端および骨端線の障害

Key words

内側上顆骨端離開，内側上顆下端裂離骨折，投球障害

I 内側上顆部骨軟骨障害の病態

投球による上腕骨内側上顆部の骨軟骨障害は，内側上顆骨端離開，内側上顆下端裂離骨折，下端の分節化（牽引性骨端軟骨障害）が挙げられます[1]．内側上顆部の骨軟骨障害は頻度が高く，小学校高学年の野球選手では約40％に障害が存在するという報告もあります[2]．

II 内側上顆骨端離開

投球側の内側上顆骨端線の開大が非投球側のX線写真と比較して確認できます．内側上顆の前面には屈筋群が付着しており，後面にはそれに対する拮抗筋がないため骨端線は後方から開大してきます[1]．内側上顆骨端線の開大が少ない初期発見例では投球中止とリハビリテーションを中心とした保存療法で競技復帰が可能です．初期発見例では局所の疼痛が強い症例は少なく，内側上顆下端裂離骨折，離断性骨軟骨炎，肘頭骨端離開などを合併している場合も少なくありません．本障害は，投球動作の繰り返しによって骨端離開が徐々に進行しますが，時に全力投球や遠投時に自家筋力による損傷が起こることもあります[3]．前駆症状の後に一撃（1球）で内側上顆が転位するため激痛が生じ，投球は不可能となります（図II-65）[4]．

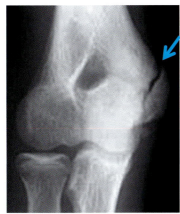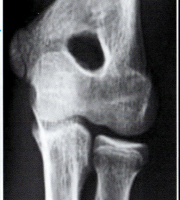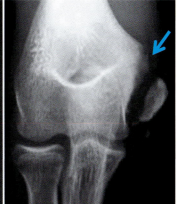

初診時投球側　　　　　　非投球側　　　　　　初診から2か月後

図II-65　内側上顆骨端離開．安静指示を守れず悪化した例

初診時の骨端線開大は投球側でわずかに認めるのみでした．
安静指示を守れず，初診から2か月後，遠投時急激に悪化し，投球不能となりました．

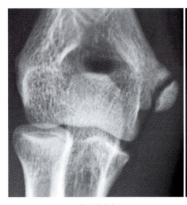 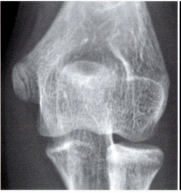 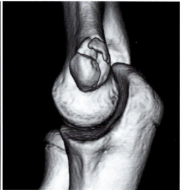

投球側　　　　　　　　　　非投球側　　　　　　　　　投球側 3D-CT

図Ⅱ-66　手術が必要な内側上顆骨端離開例

転位距離 3.4 mm．裂離した内側上顆は屈筋群の牽引によって前方へ転位しています．

内側上顆には屈筋群や内側側副靱帯(MCL)が起始しているため内側上顆の転位は内側支持機構の破綻を生じます[1]．内側上顆は肘の安定性に重要な役割を果たしており，外反動揺性が残存した場合には多くのスポーツで復帰が困難になります．内側上顆は肘部管の構成要素としても重要ですが[5]，偽関節を形成すれば遅発性尺骨神経麻痺が生じる可能性があります[1]．

1．手術の適応

1回の外力で発症し，骨端線の開大が3mm以上と大きい症例では，ギプスをはじめとした外固定のみでは治癒しにくいと考えられています．手術で整復し引き寄せ締結法(tension band wiring：TBW)による固定が有効です[1]．

2．手術適応

① 転位が3mm以上の症例(図Ⅱ-66)
② 外反動揺性(不安定性)がある場合は3mm以下でも手術適応

3．当院における手術症例の提示

症　例：13歳，中学1年生，内野手(男子)(図Ⅱ-67)．以前より肘内側部痛を自覚していましたが，全力投球可能であったため競技を継続していました．練習中に遠投1球で肘関節内側痛が出現し，激痛と肘関節可動域制限により投球不能となりました．初診時のX線では投球側内側上顆骨端線の開大(開大距離4mm)を認め，内側上顆に著明な圧痛を認めました．手術(引き寄せ締結法)を施行し，術後経過は良好で3か月で抜釘，術後5か月で疼痛なく競技へ復帰しました．

4．陳旧例の骨端線離開や閉鎖不全に対する対応

骨端線離開はよくみられるX線変化ですが，疼痛があるものはそれほど多くありません．しかし，14～15歳以上で閉鎖不全が有り，内側上顆後方に疼痛を有する場合には，そのまま投球を続けていると骨折に至ることがあります．したがって，疼痛が同部位に明らかであるならば，手術治療が必要になります．陳旧例の場合，骨端線の軟骨は癒合しにくく一度掻爬して軟骨成分を取り除く必要があります．掻爬してから引き寄せ締結法で固定すると骨癒合がよく得られます．

5．手術療法の実際

1．内側上顆の後方より内側上顆稜を骨膜下に展開していき，総屈筋群とともに裂離した内側上顆を露出します(図Ⅱ-68)．尺骨神経を保護しながら内側上顆稜近位を2～3cmほど剝離します．

2．肘関節屈曲，手関節掌尺屈位に保ちながら，骨把持鉗子を用い，骨片を破損しないように愛護的に近位に引き上げながら整復し，後面のアライメントを確認します(図Ⅱ-69)．

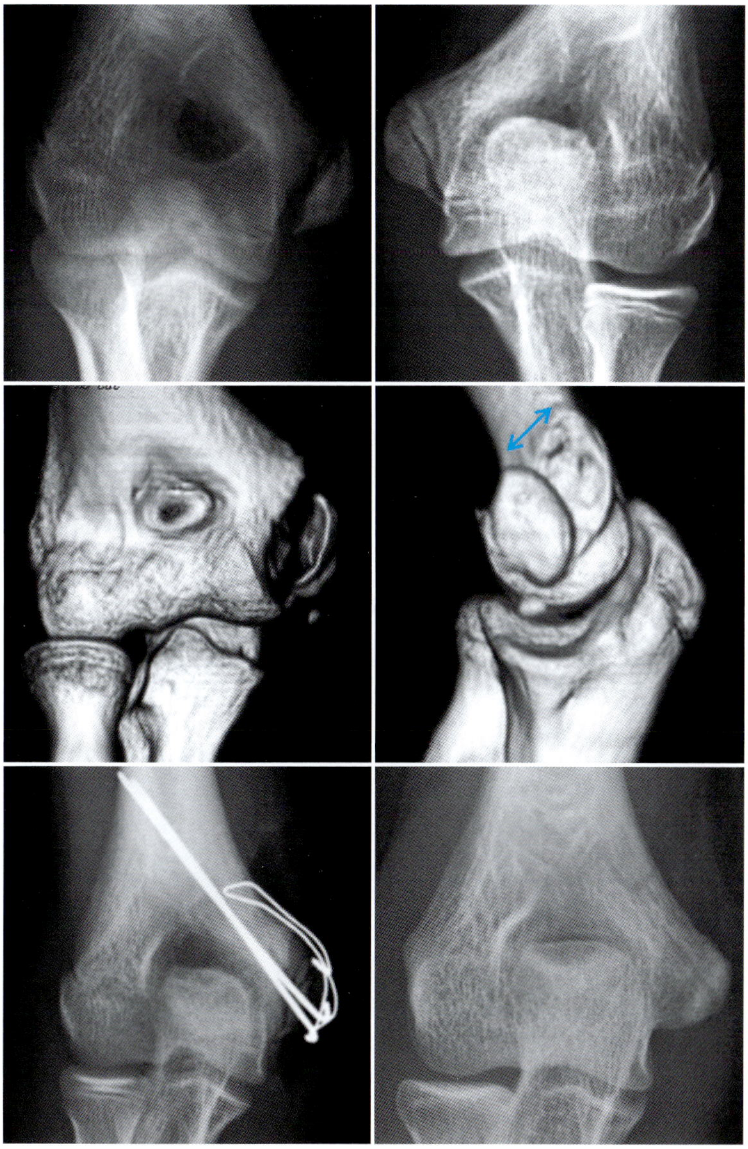

図Ⅱ-67
内側上顆骨端離開の手術例
13歳，中学1年生
a：初診時投球側X線
b：初診時非投球側X線
c,d：初診時投球側3D-CT．離開幅も前方転位も著明です．
e：術後X線
f：抜釘後X線

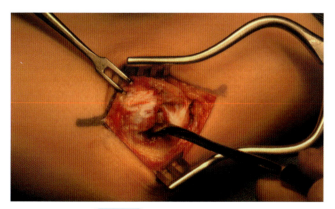

図Ⅱ-68　内側上顆の露出

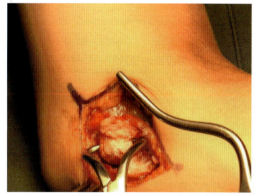

図Ⅱ-69　骨片の整復
整復しながら後方のアライメントを確認します．

2．治療と対応　2）手術が必要な内側上顆の骨端および骨端線の障害

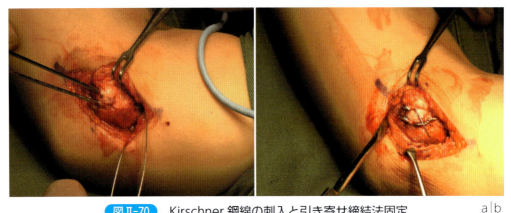

図Ⅱ-70 Kirschner 鋼線の刺入と引き寄せ締結法固定　　　a|b

Kirschner 鋼線 2 本を平行に刺入し（a），8 の字締結にて引き寄せ締結法で固定します（b）．

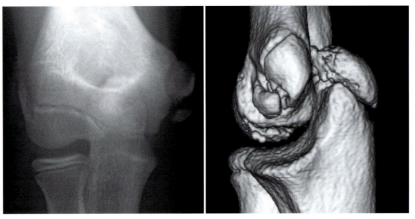

投球側屈曲 45°正面像　　　　　投球側 3D-CT

図Ⅱ-71 手術が必要な内側上顆下端裂離骨折

転位距離 4.4 mm，骨片横径 6 mm．受傷後 3 か月経過し局所の圧痛と投球時痛を認めます．

3. 1.5 mm の Kirschner 鋼線 2 本を平行に刺入します（図Ⅱ-70-a）．内側上顆より 2〜3 cm 近位に 0.6〜0.8 mm soft wire を刺入し，8 の字締結にて固定を行います（図Ⅱ-70-b）．鋼線による尺骨神経への刺激がないか注意深く肘を屈伸して確認します．

Ⅲ 内側上顆下端裂離骨折

内側上顆下端裂離骨折は肘外反ストレスによって繰り返される MCL 起始部の牽引力が原因であると考えられます．9〜10 歳頃では裂離骨片がみられないこともありますが，これは靱帯起始部が軟骨成分であり，靱帯の牽引力による一種の sleeve fracture と思われます[2]．小学校高学年頃には，裂離した骨片が X 線写真で明らかになるため経過観察が容易になります．新鮮例では，ほとんどの症例において保存的治療で骨癒合が可能です．我々の施設では，初期例に対して外固定を用いた保存治療を実施しています．内側上顆下端裂離骨折と診断された 151 例（平均年齢 11.2 歳）に対して初期外固定（4〜6 週）を行った保存治療成績（平均経過観察期間 135.7 日）では，初診より 3 か月経過時点で 146 例（96.7％）に骨癒合が得られ，150 例（99.3％）が野球競技への復帰を果たしました．一方，骨癒合の得られない症例でも疼痛

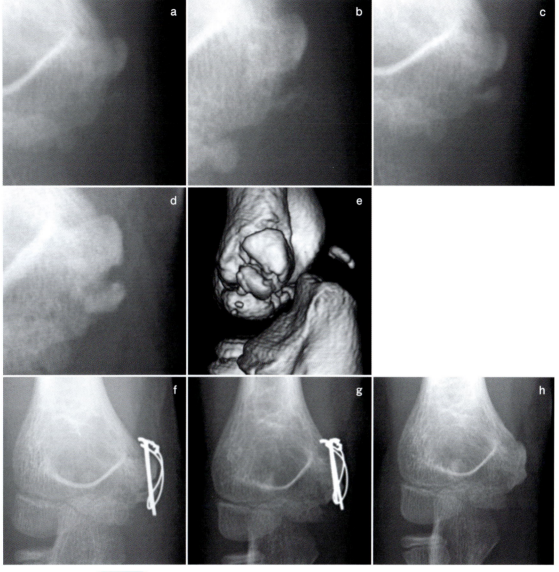

図Ⅱ-72 実際の手術症例(内側上顆下端裂離骨折):11歳,小学生
　　a:初診時　　b:3か月後(投球開始)　　c:6か月後(疼痛再発)
　　d:8か月後　e:8か月後 3D-CT
　　f:術直後　　g:術後1か月　　　　　　h:術後3か月抜釘後

を自覚しない場合もありますが,中学・高校生以上になって競技レベルが上がってくるにしたがって有症状例が多くなることを経験します[6].

内側上顆下端裂離骨折の治療の主体は保存療法であり予後も良いと報告されています.では,どのような症例に対して手術が必要であるか,以下に述べていきます.

1. 手術の適応

骨片があるからといって安易に手術をすることはありません.骨片転位(分節間距離:分節離断骨片と母床の距離)が4mm以上,あるいは初診時すでに受傷後3か月を過ぎ,局所の圧痛が持続する症例で,早期に競技レベルへのスポーツへの復帰を希望する場合は引き寄せ締結法による手術的治療を行います[1].

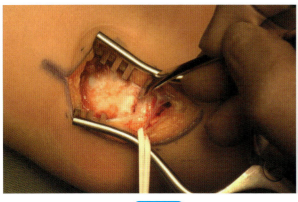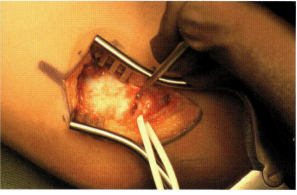

図Ⅱ-73　裂離骨折部の露出(a)と内側上顆下端の新鮮化(b)　　a|b

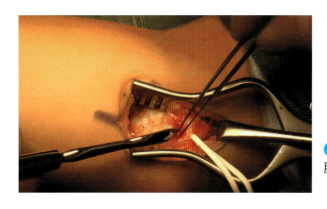

図Ⅱ-74
肘頭から採取した海綿骨の移植

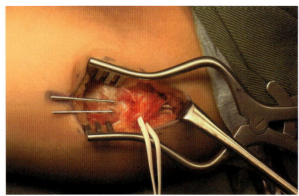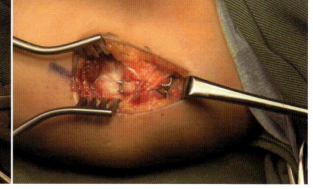

図Ⅱ-75　Kirschner鋼線の刺入と引き寄せ締結法固定　　a|b
Kirschner鋼線2本を平行に刺入し(a)，8の字締結にて引き寄せ締結法で固定します(b)．

手術適応
① 屈曲45°正面像で転位が4mm以上(図Ⅱ-71)．
② 大きな骨片(5mm以上：MCLが付着し骨接合術が可能)．
③ 受傷後より少なくとも3か月以上経過し，その後において骨片癒合の傾向がみられない．
④ 局所の圧痛，外反ストレス痛が持続して投球できない．
⑤ 今後競技レベルで野球を継続したいという強い希望がある．

2．当院における手術症例の提示
　症　例：11歳，小学生，捕手(男子)(図Ⅱ-72)．

初診時のX線では内側上顆下端の裂離像を認め，内側上顆下端に限局した圧痛と投球時痛を認めました．保存療法を開始し，投球禁止とリハビリテーションを施行しましたが3か月で骨癒合は得られませんでした．局所の圧痛と外反ストレス痛が消失したことを確認して練習を開始し，初診時より6か月後に競技へ復帰しましたが，肘内側痛が再発し2か月後に来院しました．画像上骨癒合が得られておらず，内側上顆下端部の圧痛と外反ストレス痛を認め，今後も野球を継続したいという強い希望があり手術療法（引き寄せ締結法）を選択しました．術後3か月で抜釘，術後6か月で疼痛なく競技復帰を果たしました．

手術療法の実際

1. 内側上顆下端前方の骨片を触知しながらMCLの走行に沿って総屈筋群を線維方向に分けて進入します．近位方向へ引き寄せが可能であれば，靱帯・骨片周囲の剝離は必要ありません．
2. MCLの肉眼的性状と靱帯実質部の緊張，そして，骨片とMCLとの連続性を確認します．骨片と内側上顆間の偽関節部の瘢痕を切除し，骨片の海綿骨が出るまで小円刃刀で新鮮化します．内側上顆下端前方もノミまたは小円刃刀で新鮮化します．骨片の遠位付着部でのMCLの損傷がないことを確認し，骨折部の瘢痕組織をしっかり搔爬します（図Ⅱ-73）．
3. 肘頭から小皮切で海綿骨を採取し，搔爬した偽関節部に海綿骨を移植します（図Ⅱ-74）．骨片が引き寄せられない場合は間隙に十分海綿骨を移植し，引き寄せ締結法で圧着することで骨癒合が得られます．
4. 内側上顆後面のKirschner（キルシュナー）鋼線が近位に出てくる部位を骨膜下に剝離し尺骨神経を保護します．骨片側より0.9～1.0 mmのKirschner鋼線2本を平行に刺入します（図Ⅱ-75-a）．鋼線が平行に入っていれば多少の隙間があっても圧着可能です．
5. 0.46～0.55 mm soft wire（ソフト・ワイヤー）を8の字締結とします（図Ⅱ-75-b）．骨片側の鋼線の尖った先端を切り，鋼線を中枢側よりゆっくり引き抜き，wireから2 mm残しておきます．鋼線の遠位側が長すぎると自動運動開始後にMCLを損傷する可能性があります．中枢側を内側上顆後面に合うように曲げて，尺骨神経を刺激しないようにします．

Ⅳ 後療法

内側上顆骨端離開，内側上顆下端裂離骨折の両手術後は，ギプス固定は約2週間とし，固定を除去してから自動運動を開始します．術後3か月までに可動域と筋力の回復および全身の身体機能を向上させます．鋼線先端による靱帯への刺激を防ぐため，鋼線抜去は3～4か月で行い，4～5か月で徐々に競技復帰させていきます．

Ⅴ まとめ

1) 手術適応となる症例は多くはなく，ほとんどの症例で保存療法が有効です．
2) 内側上顆骨端離開は，1回の外力で発症した骨端線の開大が3 mm以上と大きい症例では，ギプスをはじめとした外固定のみでは治癒しにくいと考えられ，手術的に整復し引き寄せ締結法による固定が必要です．
3) 骨片転位が4 mm以上，あるいは初診時すでに受傷後3か月を過ぎ，局所の圧痛・投球時痛が持続する症例で，今後も競技レベルへのスポーツ復帰を希望する場合は引き寄せ締結法による手術的治療を行います．
4) 裂離骨片の残存はその後のパフォーマンスに影響を及ぼす可能性があるので骨癒合を得ることが望ましいと考えられます．

（古島弘三・伊藤恵康・岩部昌平
宇良田大悟・宮本　梓）

文　献

1) 伊藤恵康：肘関節外科の実際　私のアプローチ．p. 215-227, 南江堂, 東京, 2011.
2) 松浦哲也ほか：野球による発育期上腕骨内側上顆骨軟骨障害の追跡調査．日整外スポーツ医会誌 **17**：263-269, 1998.
3) 田名部誠悦ほか：投球時に自家筋力により発生したと考えられる上腕骨内上顆骨折の6例．臨スポーツ医 **2**：85-88, 1985.
4) 辻野昭人ほか：内側型野球肘牽引障害の病態と治療．骨・関節・靱帯 **18**：975-983, 2005.
5) 岩部昌平ほか：希有な剥離様式を示した小児上腕骨内側上顆骨折の4例．日肘研会誌 **3**：71-72, 1996.
6) 古島弘三：投球障害における裂離骨片を伴った肘内側側副靱帯損傷．日肘会誌 **19**：102-105, 2012.

肘実践講座　よくわかる野球肘　肘の内側部障害―病態と対応―

II．成長期（骨化進展期）の外傷・障害

2．治療と対応
3）手術が必要な尺骨鉤状突起結節の外傷・障害

Key words
骨性膨隆，靱帯修復術，鉤状突起結節，付着部

I　保存的対応とその限界

　これまで尺骨鉤状突起結節の骨性膨隆については外傷や障害と認識されておらず，治療や対応についても体系的な記載はありません．膨隆があれば全例が手術適応ではなく，また保存的対応だけで現場復帰できるとも限りません．現時点までに経験的にわかった事実を報告します．

　10歳代半ばの急性期例では3，4か月の保存的対応で治まることが多く，具体的な対応方法について述べます．痛みが強くデッドアーム状態の場合は2，3週間のシーネ固定をすることもあります．屈曲や伸展の最終域でのみ痛むような状態では固定不要です．屈曲，伸展の自動運動は許可しますが，外反ストレスが加わらないように注意します．可動域が回復し，鉤状突起結節の圧痛がなくなれば前腕屈筋群の強化や上半身のプッシュ系，プル系の筋トレも再開し，投球再開の準備をします．経験的な判断ですが，2，3か月の投球中止期間を設けたほうが良いと考えています．この中止期間中に肩甲胸郭機能や骨盤帯，股関節周囲の機能低下があれば，改善に努めます．肘の内側支持機構の障害は肩甲胸郭や下半身の機能障害が根底にあることが多いからです．

　図II-76に保存的対応で現場復帰できた典型例を示します．初診時すでに骨性膨隆と骨片を認めます．CTでみると骨性膨隆は幅も長さも比較的限局していることがわかります．2か月間投球を中止して経過をみると，可動域も回復して局所の圧痛も無くなり，X線像でも骨片の癒合（融合？）が観察されました．前額面再構成画像でみると骨片の存在と2か月後の癒合状態がより明瞭にわかります．

　保存的対応をいつまで続けるかという問題があります．半年も1年も続ければ治癒する症例も増えるかもしれませんが，学生であれ社会人であれ，限られた期間の中で選手生活を送っていることを考えれば，できるだけ早く手術を適応するかどうかの結論を出す必要があります．一つの目安ですが，保存的対応期間は3か月，延長しても4か月までとしています．局所の安静と身体機能を改善しても，投球時の痛みが消えない場合は，画像検査所見を参考に修復術などの手術治療に切り替えます．また慢性例の場合でも一度は3か月の保存的対応を行うことを原則としていますが，チーム内の立場や残された時間などの社会的適応を考慮せざるを得ないこともあります．1年以上にわたり症状が続いている慢性例ではすぐに手術を適応することもあります．

II　遠位付着部修復術の実際

1．手術のポイント

　適応は鉤状突起結節の付着部由来の痛みがあること，そして保存的対応で効果がみられなかった場合です．痛みの主病巣が特定できない場合や靱

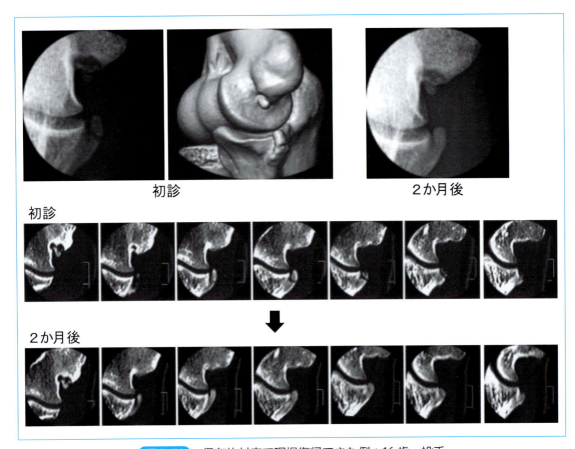

図Ⅱ-76 保存的対応で現場復帰できた例：16歳，投手
以前より右肘の内側痛はありましたが，急に痛みが強くなり来院しました．
2か月の安静で骨片が癒合（融合）し，3か月で現場復帰できました．

帯実質部全体に著しい変性が広がっている場合は適応としません．特に尺骨神経由来の痛みとの鑑別は注意する必要があります．

手術内容は骨性の膨隆の切除と付着部の再縫着です．骨性膨隆があると線維の走行が変わり，外反ストレスで緊張がさらに高まります．この悪循環を断ち切るためにも膨隆部を切除する必要があります．前腕屈筋群を線維方向に分けて進入し，前斜走線維の浅層を縦切します．次いで深層を観察し，症状に応じた対応をします．膨隆部は付着力が低下しており，容易に剥離できます．膨隆部の切除の際には尺骨神経を圧迫したり，傷つけたりしないように細心の注意をします．切除後に剥離展開した線維を縫着しますが，骨にアンカーを打ち込んで深層と浅層を一緒に再縫着します．深層が剥離・断裂している場合には浅層を縦切し，滑膜や瘢痕組織を注意深く切除しながら観察すると，退縮した断端を見つけることができます．退縮した深層を剥離して可及的に引き寄せてから浅層と一緒にアンカーの糸を掛けます．アンカーの種類にはこだわりませんが，数は展開した範囲の大きさによって1個にするか2個にするかを決めます．

2．代表症例

15歳，捕手．中学2年生からセカンドへの送球時に右肘内側に痛みがありました．中学3年生の夏に痛みが強くなり受診しました．近位に大きなオッシクルがありますが，この部位の疼痛はなく，

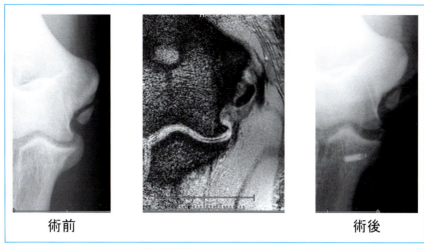

図Ⅱ-77　症例：15歳，捕手

内側上顆下端に大きなオッシクル，そして鉤状結節にドーム状の骨膨隆を認めます．MRIではAOL（前斜走靱帯）は近位でオッシクルを包み込むように付着し，靱帯実質部の輝度は均一です．術後は遠位に一部骨膨隆が残っていますが，アンカーで付着部が修復されています．

MRIでも近位付着部から靱帯実質部の輝度変化はありませんでした．3か月間の保存的対応をした結果，塁間までのキャッチボールはできるまでに回復しましたが，それ以上の距離は痛みのために投げられませんでした．手術を迷っていましたが，進学予定の高校の監督からの勧めもあり，中学3年生の12月に修復術を行いました．膨隆部はテーブル様で大きく,可及的切除となりました．アンカーで浅層部と深層部を縫着し付着部を修復しました．術後2か月半から投球練習を開始し，段階的に距離と球数を増やしていきました．夏にはセカンドまでの送球ができるようになり，高校1年生の秋には捕手としてレギュラーの座を獲得することができました（図Ⅱ-77）．

3．手術適応の判断

どういう場合が修復術の適応で，どういった場合が保存的に治るかの判断は容易ではありません．これまでの経験で結果的に修復手術となった例の特徴を列挙します．
① "バチン" という弾発感のエピソードがあった．
② 4か月以上投球を中止しても内側部の疼痛がとれない．
③ 遠位付着部にピンポイントで強い圧痛を認める（左右差あり）．
④ MRIや超音波検査で靱帯の断端（全層断裂）が観察できる．
⑤ MRI脂肪抑制画像で靱帯を挟んで関節包の内外に高信号像を認める．これはいわゆるTサインで断裂部からの血腫もしくは関節液の漏出である．
⑥ 局所麻酔剤の関節内注入下でのエコー検査で腕尺関節裂隙の大きな開大（8 mm以上）を認める．受傷してからの時間経過で開大しなくなることもある．
⑦ 生食や局麻剤を注入してのエコー検査で長軸像，短軸像で "ポケット" の形成をみる．（これは剝離した部位に関節液が流入して膨らんだもの）
⑧ 外反ストレスを加えながらのエコー検査で靱帯の深層部がずれて滑走する．

手術を適応した症例では上記の特徴を複数併せ

持っている場合が多いです．活動期間が限定されている選手が上記の特徴を2つ，3つ併せ持っている場合は，早期復帰のために受傷早期に手術を適応しても良いかもしれません．これまでの経験で注意することとしては，尺骨神経由来の痛みや滑膜炎との鑑別です．特に尺骨神経痛は圧痛点や痛みの出方，その発生メカニズムが共通していることから鑑別が困難です．安静時痛があり，項頚部や前胸部に圧痛や放散痛がある場合は尺骨神経障害が原因なので，対応を変える必要があります．尺骨神経障害は大多数の症例が肩甲胸郭機能の改善や上腕，前腕への運動療法で寛解に導くことができます．滑膜炎は関節内へのステロイドの注入が著効することがあります．決して画像所見だけで手術を急いではいけません．

（柏口新二）

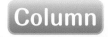

「保存的治療に抵抗」は本当？　再建手術の若年齢化への警鐘

　内側側副靱帯損傷による再建術から競技復帰した投手に聞きますと，イメージ通りのボールが投げられるようになるまで手術後約2年かかったといいます．プロや社会人野球の選手は強化すべき時期（15～20歳）に十分な練習を積んでおり動作が安定しています．内側側副靱帯の再建術は基礎練習を積むべき時期（高校）に鍛え上げ動作が安定し，野球で進学や就職を考えている選手が適応になります．社会人野球の投手で靱帯再建術を受けた選手を2人フォローした経験がありますが，傍で見ていて本当に大変でした．手術後約4か月は再断裂のリスクがあるため，思い切り動けないため選手にとっては大変なストレスであったといえます．一方，野球ができない苦しみに耐えたことで，心が強くなったというプラス面もあります．靱帯再建術の社会的条件としては，長く辛いリハビリテーションに耐えられる心（精神力）があることと，野球を職業として続けられるような競技レベルにあり，競技復帰した際にチームでの立場（ポジション）があることです．競技復帰しても野球を継続する場がない選手が手術を受けることは控えた方が良いです．また，長い期間のリタイアを許容してもらえる指導者などチームの理解も重要です．筆者は中学生の硬式野球チームで全国大会で活躍し，甲子園常連校に入学した選手が高校1年生で靱帯再建術を受け途中で野球を断念したという苦い経験を持っています．この投手は指導者からの要請で筆者が整形外科医を紹介し手術を受けましたが，心のケアをできない環境での手術はすべきではなかったと反省した事例です．これらのことを総合的に考えると中学・高校生での適応の範囲は極めて狭いと言わざるを得ません．

　そもそも使い込んだ靱帯（投手であれば140 km／時のボールを10年近く投げた）とそうでない靱帯は分けて考えるべきであると思います．靱帯損傷で手術が必要と診断を受けた選手を約20名競技復帰させていますが，これらの多くは高校・大学の選手で使い込んだ靱帯ではありません．また，内側側副靱帯損傷の診断で運動療法を含めた競技復帰のための適切なリハビリテーションができる人材のもとで保存的治療をしているかどうかで再建術を受けるかどうかが決まります．運動療法の知識や技術があり，投球動作を熟知している人でなければ競技復帰に向けた適切なプロセスを組み立てることは困難です．「保存的治療に抵抗」という手術適応をもう一度見直し，真の手術適応は何かを検討し，それが広がることを期待したいです．

　野球少年は指導者や医師の言うことは素直に聞く傾向があるので，「手術をしなければ投げられない」というと，素直に手術を選択する選手が多い．本来，手術は最終的な治療方法です．長期的なビジョンを示したうえで，「やるだけのことをやってダメだったら手術」を選択するべきです．「中学3年生の夏で野球を終えてから，高校入学までの期間にリハビリテーションをして高校で満足なプレーをするために再建術を行う」というと，もっともらしく聞こえますが，このような考え方は疑問です．筆者は25年間野球現場や医療機関で多くの野球選手をサポートしてきましたが，中学3年生や高校生で再建術を勧めた選手は1人もいません（高校野球終了後の選手は1人いる）．学会では発表されていませんが，中学3年生で再建術を受けている選手が全国各地にいるという話を耳にしたことがあります．実際に中学3年生で再建術を受けた選手にも複数名会ったことがあります．上腕骨小頭離断性骨軟骨炎や肘頭骨端線障害では中学3年生で野球を終えてから，高校入学までの期間に手術をすることがあるでしょうが，内側側副靱帯損傷に当てはめるべきではありません．画像診断だけで靱帯再建術の適応は決められません．

痛みの質とその経過が手術適応を決める基準になり，詳細に評価をしたうえで適切な保存療法を受けながら十分な経過観察期間を経たうえで手術適応を決めなければなりません．特に再建術に関しては医学的な適応よりも社会的適用を重視すべきです．中学・高校の内側支持機構障害の治療選択での靭帯再建術は限りなくゼロに近いと言わざるを得ません．

〔能勢康史〕

Ⅲ. 成人期（骨化完了期）の外傷・障害

III. 成人期(骨化完了期)の外傷・障害

1. 病態と診断
1) 成長期内側上顆障害と成人期の障害の関係

Key words

内側上顆下端，遺残骨片，内側側副靱帯損傷

I 内側上顆裂離骨折と内側側副靱帯損傷

　成長期の内側上顆下端裂離骨折の遺残は，成人期内側障害の代表的疾患である肘内側側副靱帯(以下，MCL)損傷に関与すると考えられています[1]．裂離骨片(以下，骨片)は，成人期においても少なからず目にする所見であり，成長期の内側上顆下端部の裂離骨折が不全治癒した結果，骨片が遺残したものであると推測されます．この骨片の残存は，疼痛とパフォーマンスの低下をきたすことが危惧されています[2)~4)]．身体機能改善を目的としたリハビリテーションで競技復帰が可能になる症例も存在しますが，内側支持機構が破綻した場合，全力投球ができなくなり復帰困難となることもあります．我々の施設では，競技レベルのMCL損傷者220名(平均年齢17.3±3.2歳)について初診時の内側上顆下端の骨片の有無(図III-1-a)，内側上顆下端裂離骨折後の変形癒合の有無(図III-1-b)，MRIによる前斜走靱帯(AOL)の損傷状態(部分損傷または完全損傷)(図III-2)を評価し，これら3つの因子が保存療法(3か月以上)の抵抗因子になり得るかどうかについて検討しました．対象の220名中，内側上顆下端の変形癒合または骨片を認めた症例が104名(47.3%)存在していました．MCL損傷をきたした者の半数近い症例が学童期に内側上顆下端部の裂離骨折を経験していた可能性が示唆されました．このような症例

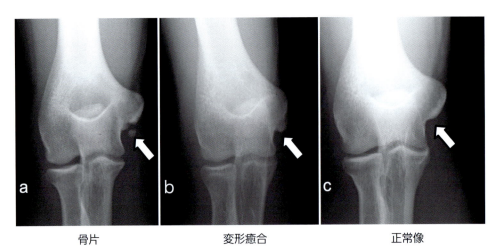

図III-1　X線評価(肘関節45°屈曲位正面像)
a: 骨片　b: 変形癒合　c: 正常像

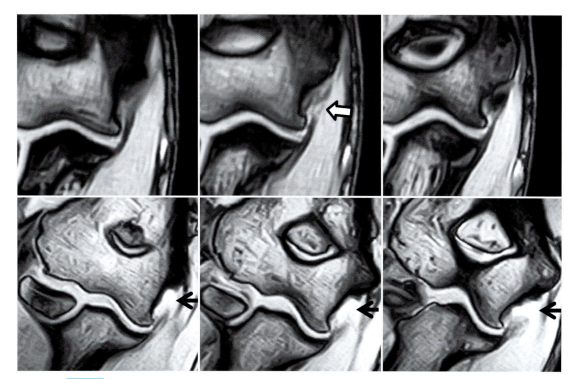

図Ⅲ-2　MRI評価（T2強調冠状断像）によるMCL部分損傷（上段）と完全損傷（下段）
MCLの長軸に沿って前方，中央，後方の3スライスを撮像．
3スライスとも連続性が途絶しているものを完全損傷と定義．

表Ⅲ-1　骨片の有無と復帰率（Risk Ratio：2.3　p＜0.01）

	骨片なし（n＝161）	骨片あり（n＝59）
復帰	90	17
無効	71	42
復帰率	55.9%	28.8%

表Ⅲ-2　変形癒合の有無と復帰率（p＝0.956）

	正常像（n＝116）	変形癒合あり（n＝45）
復帰	65	25
無効	51	20
復帰率	56.0%	55.6%

が，成人期に肘内側痛を発症（再発）した場合，リハビリテーションを主体とした保存療法でどの程度競技復帰が可能であるかを以下に示します．

Ⅱ　骨片，変形癒合の存在と保存治療成績

我々の調査では，内側上顆下端に骨片を有していた症例は，220名中59名でした．保存療法での復帰率は，骨片なし群161例中90例（55.9%），骨片あり群59例中17例（28.8%）と有意差を認めました．骨片あり群では保存療法（肩・肩甲帯，股関節を中心とした全身のストレッチ．不適切な投球動作の改善）が無効となるリスク比が2.3でした（表Ⅲ-1）．

一方，骨片を有する症例を除いた161名を調査したところ，内側上顆下端の変形癒合を呈していた症例は45名でした．保存療法での復帰率は，変形癒合なし群116例中65例（56.0%），変形癒合あり群45例中25例（55.6%）と両群間に有意差は

みられませんでした(表Ⅲ-2).

内側上顆下端部裂離骨折の不全治癒に関する報告はこれまでにいくつか存在します．原田ら[5]は，骨癒合遷延因子として骨癒合前の全力投球開始を挙げており，馬見塚ら[6]は，高分解能MRI評価において「内側型野球肘は軟骨膜の損傷を伴う複合組織損傷であり，成長期の内側障害は靱帯損傷をすでに発症しているのではないか」と述べています．成長期の内側上顆障害では，陳旧化して後に問題を残す可能性が以前より報告されており[2)3)]，小松らの追跡調査では，非癒合群において投球パフォーマンスの低下をきたし，変形の程度が強いほどパフォーマンスが低下していたと報告しています[4)]．成人にみられる骨片は，痛みを生じた記憶のない選手にもみられることがあり，骨片の存在だけで内側支持機構が破綻しているとは断定できません．しかし，内側上顆裂離部の瘢痕は強度が低いため損傷をきたしやすく，損傷されると骨片より遠位の靱帯の緊張が低下するため靱帯自体が変性する可能性が考えられます[7)]．骨片の存在は靱帯の減弱部位(locus minoris)を作り出し，内側支持機構の破綻をきたしやすい状態であることが推測され，成人期のMCL損傷への進展が危惧されます．一方で，骨片の存在を認めない変形癒合群では，正常の形態を有する群と比較しても保存療法の復帰率に差を認めなかったことから，骨癒合が得られていれば，変形していても未癒合の状態で骨片を有する症例よりは保存療法での復帰率が高いことが推測されます．以上のことを考慮すると，成長期の内側上顆下端裂離骨折の治療では可能な限り骨癒合を目指すことが望ましいと考えられます．

Ⅲ 靱帯損傷(部分損傷/完全損傷)との関連

靱帯損傷をMRIの画像所見により完全損傷と部分損傷に分けることができます(図Ⅲ-2)．保存療法による復帰率を比較すると，部分損傷群は86例中68例(79.1％)，完全損傷群は134例中39例(29.1％)と有意差を認めました．靱帯完全損傷群は，部分損傷群と比較して保存療法無効となるリスク比が2.3でした(表Ⅲ-3)．骨片あり群の中で，靱帯完全損傷例の復帰率は14.3％，部分損傷例では症例数は少ないものの復帰率は100％であり有意差を認めました(表Ⅲ-4)．また，部分損傷群で

表Ⅲ-3 靱帯損傷程度による復帰率
(Risk Ratio：2.3　p<0.01)

	部分損傷(n=86)	完全損傷(n=134)
復帰	68	39
無効	18	95
復帰率	79.1％	29.1％

表Ⅲ-4 骨片あり群の靱帯損傷程度による復帰率(p<0.01)

	骨片あり+部分損傷(n=10)	骨片あり+完全損傷(n=49)
復帰	10	7
無効	0	42
復帰率	100％	14.3％

表Ⅲ-5 靱帯部分損傷群の変形癒合の有無による復帰率
(p=0.76)

	部分損傷+変形癒合なし(n=54)	部分損傷+変形癒合あり(n=22)
復帰	42	16
無効	12	6
復帰率	77.8％	72.7％

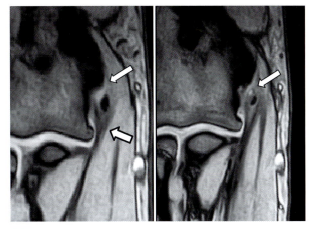

図Ⅲ-3 骨片あり有効群のMRI画像（骨片遠位靱帯残存例）

近位（細矢印）は靱帯の連続性が認められませんが，遠位（太矢印）では連続性が認められます．MCLは部分損傷の状態です．

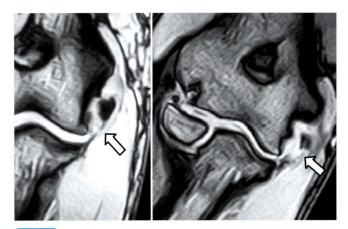

図Ⅲ-4 骨片あり無効群のMRI画像（骨片遠位靱帯損傷例）

骨片遠位の損傷が激しく，靱帯の連続性はみられません．MCLは完全損傷の状態です．

は変形癒合の有無に関係なく70％以上の高い復帰率を示しました（表Ⅲ-5）．

骨片あり復帰群のMR画像では，骨片の近位では靱帯の連続性はなく，骨片遠位の靱帯起始部は連続性を有していました（図Ⅲ-3）．骨片あり無効群では，骨片近位の高度な信号変化に加えて，骨片遠位の靱帯起始部で靱帯の連続性がみられないものが多く，骨片の近位遠位ともに靱帯損傷の状態と考えられました（図Ⅲ-4）．術中所見および病理所見では，骨片近位は全例偽関節であり骨片周囲は瘢痕組織で包まれており，骨片には1〜2mm程度の可動性がみられました（図Ⅲ-5）．骨片遠位の靱帯表層を切開すると深層部での断裂がみられ，多くは浮腫性の炎症性肉芽組織があり，骨片に付着する表層遺残組織は菲薄化し緊張がありませんでした[8]．

Kimらは靱帯再建術を行った症例では，保存療法群よりもMRIでより高度な損傷をきたしてい

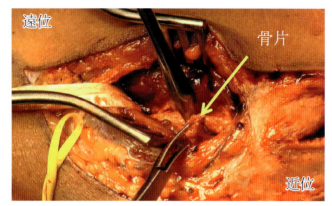

図Ⅲ-5 骨片あり症例の術中所見

骨片近位は全例偽関節であり周囲は瘢痕組織に包まれており，骨片には1〜2mm程度の可動性がみられました．

表Ⅲ-6 外固定の有無と骨癒合率

	n	固定	骨癒合率
Harada et al(2012)	55	無	73.0%
永井ら(2011)	155	無	68.3%
三宅ら(2008)	32	無	96.8%
鶴田ら(2013)	41	有	87.8%
当院	151	有	96.7%

表Ⅲ-7 当院における内側上顆裂離骨折の短期治療成績

骨癒合率	未癒合例	競技復帰率	疼痛再発率
96.7% (146/151例)	3.3% (5/151例)	99.3% (150/151例) ※1例は部活変更	6.6% (10/151例) 平均10.4か月で再発

たと報告しています[9]．前述した通り，骨片を有する靱帯完全損傷症例では，多くは骨片近位で偽関節，骨片遠位で靱帯の損傷を伴っており，元のレベルでの競技復帰を妨げていたと考えられました．渡邉らは，超音波を用いて外反動揺性を縦断的に調査し，内側上顆の裂離骨片が癒合せずMCLの機能不全が残存したままの選手では，裂離骨片が癒合していた選手よりも外反動揺性が大きい傾向があったと報告しています[10]．変形癒合を有さない症例でも裂離骨折の既往を有する可能性はあると考えられますが，より大きな骨片または転位の大きかった骨片の治癒後と考えられる変形癒合症例でも保存療法復帰率が高かったことから，内側上顆下端部の裂離骨折の治療において骨癒合が必要かつ最終的なゴールとして設定されるのは妥当であると考えます．

Ⅳ 内側上顆下端裂離骨折の治療 〜我々の取り組み〜

内側上顆下端裂離骨折の治療法と治療成績についての報告に関しては，どの報告をみても復帰率は100%に近く概ね良好ですが，その報告の多くは短期報告であり肘関節内側痛の再発やその後の靱帯損傷への進行に関する長期的な報告は多くはありません．治療法では，初期外固定を行うかどうかについて一定の見解が得られていません．初期外固定を行わないという報告では，骨癒合率は73%(癒合期間：6か月)[5]，68.3%(癒合期間：4.8か月)[11]，初期外固定を行うという報告では，87.8%(癒合期間：3.3か月)[12]と報告されています(表Ⅲ-6)．三宅らの長期成績報告(平均23.1か月)では，骨端線閉鎖前の肘内側部障害のうち，保存療法を行った結果，100%が競技復帰可能で，

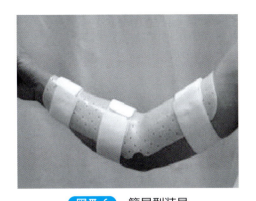

図Ⅲ-6 簡易型装具
入浴時以外は装着します．

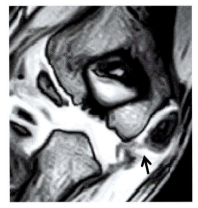

図Ⅲ-7 内側上顆下端裂離骨折治癒後の再発例 MRI
MCL 近位起始部に損傷像を認めます．

表Ⅲ-8 3か月プログラム

初診	～4 週	固定（安静期間） 可能な範囲でストレッチ，全身コンディショニング調整
リハビリ （必要に応じて診察）	5 週	肘関節，手関節自動運動（装具除去後）
	6 週	スポンジボール真下投げ
	7 週	ネットスロー（山なり）5 m～10 m
	8 週	ネットスロー 15 m～20 m
	9 週	塁間キャッチボール　5～6 割の力
	10 週	塁間キャッチボール　7～8 割の力
受診 X 線	12 週 （3M）	全力投球許可⇒塁間全力投球開始 疼痛なければ復帰許可
以降必要に応じて PT フォロー コンディショニング・フォームチェック等		

96.8％に骨癒合を認め，一方で 31.3％に肘内側痛の再発を認めたと報告しています[13]．

我々の施設では，内側上顆下端部の裂離骨折の遺残骨片が成人期における MCL 損傷への進行に関与するという考えのもと，骨癒合を得ることを内側上顆下端部の裂離骨折の基本的な治療方針として取り組んでいます．我々の施設における内側上顆下端部の裂離骨折新鮮例の臨床成績を提示します（表Ⅲ-7）．初期外固定は全例に実施しており，151 名の臨床成績では，骨癒合は 96.7％に認め，競技復帰率は 99.3％でした．初期外固定には，作業療法士が作成する簡易型装具（図Ⅲ-6）を主に使用しています．治療に対するコンプライアンスが不良な場合はギプス固定としています．固定期間は 4 週を基本とし，4 週時の X 線評価で骨癒合が遅延している症例に対しては 2 週間固定を延長します．リハビリテーションプログラム（表Ⅲ-8）は，初診から 3 か月で競技復帰することを目標としており，骨癒合の状態，局所の疼痛の有無により多少調整を加えます．3 か月で再度 X 線評価を実施し，競技への完全復帰の許可を出しています．

最終的に骨癒合が得られなかった症例は 5 名（3.3％）で，初診時 X 線での内側上顆と骨片間の裂離距離は平均で 4.1 mm でした．癒合例の裂離距離は平均 1.4 mm と未癒合例に比べて距離が短いという結果でした．松浦ら[2]は，骨癒合に影響

を及ぼす要因について，内側上顆と骨片間の裂離距離が4mm以上の症例は骨癒合しなかったと報告しており，秀島ら[14]は骨片の転位距離，骨片の最大長径は骨癒合を規定する重要な要因であると報告しています．我々の施設で癒合が得られなかった症例でも裂離距離が関与していたことが考えられました．

再発率に関しては，1.3%～31.3%[5)11)13)]と報告があり，我々の施設での再発率は151名中10名（6.6%）でした（平均再発期間：10.4か月）．再発例全例にMRI検査でMCL損傷を認め（図Ⅲ-7），身体機能の低下，復帰後の投球過多，不良な投球動作が影響していることが考えられました．復帰後も注意深い経過観察とリハビリテーションによる再発防止が必要です．

V まとめ

内側上顆下端の遺残骨片，MRIによるMCL完全損傷が成人期MCL損傷の保存療法抵抗因子と考えられました．成人期野球選手の内側支持機構障害を重篤化させないために，成長期の裂離骨折に対する治療では骨癒合を目指すことが重要であると考えています．

(古島弘三・伊藤恵康・岩部昌平
宇良田大悟・宮本　梓)

文献

1) 難波二郎ほか：高校野球投手における上腕骨内側上顆のX線学的検討．日肘研会誌 **10**(1)：55-56, 2003.
2) 松浦哲也ほか：野球による発育期上腕骨内上顆骨軟骨障害の追跡調査．整スポ会誌 **17**：263-269, 1998.
3) 辻野昭人ほか：内側型野球肘牽引障害の病態と治療．骨・関節・靱帯 **18**：975-983, 2005.
4) 小松　智ほか：野球競技者における成長期野球肘内側上顆下端障害の追跡調査．臨床スポーツ医学 **21**：57-61, 2013.
5) Harada M et al：Outcome of nonoperative treatment for humeral medial epicondylar fragmentation before epiphyseal closure in young baseball players. Am J Sports Med **40**：1583-1590, 2012.
6) 馬見塚尚孝ほか：急性発症した初発例内側野球肘は急性複合損傷である─高分解能MR画像評価（会議録）．日整会誌 **85**：S371, 2011.
7) 古島弘三ほか：投球障害における裂離骨片を伴った肘内側側副靱帯損傷─保存例と手術例の比較─．日肘会誌 **19**：102-105, 2012.
8) 古島弘三ほか：成人野球選手の肘関節内側支持機構障害　内側上顆下端の遺残裂離骨片のUCL損傷への影響について．整スポ会誌 **34**：148-152, 2014.
9) Kim NR et al：MR imaging of ulnar collateral ligament injury in baseball players：Value for predicting rehabilitation outcome. Eur J Radiol **80**：422-426, 2011.
10) 渡邉千聡ほか：野球選手の上腕骨内側上顆の骨形態と肘外反動揺性についての縦断的調査．日肘会誌 **18**：33-35, 2011.
11) 永井　英ほか：少年野球における肘内側障害の治療成績─第2報─．日肘会誌 **18**：36-39, 2011.
12) 鶴田敏幸ほか：成長期野球選手の上腕骨肘内側上顆下端分離骨片に対する初期治療．日肘会誌 **20**：92-95, 2013.
13) 三宅潤一ほか：骨軟骨障害を認める成長期内側型投球障害肘の検討．臨整外 **43**：1125-1129, 2008.
14) 秀島聖尚ほか：若年野球競技者における肘内側上顆下端障害のタイプ分類の検討．臨床スポ会誌 **19**：528-533, 2011.

肘実践講座　よくわかる野球肘　肘の内側部障害―病態と対応―

III．成人期（骨化完了期）の外傷・障害

1．病態と診断
2）内側側副靱帯損傷の病態

Key words

肘内側側副靱帯損傷，肘外反動揺性，前斜走線維，靱帯付着部症

I　はじめに

　投球動作によって発生する肘の関節トルク，すなわち外力に対して身体内部の靱帯などが抵抗するトルクには，屈曲，内反，回内トルクの3つがあります．中でも内反トルクは，肩関節が最大外旋位となる直前の cocking phase の終わりで最大64 Nm になります[1]．このストレスに対して，内側側副靱帯（MCL）が54％，骨性支持機構が33％貢献するといわれており[2]，屍体肘の MCL が，34 Nm の外反ストレスで破断する[3]ことと単純比較しても，この瞬間に非常に大きな力が靱帯に加わっていることになります．そのため投球動作の繰り返しによる靱帯の微小断裂は容易に起こり，その結果靱帯の変性や瘢痕化が生じますが，この靱帯の付着部症（enthesopathy）が投球障害における MCL 損傷の実態と考えられます．捻挫や脱臼などの急性外傷により生じる靱帯断裂とは区別すべきではありますが，「ある一球」での popping sound や異常音を伴った発症のエピソードを有する場合も多く，慢性に進行した状態からの急性発症（acute on chronic）と判断されます．

II　MCL および周辺組織の解剖

　MCL は，回内屈筋群（円回内筋，橈・尺側手根屈筋，浅指屈筋）の上腕骨内側上顆起始部の最深部に存在する関節包靱帯で，前斜走靱帯（AOL），

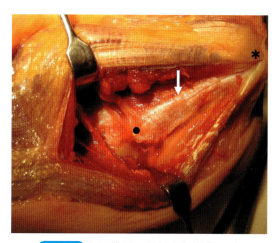

図III-8　屍体肘の前斜走靱帯（AOL）
　　矢印：前斜走靱帯（AOL）
　　＊：上腕骨内側上顆
　　●：尺骨鉤状突起結節

横斜走靱帯（TL）および後斜走靱帯（POL）の3つに分けられます．中でも AOL は肘外反ストレスに対する一次制御因子といわれており，内側上顆下端前下方から起始し（右肘内側上顆の時計表示では6時から7時半の間），尺骨鉤状突起結節に停止します（図III-8）．以前より回内屈筋群は，肘外反ストレスに対する動的な制御因子も担っているといわれていましたが，Otoshi ら[4]は，MCL 周辺組織の詳細な解剖学的検討から，円回内筋，橈側手根屈筋，浅指屈筋らが，厚く線維状の前方腱膜を構成していると報告し，それは組織学的にAOL と類似し，腕尺関節を跨いで存在すること

1．病態と診断　2）内側側副靱帯損傷の病態　**193**

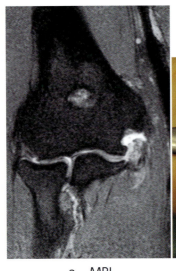
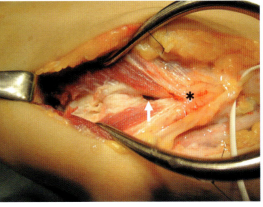

a．MRI　　　　　　　b．術中所見
（矢印：断裂部，＊：上腕骨内側上顆）

図Ⅲ-9　上腕骨側でのMCL損傷

から，静的な制御も担っているのではないかと考察しています．

Ⅲ　MCL損傷における投球時痛の考察

　靱帯付着部症（enthesopathy）としての疼痛発生部位としては，AOLの両端，すなわち上腕骨側と尺骨側が想定されます．篠原ら[5]は，AOLの上腕骨付着部は，石灰化線維軟骨層と骨層の境界であるCalcified Fibrocartilage Bone（CFB）interfaceが深く，複雑に入り組んでいることから，頻繁に強い力学的ストレスにさらされていると報告しています．このことは上腕骨側での靱帯損傷が多いという伊藤ら[6]の臨床報告と一致しており，筆者ら[7]も肉眼的所見により同様な見解を得ています（図Ⅲ-9-a,b）．一方，尺骨側付着部は，非石灰化線維軟骨層は少なく，CFB interfaceは単純であることから，組織学的に脆弱で，ストレスの増大により骨棘が形成されやすいと述べています．上腕骨側の靱帯と骨との間隙には脂肪性滑膜組織が存在し，脂肪体（fat pad）と呼ばれており，表層は滑膜組織に覆われています．同組織は，付着部の構成体（enthesis organ）の中で唯一血管および神経が豊富に存在し，付着部症（enthesopathy）における症候性要因の一つとして重要と考えられており，上腕骨側の靱帯内に，成長期の上腕骨内側上顆骨端核下端障害の遺残である小骨片（ossicle）が存在すると，同部位への伸長ストレスによりfat padに滑膜炎を惹起させ得ることは容易に想像でき，投球時痛発生の一因と考えられます．また，尺骨付着部の骨増殖性変化（骨棘形成）に関しては，15～16歳頃に生じることが多く[8]，経時的に改善・治癒することが多いですが（図Ⅲ-10-a,b），骨棘の折損後と思われる遺残障害を呈する場合もあります．ほかに尺骨側の靱帯と骨との接触部は，Benjaminら[9]が提唱したwrap around 構造を呈し，組織学的な検討から同部位での変性が強く，実質断裂の好発部位ではないかといわれています[5]．以上より，MCL損傷におけるAOLのクリティカル・ポイントとしては，靱帯内骨片（ossicle）を含めた上腕骨付着部と骨棘形成も含めた尺骨付着部，および遠位の腕尺関節内側部に接するwrap around構造部の3か所が推察されます（図Ⅲ-11）．

　筆者らが靱帯再建術を施行した39例の損傷靱帯の病理組織学的評価では，損傷部位は，ヘマト

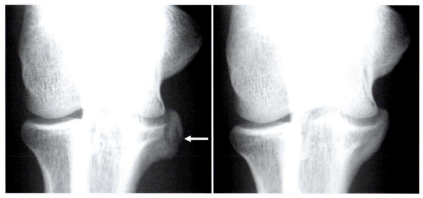

図Ⅲ-10　MCL尺骨付着部の経時的骨変化
a：16歳高校生投手の骨増殖性変化(矢印)
b：1年5か月後のX線像

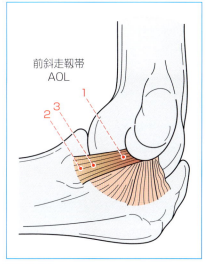

図Ⅲ-11　MCL損傷におけるAOLのクリティカル・ポイント
1：上腕骨付着部
2：尺骨付着部
3：wrap around 構造部

キシリン・エオジン(HE)染色にて靱帯線維の配列の乱れや小血管の増生として観察されました(図Ⅲ-12-a,b)．部位は，上腕骨側が多かったのですが，全長にわたるものや，尺骨側あるいは散在するものもあり，一か所に限定されるものではありませんでした．また同時に神経免疫染色を行いましたが，NF陽性細胞あるいはS-100陽性細胞を増生した小血管周囲に認めました(図Ⅲ-12-c)．このことは損傷の修復過程において，血管新生に伴い神経細胞も入り込み，それが残存することも疼痛の一原因と考えられました．

Ⅳ　外反動揺性と疼痛

　Sasakiら[10]は，大学野球選手の超音波による外反動揺性の評価において，投球側では内側関節裂隙の水平距離の増大以外に，垂直距離すなわち尺骨近位の外側移動が認められることを報告しました．この事実は，靱帯付着部症(enthesopathy)以外の疼痛発生機序も推察し得ます．すなわち尺骨近位が，上腕骨滑車部に対して外側への移動が生じると，関節裂隙よりやや上腕骨側のAOL深層部と，上腕骨滑車の関節軟骨面とのインピンジメントを引き起こし，靱帯関節面への機械的なストレスによる疼痛の原因と成り得ます(図Ⅲ-13)．このインピンジメントは，前述したwrap around構造部の変性を助長し，同部位での靱帯実質断裂をも引き起こす可能性も考えられます．投球障害肩において，late cocking肢位での関節窩後上方と腱板関節面の衝突をinternal impingementと呼称し，投球障害肩におけるコンセンサスの得られた病態となっていますが，肘外反動揺性の増大に伴うこのインピンジメントに関しても，今後議論されることを期待します．

（山崎哲也）

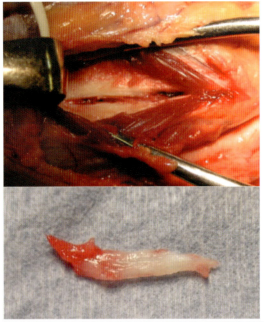
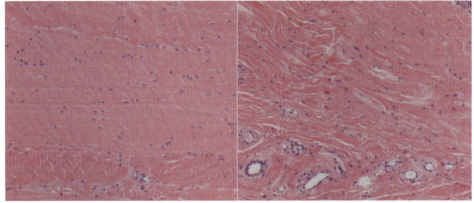
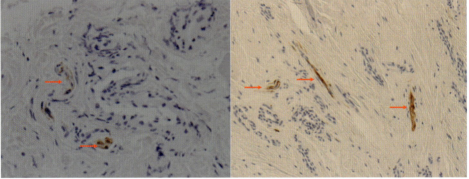

図Ⅲ-12

損傷 MCL の病理組織学的評価

- a：1～2 mm 幅で靱帯全長にわたり線維方向に靱帯切片を採取します．
- b：術中採取した MCL の HE 染色所見 正常靱帯（左）と比較し，損傷靱帯部（右）は靱帯線維配列の乱れと小血管の増生がみられます．
- c：神経免疫染色
  - 左：Neurofilament (NF) 陽性細胞（矢印）
  - 右：S-100 陽性細胞（矢印）
  - 小血管周囲に陽性細胞が存在しています．

正常靱帯　損傷靱帯

矢印：NF 陽性細胞　矢印：S-100 陽性細胞

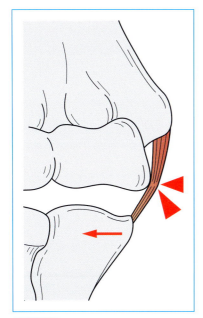

図Ⅲ-13 外反動揺性と疼痛
（文献9より原図一部改変）
矢印：尺骨近位の外側移動
矢頭：AOL深層部のインピンジメント

文　献

1) Fleisig GS, Andrews JR, Dillman CJ et al：Kinetics of baseball pitching with implications about injury mechanisms. Am J Sports Med **23**(2)：233-239, 1995.
2) Morrey BF, An KN：Articular and ligamentous contributions to the stability of the elbow joint. Am J Sports Med **11**(5)：315-319, 1983.
3) Ahmad CS, Lee TQ, ElAttrache NS：Biomechanical evaluation of a new ulnar collateral ligament reconstruction technique with interference screw fixation. Am J Sports Med **31**(3)：332-337, 2003.
4) Otoshi K, Kikuchi S, Shishido H et al：The proximal origins of the flexor-pronator muscles and their role in the dynamic stabilization of the elbow joint：an anatomical study. Surg Radiol Anat **36**(3)：289-294, 2014.
5) 篠原靖司，熊井　司，高倉義典：Enthesis の組織構造と enthesis organ concept．日整会誌 **84**(9)：553-561，2010．
6) 伊藤恵康，鵜飼康二，綾部敬生ほか：スポーツ障害としての肘関節尺側側副靱帯損傷：10年間163例の治療経験．日整外スポーツ医会誌 **22**(2)：210-216，2002．
7) 山崎哲也，内田繕博：投球障害としての肘内側側副靱帯損傷に対する靱帯再建術．日肘関節会誌 **14**(2)：44-47，2007．
8) 岩堀裕介：投球による肘関節内側不安定性に対する保存的治療．臨スポーツ医 **28**(5)：509-518，2011．
9) Benjamin M, McGonagle D：The anatomical basis for disease localisation in seronegative spondyloarthropathy at entheses and related sites. J Anat **199**(Pt 5)：503-526, 2001.
10) Sasaki J, Takahara M, Ogino T et al：Ultrasonographic assessment of the ulnar collateral ligament and medial elbow laxity in college baseball players. J Bone Joint Surg Am **84-A**(4)：525-531, 2002.

III. 成人期（骨化完了期）の外傷・障害

1. 病態と診断
3) 私のアプローチ　MCL損傷の診断

Key words
肘内側側副靱帯損傷，理学所見，肘外反動揺性，画像診断

I　問診・病歴

投球時の肘への外反ストレスは，肩関節最大外旋位の直前でピークとなることから，内側側副靱帯（MCL）損傷での疼痛発現投球相は，late cockingからacceleration phaseにかけて多いと考えられます．しかし，一方でball releaseからfollow through phaseに疼痛を訴える選手がいるのも事実[1]であり，この投球相の違いは，肘の屈曲角度の違いに相当し，投球時の外反ストレスが二峰性[2]となることや，投球相における肘屈曲角度の違い，すなわち前斜走靱帯（AOL）の前方，浅層線維と後方，深層線維の起始停止間距離が，前者は肘屈曲につれ短縮し，後者は拡大するという変化の違い[3]に起因している可能性が示唆されます．発症形式としては，徐々に疼痛が増強してくる慢性的経過をたどる場合が多いですが，前述したように急性に発症することもあり，これは慢性に進行していた病態に突発的な外力が加わり急性発症（acute on chronic）したものと考えられます．

II　理学所見

1．圧　痛
触診にて，MCLを皮膚上から同定することが必須であり，p.195で筆者が前述したようにAOLの3つのクリティカル・ポイント，すなわち靱帯付着部である上腕骨側および尺骨側の2つの部位と靱帯実質部に存在するwrap around部（腕尺関節裂隙部のやや近位）へ正確にアプローチし圧痛を検索します（前稿「III章 1.-2）内側側副靱帯損傷の病態」の図III-11）．他に前腕回内屈筋群，特に内側上顆付着部や靱帯やや遠位部の浅指屈筋の圧痛の有無を確認し，靱帯損傷と筋，腱損傷との鑑別が必要です．

2．疼痛誘発テスト
外反・過伸展ストレスで疼痛の増強（過伸展時の疼痛は後方インピンジメント障害の可能性もあり疼痛再現部位を聴取）を確認します．疼痛誘発テストとしてmilking test，moving valgus stress test[4]やlate cocking test[5]は有用であり，本人が肘痛を自覚する投球相の肘屈曲角度をシミュレーションするような外反ストレスの再現を考慮します（図III-14-a,b）．

3．動揺性（不安定性）の評価
肘外反動揺性の測定方法は，従来外反ストレス負荷時の肘X線正面像を撮影し，内側関節裂隙の開大幅あるいは腕尺関節の内側開大角度を計測するのが一般的でした（図III-15-a）．しかし，伸展位あるいは軽度屈曲位といった肘の肢位や徒手的あるいは前腕自重による重力など外反ストレス負荷量などが統一されていないのが現状です．また，問題点としてはX線像からの計測であるため，その再現性の問題や線源とフィルムの位置関係から撮影肢位が制限されること，またテロスなど既存の測定装置を使用しない場合，肘屈曲角度

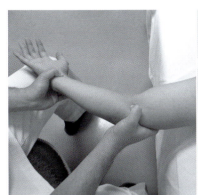
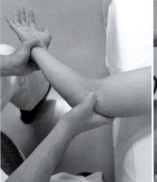
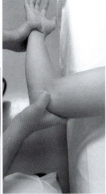
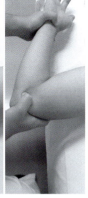
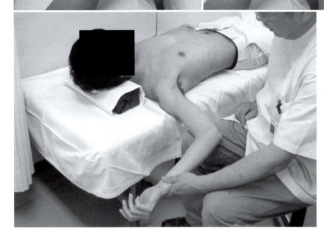

a	
b	

図Ⅲ-14
各種疼痛誘発テスト
a：Moving valgus stress test
　異なる肘屈曲角度で外反ストレスをかけ投球時痛の再現を評価
b：Late cocking test
　肩関節外転最大外旋位(late cocking 肢位)を強制させて投球時痛の再現を評価

や前腕肢位，あるいはストレスの掛け方などが一定化されないことが挙げられます．一方，2000年前後より，整形外科領域への超音波検査装置の普及に伴い，前述した如く超音波を用いた肘外反揺性の評価が報告[6)7)]されるようになってきました．すなわち肘関節90°屈曲位，前腕自重の外反負荷での内側関節裂隙の開大を超音波で観察，計測する方法(図Ⅲ-15-b)で，late cocking 肢位での評価および頻回の検査が可能です．投球時の肘への外反ストレスは，肩関節の最大外旋位の直前でピークとなり[2)]，この時点での肘屈曲角度は，投球時の肘屈曲角度の計測結果[8)]と照らし合わせると約80～90°となります．また，屍体肘を用いたバイオメカニカルの研究から，AOLの外反制動効果は肘屈曲60°から70°で最も高く[9)]，前腕肢位と靱帯切離による不安定性の関係をみると，前腕回旋中間位で外反角度が有意に増大するといわれ

ています[10)]．そのため投球障害におけるMCL制動性評価は，外反ストレスのピーク時に相当する肘屈曲角度での外反動揺性の計測が妥当であり，肘屈曲角度は80°～90°，前腕肢位は中間位，負荷量は選手の体格差を考慮すると前腕自重となり，簡便性と再現性を考慮すると超音波検査装置を使用した方法が最も適切と判断します．一般的には，患健差2mm以上の外反動揺性をMCL機能不全とする場合が多い[11)]ですが，筆者らのプロ野球選手50名での調査では，2mm以上の差を認める選手が全体で9例18%，投手26例では，なんと8例31%にも存在しました．そのため外反動揺性の定量的評価と靱帯機能不全には，さらなる議論が必要と考えます．

4．尺骨神経障害合併の有無

投球動作の wind up から acceleration phase にかけ尺骨神経は伸張し，肩関節が最大外転・外旋

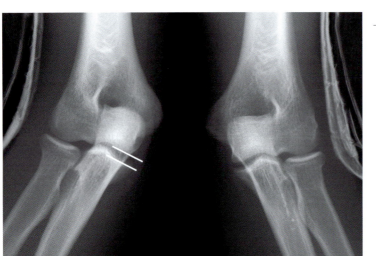
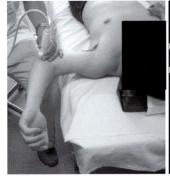

図Ⅲ-15 外反動揺性の評価
　a：外反ストレス負荷での肘X線正面像
　　　左：投球側
　　　右：非投球側
　b：超音波検査
　　　左：検査方法および測定肢位（肘90°屈曲位，前腕自重での外反負荷）
　　　右：超音波画像での定量的評価（内側関節裂隙の開大を計測）

位で肘関節が120°以上屈曲すると神経の伸び率が13%を超えるといわれています[12]．MCL損傷に伴う外反動揺性の増大は，より神経を伸長することとなり，さらに上腕三頭筋内側頭の代償性肥大により，筋膜内での神経と筋間中隔との圧迫を助長し，結果として尺骨神経障害を引き起こします．投球時あるいは投球後における尺骨神経領域のシビレや疼痛あるいは握力低下の有無を聴取し，上腕内側から前腕内側へ走行する尺骨神経に沿って，詳細な叩打によるTinel様徴候の部位を確認することが重要です．

Ⅲ　画像所見

1．単純X線像

　単純X線像では，成長期における内側型野球肘の遺残所見である内側上顆下端の骨変化や靱帯内骨片（ossicle）の有無あるいは尺骨鉤状結節の骨棘や骨形態変化を評価します（図Ⅲ-16-a,b）．特に骨端線閉鎖直後に認められる尺側付着部の骨変化は，経時的に変化する可能性があるため注意深い観察が必要です．また，後方インピンジメント障害を合併している場合も少なくないため，肘頭

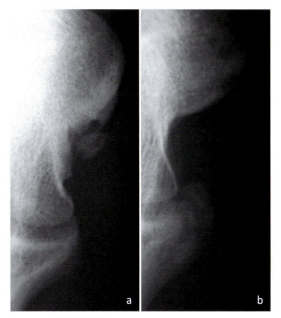

図Ⅲ-16　単純X線像での評価
a：上腕骨内側上顆下端の剥離骨片
b：尺骨鉤状突起結節の骨棘

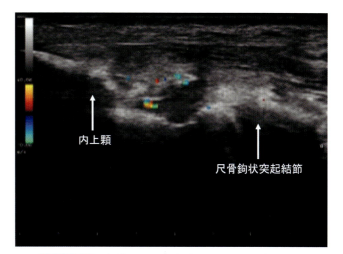

図Ⅲ-17　損傷MCLの超音波カラードプラ画像
fibrillar patterの消失と靱帯内の低エコー領域の存在，およびその周囲の血流増加

先端や肘頭窩および上腕骨滑車部内側の骨棘の有無も観察します．ストレスX線像による外反動揺性の評価は，前述した如く再現性や肘関節肢位の問題もあり，超音波検査が取って代わりつつあります．

2．超音波画像

最近では，機器の進歩により，超音波画像がMRIに代わって軟部組織評価の第一選択となりつつあります．靱帯の質的評価ばかりか，前述した90°屈曲位での外反動揺性の計測やカラードプラ画像による血流評価も可能です(図Ⅲ-17)．

3．MRI

MRIは，T1WIおよびT2*を撮像し，特にT2*での低信号線維束の描出，靱帯線維の連続性，靱帯の輝度変化や膨化像に着目します[13](図Ⅲ-18-a,b)．投球障害におけるMCL損傷は，微細損傷の蓄積による靱帯変性・瘢痕化が病態と考えられ[14]，MRIによる靱帯の質的評価が診断に不可欠といえます．筆者らは，靱帯の途絶や輝度変化，靱帯内骨片の有無などを元に評価を行っています

が(図Ⅲ-18-c)，問題となるのは，靱帯の部分的な輝度変化や尺側部のわずかな剥離であるT-sign[15](図Ⅲ-18-d)などのいわゆる「部分断裂所見」です．その際は，他の臨床所見，すなわち圧痛や動揺性などと合わせて診断を進めていく必要があり，画像所見のみでの判断は避けるべきです．

4．3D-CT

尺骨の骨増殖性変化の三次元評価や，合併する肘頭先端，肘頭窩の骨棘形成による後方インピンジメント障害あるいは肘頭疲労骨折の評価に有用です．そのため靱帯部以外の疼痛も認め，他の画像所見でその原因が判然としない場合は必須の検査と考えています．

Ⅳ　MCL不全の診断は？

身体機能の極限域においてパフォーマンスの発揮が要求される選手，すなわちハイレベルの野球選手においては，MCLの器質的変化は既に生じており，その緊張度も非投球側に比し低下してい

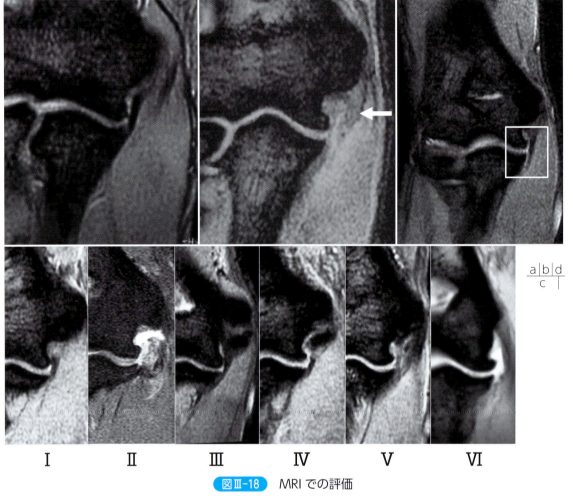

図Ⅲ-18　MRIでの評価

a, b：正常MCLと損傷MCLのMRI．T2*像でのMCL（矢印）の描出不良
c：当科の損傷MCLのMRI分類
　　Ⅰ：靱帯部分的高輝度変化（上腕骨側）
　　Ⅱ：断裂
　　Ⅲ：骨片（＋）and 靱帯輝度変化（－）
　　Ⅳ：骨片（＋）and 靱帯部分的高輝度変化
　　Ⅴ：骨片（＋）and 靱帯全長高輝度変化
　　Ⅵ：全長靱帯描出不良
d：T-sign（□枠内）

るものと思われます．そのため画像所見あるいは静的な外反動揺性などのみをもって，病的な靱帯すなわちMCL不全と診断とするのは早計であり，本人の訴える投球時痛の程度やその持続時間など，自覚的所見を最も重視し，総合的に診断することが必要と考えます．

（山崎哲也）

文　献

1) 坂田　淳，鈴川仁人，赤池　敦ほか：内側型野球肘患者の疼痛出現相における投球フォームの違いと理学所見について．整スポ会誌 **32**(3)：259-266，2012．
2) Fleisig GS, Andrews JR, Dillman CJ et al：Kinetics of baseball pitching with implications about injury mechanisms. Am J Sports Med **23**

(2)：233-239, 1995.
3) Schwab GH, Bennett JB, Woods GW et al：Biomechanics of elbow instability：the role of the medial collateral ligament. Clin Orthop Relat Res (146)：42-52, 1980.
4) O'Driscoll SW, Lawton RL, Smith AM：The "moving valgus stress test" for medial collateral ligament tears of the elbow. Am J Sports Med **33**(2)：231-239, 2005.
5) 三幡輝久ほか：Late Cocking Test：肘内側側副靱帯損傷の新しい疼痛誘発テスト．整スポ会誌 **28**(3)：230-233，2008.
6) Sasaki J, Takahara M, Ogino T et al：Ultrasonographic assessment of the ulnar collateral ligament and medial elbow laxity in college baseball players. J Bone Joint Surg Am **84-A**(4)：525-531, 2002.
7) 渡辺千聡，岡本雅雄，福西邦素ほか：少年野球チーム（シニアリーグ）の肘関節超音波検診．日整超研誌 **12**(1)：36-39，2000.
8) Sabick MB, Torry MR, Lawton RL et al：Valgus torque in youth baseball pitchers：A biomechanical study. J Shoulder Elbow Surg **13**(3)：349-355, 2004.
9) Søjbjerg JO, Ovesen J, Nielsen S：Experimental elbow instability after transection of the medial collateral ligament. Clin Orthop Relat Res (218)：186-190, 1987.
10) Safran MR, McGarry MH, Shin S et al：Effects of elbow flexion and forearm rotation on valgus laxity of the elbow. J Bone Joint Surg Am **87**(9)：2065-2074, 2005.
11) 伊藤恵康，鵜飼康二，綾部敬生ほか：スポーツ障害としての肘関節尺側側副靱帯損傷—10年間163例の治療経験．整スポ会誌 **22**：210-216, 2002.
12) Aoki M, Takasaki H, Muraki T et al：Strain on the ulnar nerve at the elbow and wrist during throwing motion. J Bone Joint Surg Am **87**(11)：2508-2514, 2005.
13) 山崎哲也：関節不安定性と靱帯再建—適応・手技・成績 投球障害による肘関節内側側副靱帯損傷と再建術．別冊整形外科 **46**：52-57，2004.
14) 山崎哲也ほか：投球障害としての肘内側側副靱帯損傷に対する靱帯再建術．日肘会誌 **14**(2)：44-47, 2007.
15) Timmerman LA, Schwartz ML, Andrews JR：Preoperative evaluation of the ulnar collateral ligament by magnetic resonance imaging and computed tomography arthrography. Evaluation in 25 baseball players with surgical confirmation. Am J Sports Med **22**(1)：26-31, 1994.

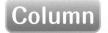

肘実践講座　よくわかる野球肘　肘の内側部障害—病態と対応—

肘頭の疲労骨折で肘の内側部痛？

　肘頭疲労骨折は，Oravaら[1]によると全疲労骨折369例中5例（1.4％）であり，その発生は稀なものとされています．しかし，Iwamotoら[2]は，野球選手に限定してみると全疲労骨折24名中14名（58.3％）が肘頭に発生すると報告しており，投球に起因した肘関節障害の一つとして看過できない病態といえます．発生成因については，1968年Slocum[3]は上腕三頭筋による牽引力と述べましたが，1986年Hulkkoら[4]は投球動作時のfollow through phaseに肘関節への伸展ストレスが生じ肘頭先端と肘頭窩が衝突するためと報告しました．その後Suzukiら[5]や伊藤ら[6]はX線像による骨折線の走行より，肘関節内側構成体の緩みの関与を指摘し，投球動作時のacceleration phaseにおける肘関節への伸展ストレスだけでなく外反ストレスも加わって発生するのではないかと推察しています．

　肘頭疲労骨折は，単純X線像にても診断可能ではありますが，骨折線をヘリカルCTの任意断面像や3D-CTにて詳細に観察すると，ほとんど症例が尺骨滑車切痕の関節面かつ内側（尺側）より生じており[7,8]（図Ⅲ-19-a,b），骨折線の走行により主に二つに分類されます（図Ⅲ-20）[8]．すなわち滑車切痕軸に対して垂直に走る横骨折型（T）と，斜めに走る斜骨折型（O）です．Slocum[3]やHulkkoら[4]が述べた上腕三頭筋の牽引力や伸展ストレスのみではこのような骨折線の進展・走行は説明できず，発生メカニズムとしては，伸展および外反ストレス両者による，関節面を介しての骨性圧迫と考えるのが妥当と考えます．また骨折線の走行による型の違いは，ストレス配分（横骨折型には伸展，斜骨折型には外反ストレスがより大きく関与）や尺骨近位部の骨形態あるいは骨年齢により分かれるものと推察します．

　疼痛発生の投球相は，コッキング後期から加速期あるいは投球終末時で，部位は，肘内側あるいは後方部です．圧痛部位は，骨折発生の起始部である肘頭内側や腕尺関節裂隙の内側にある場合が多いですが，内側側副靱帯（MCL）との判別が難しく，またはっきりとした圧痛点を見出せない場合もあります．診断は単純X線像にて可能な場合もありますが，疾患を想定して読影しないと見逃す場合も多く，また骨折線がはっきりしない時は，ヘリカルCTやMRIあるいは骨シンチグラフィーが有用です（図Ⅲ-21）．

　外反ストレスが発生要因に関与しているため，外反動揺性の存在やMCL機能不全・損傷の合併も当然考慮されなければならず，そのためMCLに圧痛を認める場合は，MRIでの靱帯評価や超音波画像での外反動揺性の計測が必要です．実際当科で靱帯再建術の適応となったMCL損傷の約7％に肘頭疲労骨折が合併しており，同時に手術を施行しました．

（山崎哲也）

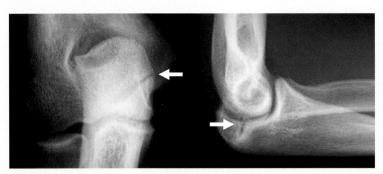

a|b

図Ⅲ-19

肘頭疲労骨折　単純X線
a：正面像
b：側面像
骨折線は内側（尺側）かつ関節面より生じている．
白矢印：骨折線

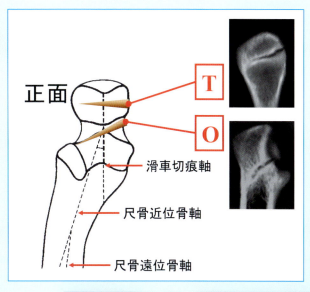

図Ⅲ-20 肘頭疲労骨折の分類

骨折線の走行が，
尺骨滑車切痕軸に対して垂直：横骨折型（T）
尺骨滑車切痕軸に対して斜め：斜骨折型（O）

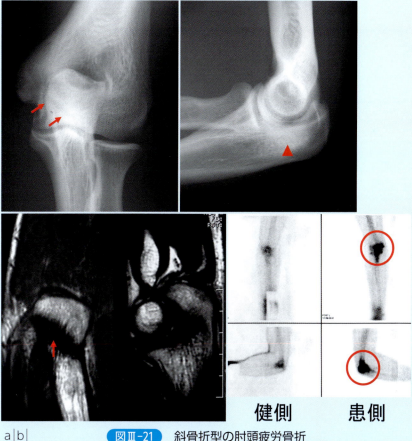

a	b
c	d

図Ⅲ-21 斜骨折型の肘頭疲労骨折

a：単純X線正面像．斜めに走る判別困難な骨折線（矢印）
b：単純X線側面像．肘頭滑車切痕部の骨硬化像（矢頭）
c：同一症例のMRI（矢印：骨折線）とd：骨シンチグラフィー

文 献

1) Orava S et al：Delayed unions and nonunions of stress fractures in athletes. Am J Sports Med **16**：378-382, 1988.
2) Iwamoto J et al：Stress fractures in athletes：Review of 196 cases. J Orthop Sci **8**：73-278, 2003.
3) Slocum DB：Classification of elbow injuries from baseball pitching. Tex Med **64**：48-53, 1968.
4) Hulkko A et al：Diagnosis and treatment of delayed and non-union stress fracture in athletes. Ann Chir Gynaecol **80**：177-184, 1991.
5) Suzuki K et al：Oblique stress fracture of the olecranon in baseball pitchers. J Shoulder Elbow Surg **6**：491-494, 1997.
6) 伊藤恵康ほか：スポーツ障害としての肘頭骨端離開・疲労骨折の病態．日肘会誌 **11**：45-46，2004．
7) 内田繕博ほか：投球動作に起因した肘頭疲労骨折の手術成績について．日臨スポーツ医会誌 **18**：422-427, 2010.
8) 山崎哲也：投球障害肘：後内側障害の診断と治療．臨床スポーツ医学 **30**：895-901，2013．

肘実践講座　よくわかる野球肘　肘の内側部障害―病態と対応―

Ⅲ．成人期（骨化完了期）の外傷・障害

1. 病態と診断
4) 内側側副靱帯不全の病態　どこまでわかってきたか

Key words

内側側副靱帯，超音波検査，MRI，全層断裂，部分断裂

I 内側側副靱帯実質部の微細構造

　内側側副靱帯不全の病態を知るためには，まずマクロ，ミクロの内側支持機構の構造を知る必要があります．内側支持機構全体のマクロ構造は「Ⅰ章-1.-2)肘関節のマクロ解剖学」を参照してください．また付着部の微細構造については「Ⅰ章-1.-3)ミクロの解剖①腱・靱帯付着部の微細構造」を参照してください．靱帯実質部の微細構造についても過去に報告や記載がありますが，画像検査所見や手術所見と一致しない点もあります．近年は超音波検査機器やMRIの解像度が著しく上がり，剖検所見と違わないほどの画像が得られるようになりました．図Ⅲ-22は高解像度の超音波検査機器でみた前斜走線維の画像です．屈筋の奥に内側側副靱帯が見えますが，その表面には屈筋の筋内腱と同じ高輝度ラインが見えます．おそらくこれも屈筋（深指屈筋）の腱膜だと思われます．

　そのラインに接して靱帯の深層が見えます．深層は浅層より輝度が低く淡くなっています．深層は近位では内側上顆，遠位では鉤状突起結節に付着しています．そして靱帯実質部は近位で扇状に広がっているように見えます．しかし，扇状に広がっているように見えるのは関節面側の滑膜を含んでいるためです．これは関節内に生理食塩水を注入した高分解能MRIで見ると，明らかとなります（図Ⅲ-23）．滑膜は前斜走線維や後斜走線維を含む内側側副靱帯複合体（medial collateral liga-

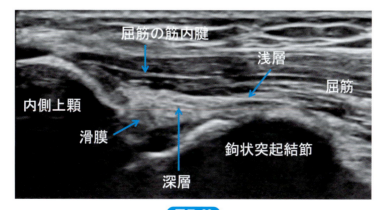

図Ⅲ-22

靱帯は2層構造に見えます．表層は屈筋の筋内腱と同じ程度の高輝度ラインで，高輝度と中輝度のラインが交互に並ぶ深層に分かれます．近位付着部の関節面側は中輝度の塊が見えます．これは滑膜と思われます．

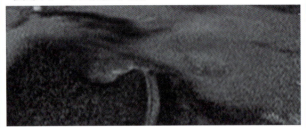

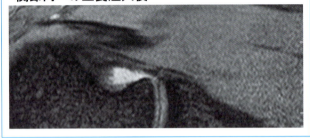

図Ⅲ-23

上が関節内へ生理食塩水を注入せずに撮影した高解像度MRI画像です．近位側は広く扇型になっているのがわかります．下は同じ被験者が同日に関節内に生理食塩水を注入して撮影したものです．下の像では靱帯実質部の輪郭が鮮明で，滑膜と区別することができます．実際には近位付着部で僅かに広いだけで，全体の厚みは変わりません．

ment complex：MCLC）の関節面側を被っていますが，付着部周辺，特に近位後内側部に多く存在します．実際には靱帯そのものは遠位も近位も厚みにあまり差が無いことがわかります．

内側側副靱帯実質部の組織構造はJobe先生のテキストによると，関節面側から滑膜層，滑膜下の線維層，線維束，再び線維層，次いで筋肉層となっていると述べられています[1]．改変して簡易表現した横断像の模式図が図Ⅲ-24です．

Ⅱ 内側側副靱帯実質部損傷の病態について

内側側副靱帯実質部の微細構造がわかったところで靱帯不全（損傷）の病態について考察したいと思います．付着部の病態については「Ⅱ章-1.-5）尺骨鉤状突起結節の外傷・障害」を参照してくだ

さい．Jobe先生のテキストでは，「靱帯に過度な力が加わり続け，修復能力を超えた時に微小損傷が起こり，浮腫と炎症が生じる」と述べられています．さらに無理を押して投げ続けると，「靱帯内で線維の断裂や変性が進み，最終的には石灰化や骨化を伴うようになる．形成された瘢痕が刺激（stress riser）となって，さらなる線維の断裂や変性が進行する．」と記載されています．記載内容を整理すると，図Ⅲ-25のように微小断裂期，炎症期，変性期という3つの段階で悪化することになります．筆者もこの記載のような段階があると考えます．ただし，石灰化や骨化は付着部や付着部近傍のラップ・アラウンド構造の部位でみられる変化で，実質部には少ないのではないかと考えています．一つだけ考えの一致しない点です．

高校生になると投球側と非投球側の靱帯の厚みは明らかに違っており，投球側が肥厚しています．

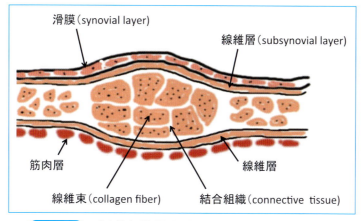

図Ⅲ-24 内側側副靱帯実質部の微細構造（横断模式図）

関節面側から滑膜層，滑膜下の線維層，線維束，再び線維層，次いで筋肉層となっています．線維束の間は結合組織で満たされています．健常時には靱帯実質部には神経も血管もみられません．

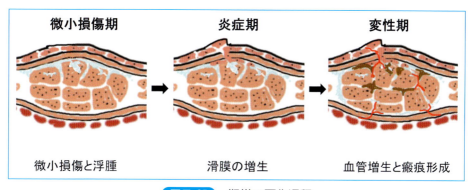

図Ⅲ-25 靱帯の悪化過程

過度の力学的ストレスで微小断裂が生じて浮腫を生じ，腫れます．さらにストレスにさらされ続けると，断裂は大きくなり，修復のために滑膜が増生し，断裂部に進入します．同時に血管が断裂した靱帯の中に進入し，瘢痕が形成されて変性が進んでいきます．血管の進入は滑膜側からだけではなく，筋肉側からも確認されています．

これは一本一本の線維（collagen fiber）が太くなるからでしょうか，それとも線維の数が増えるからでしょうか，はたまた線維間の結合組織や瘢痕組織が増えるからでしょうか．これについて明快な答えとなる報告は現時点ではありません．再建症例での病理組織の報告はありますが，健常選手での報告はありません．無症状の選手の靱帯をサンプリングして調べるわけにはいかず，動物実験を行うか，超音波検査機器で調べるかしかありません．近年の検査機器の進歩からすると，近い将来に結論が出ることと思います．

また肥厚した靱帯には本来みられなかった血流が見られるようになります（図Ⅲ-26）．これは微小ないし小断裂した部位を修復すべく滑膜や腱膜側から血管が進入したものと思われます．投手の靱帯内では常に損傷と修復を繰り返しています．損傷された部位は結合組織で修復されるため，靱帯の弾性度は低下して，さらに二次，三次の損傷を繰り返すと推測されます．

靱帯に微小損傷が生じた時に修復機転が働きま

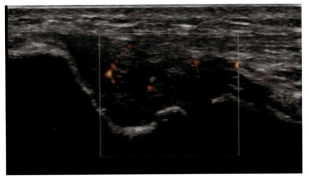

図Ⅲ-26
靭帯の肥厚と血流増加
20歳，投手．靭帯は全体的に肥厚しており，靭帯内は低エコー（Hypoechoic）です．パワー・ドップラーを当てると，靭帯内に血流シグナルの増加がみられます．

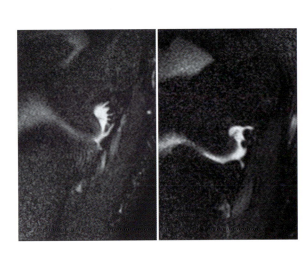

a|b

図Ⅲ-27
増生した滑膜
a は絨毛状に増生し，b は結節状に増生しています．この滑膜増生は付着部近くでみられることが多く，特に近位側に著しく現れます．

すが，その時の中心になる組織は滑膜ではないかと考えています．滑膜は靭帯の関節面側全体を被覆しています．ひとたび損傷が生じて，断裂部を修復するときは，滑膜細胞が活性化して損傷部周辺で増生します．時に増生し過ぎて絨毛状や結節状となることがあります（図Ⅲ-27-a,b）．

炎症期に著しい自発痛や圧痛を生じるのは，この滑膜炎が原因のことがあります．関節腔内に生理食塩水を注入していない MRI で見た場合に，靭帯実質部を同定できないくらい不均一になっているような例では，こういう滑膜炎を伴っていることが多いようです．安静やステロイドの関節内注入で炎症が沈静化してから再検査すると，別人の MRI 画像のように見えることもあります．したがって画像所見が悪いからといって，急いで再建術をする必要はありません．また滑膜増生は関節腔内に生理食塩水を注入した超音波検査でも同定でき，特にドップラーで見る血流変化は炎症の指標となります（図Ⅲ-28）．

また靭帯再建の際にはこの増生した滑膜を残すと疼痛が再燃することが多いようです．痛みを取るためには遠位と近位部の滑膜の郭清を徹底することが手術成功のポイントの一つです．

Ⅲ 全層断裂と部分断裂について

選手の記者会見などで「部分断裂」という言葉を耳にしますが，その定義は曖昧です．MRI の輝度変化やスライスでの見え方，断裂部位の広さや部位で決めるなど，様々な考え方があり，人によって定義や内容が異なります．MRI での診断は先述したように，関節腔内に生理食塩水を入れていない場合は滑膜の影響を強く受けるので，炎症期では過剰診断をする傾向があります．現時点では，高

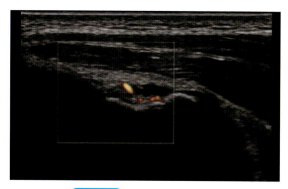

図Ⅲ-28 滑膜の血流増加

生理食塩水を関節腔内に注入して超音波検査しています．高輝度陰影の帯が内側側副靱帯で，その下に無エコーの空間が見えます．その中にユラユラと揺れる滑膜が見え，ドップラーで見ると血流が確認できます．

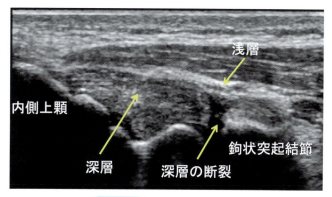

図Ⅲ-29 深層の全層断裂

遠位付着部近傍の実質部で断裂し，空隙ができています．
浅層は断裂せずに残っています．

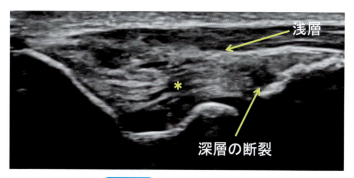

図Ⅲ-30 深層の部分断裂

この症例では内側上顆と同じくらいまで鉤状突起結節が膨隆しています．そのため線維の走行が変わり，関節面側の線維に緊張が強く加わる形態になっています．また靱帯全体も肥厚しています．遠位付着部近傍で断裂して空隙がみられますが，深層の一部は残って連続しているのがわかります．また，やや近位の実質部にも低エコー域（＊印）が見えますが，これは断裂した線維が撓んだことによる異方性と考えます．

解像度の超音波検査の長軸像で判断するのが最も科学的かつ客観的かと思います．ただしこの判断ができるのは急性発症例の炎症期で，慢性化した変性期では瘢痕が形成されているので判断が難しいことがあります．図Ⅲ-29は遠位付着部近傍での全層断裂で，浅層は連続していますが，深層は途絶しているのがわかります．

また図Ⅲ-30は深層の途中までの断裂で，まさに部分断裂といえます．肩の腱板損傷ではどの層までの断裂かで全層断裂か部分断裂かを診断しており，内側側副靱帯もそれに倣ってはいかがでしょうか．

（柏口新二）

文　献

1) Kvitne RS, Jobe FW：Ligamentous and posterior compartment injuries. Operative Techniques in Upper Extremity Sports Injuries. Mosby, p. 411-430, 1995.

肘実践講座 よくわかる野球肘 肘の内側部障害—病態と対応—

III. 成人期(骨化完了期)の外傷・障害

1. 病態と診断
5) 上腕骨内側顆の過労性骨障害(疲労骨折)

Key words

上腕骨疲労骨折,投球骨折,上腕骨内側上顆

I 原因

　上腕の疲労骨折は比較的稀であり文献的報告も多くありません．Oravaによればスポーツによる全疲労骨折の中で上腕骨は0.7％と報告されています．1930年にWilmothが投球骨折1例を最初に報告し，1975年にDevasがteenagerの上腕骨の疲労骨折3例，1978年にOravaらが1例，1984年にAllenらが野球による疲労骨折を報告しています[1)～4)]．報告が少ない理由として，上腕の痛みが筋肉性の痛みと間違われることや，初期では単純X線写真で不明なことが多いため診断されにくいことが考えられます．

　野球やテニスなどによる症例が報告されていますが，特に野球では，投球動作による上腕の捻転力が骨強度を越えたときに骨折をきたすと考えられています．投球骨折を疲労骨折と捉えるかはまだ議論の余地がありますが，投球動作によって発生する場合，ほとんどが骨折を起こしてから受診します．詳細な問診によって，骨折をきたす以前に疼痛や違和感などを自覚していたかが疲労骨折の重要な鑑別になります．報告されている投球骨折の症例でも，投球中に疼痛があった症例も含まれていますが，小川らは投球骨折118例と多数の症例を解析した結果を報告し，本骨折は投球動作自体が原因であるとしています[5)]．テニスでは，多くのエリートプレーヤーが上腕に違和感を覚えた経験を持っています．主にサーブのときや試合後に持続した痛みを感じることがあると訴えます．Justinらはテニストーナメントで上腕に痛みを持つプレーヤーのMRIを施行したところ，全例に骨髄浮腫が認められ，また浮腫の程度と症候を有している期間に相関がみられたと報告しています[6)]．

　機序としては，Poluらは骨折をきたさない程度の外力が長時間繰り返し骨組織に負荷を与え，骨吸収と骨再生のバランスが崩れ脆弱化した骨になったときに，筋肉の負荷や異常な外力が加わると骨折をきたすとしています[7)]．また，山本らは，骨膜反応が上腕骨骨幹部の三角筋付着部を中心にみられること，また三角筋は投球動作において大胸筋，上腕三頭筋とともに上肢を体幹に固定する重要な作用を有していることより，三角筋の反復作用が関与しているとしています[8)]．

　投球によって生じる上腕骨内側顆の疲労骨折は非常に稀ですが，当院での症例は8例ほどであり，全例野球選手で投球が主な原因でした．骨折線は上腕骨内側顆部の円回内筋(pronator teres)の起始部よりやや近位後面から始まり，遠位中央の肘頭窩へ向かって走ります．初期では同部に硬化像と骨膜反応が認められ，次第に骨折線が明らかとなります(図III-31)．解剖学的には上腕骨内側上顆部前面に回内筋および総屈筋起始部が付着しており，後面には付着する筋，靭帯構造がないため加速期，ボールリリースからフォロースルー期まで屈曲回内筋群による強力な牽引負荷が加わるこ

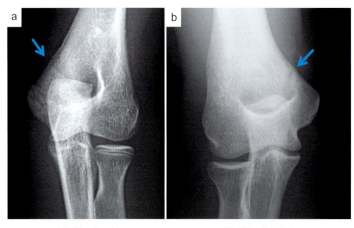

15歳,投手　　　　　17歳,内野手

図Ⅲ-31　上腕骨内側顆疲労骨折

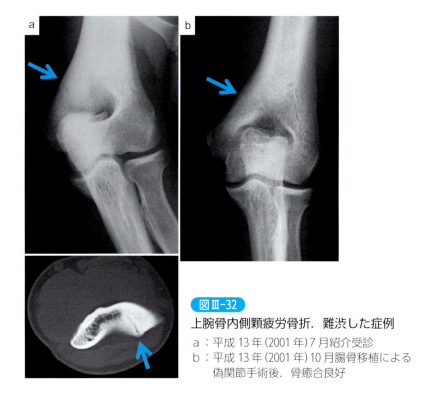

図Ⅲ-32
上腕骨内側顆疲労骨折.難渋した症例
a：平成13年(2001年)7月紹介受診
b：平成13年(2001年)10月腸骨移植による
　　偽関節手術後.骨癒合良好

とが考えられます.また,背景には内側側副靱帯損傷が認められることがあり,肘内側不安定性により滑車切痕内で,滑車・内顆が安定しないために過大な負荷につながる可能性も考えられます.

Ⅱ 治療

治療に難渋した症例を呈示します[9].

25歳,プロ野球投手.平成12年(2000年)夏頃より右肘痛を自覚.前医で単純X線撮影の結果,上腕骨内側顆疲労骨折を指摘され,保存的治療と

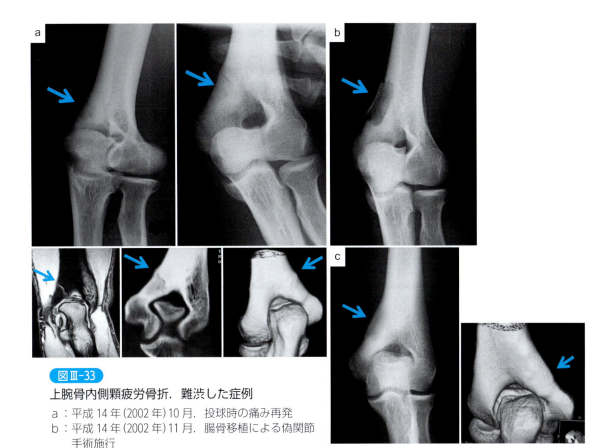

図Ⅲ-33
上腕骨内側顆疲労骨折．難渋した症例
a：平成14年（2002年）10月．投球時の痛み再発
b：平成14年（2002年）11月．腸骨移植による偽関節手術施行
c：平成15年（2003年）4月．骨癒合良好

してLIPUS（低出力超音波パルス）治療を開始しました．平成13年（2001年）2月から試合に復帰しましたが，5月には投球100球後より肘関節痛が再発しました．X線写真上疲労骨折が再発し，平成13年（2001年）7月前医より当院に紹介されました．単純X線写真では，上腕骨内側顆のpronator teresの起始部よりやや近位後面から遠位中央の肘頭窩へ向かって走る骨折線がみられました．CTでは後方からの開大が明らかでした（図Ⅲ-32-a）．骨硬化が著明で偽関節となっていたため偽関節部に腸骨ブロック移植手術を行いました（図Ⅲ-32-b）．術後骨癒合は良好で，術後6か月で投手として再復帰しました．しかし，再復帰後およそ7か月後の平成14年（2002年）10月投球時の痛みが出現しました．単純X線写真にて移植骨の辺縁部より再び骨折線を認めました（図Ⅲ-33-a）．骨新生が期待しがたい骨硬化部を切除し前回より大きな腸骨ブロックを移植しました（図Ⅲ-33-b）．骨癒合傾向は順調であり，術後6か月より一軍で投球を再開しました（図Ⅲ-33-c）．平成15年（2003年）8月，投球時に突然激痛とともに上腕骨がぶらぶらになりました．単純X線写真で粉砕型の投球骨折であったためプレートにて接合術を行いました（図Ⅲ-34-a,b）．その後はスコアラーとして球団に残っています．この例は眼球に青色強膜があり，ごく軽度の骨形成不全が背景にあったと考えられました．

Ⅲ 診断（理学検査，画像検査）

単純X線でははっきりしないこともあり，CTやMRIで確認する必要があります（図Ⅲ-33-a）．

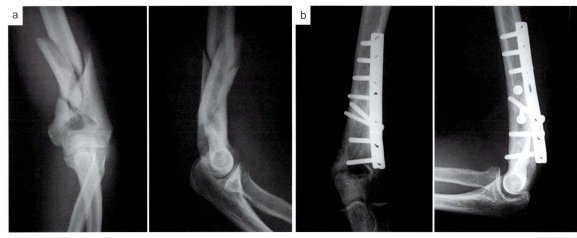

図Ⅲ-34　上腕骨内側顆疲労骨折．難渋した症例
a：平成 15 年（2003 年）8 月．投球骨折を認めた．
b：骨接合術施行後

骨折線は上腕骨内顆部の pronator teres の起始部よりやや近位後面から始まり，遠位中央の肘頭窩へ向かって斜走するのが特徴です．初期では同部に硬化像と骨膜反応が認められ，次第に骨折線が明らかとなります．CT，MRI で見れば骨折部の開大は後方が大きいことがわかります．

問診が最も大事であることは言うまでもありません．単純 X 線でも骨膜反応や骨折線が認められることは少なく，MRI 検査は股関節の不顕性骨折[10]や，競技ランナーの大腿骨遠位疲労骨折の報告で有用である[11]ことが報告されていますので，単純 X 線で明らかな異常所見がなくても疲労骨折を疑う場合は MRI や骨シンチグラフィーを行う必要があります．

Ⅳ 治療

内側上顆疲労骨折の報告がないため，参考に肘頭や上腕骨骨幹部疲労骨折例に対する保存治療の目安を述べます．疼痛はおおよそ 2 週間から 6 週間程度の局所安静で消失しますが，骨癒合には 6 週間程度かかります．しかし，骨癒合が得られても早急なトレーニングの再開には再骨折のリスクがあります．Rettig らの肘頭疲労骨折を起こした 15 歳のテニスの症例では，4 週間の安静ののち徐々に復帰させましたが，復帰後 2 週間でまた同じ痛みが再発し，その後 2 か月で復帰したと報告しました[12]．Brukner らは 4 週間の完全なスポーツ中止，さらに 4 週間かけて段階的にトレーニング強度を上げていき，競技復帰は約 4～5 か月かけるとしています[13]．上腕骨疲労骨折は慎重に経過をみながら段階的に復帰させていくことが大事であり，復帰後もフォローしていかなければなりません．

筆者らの治療は，保存的治療で行う場合は LIPUS（低出力超音波パルス）を使用します．まず 2～3 か月間は完全に投球禁止とします．LIPUS で骨癒合傾向がみられてから，さらに 4～8 週間かけて段階的にトレーニング強度を上げていき，競技復帰は約 5～6 か月はかけるようにしています．慎重に経過をみながら段階的に復帰させていくことが大事ですが，全力投球開始時には細心の注意を払う必要があります．復帰後も定期的にフォローしていったほうが安心です．一方，骨癒合が得られない場合は，骨移植にて偽関節手術を行うのも一つの選択でしょう．

V　予 防

　一度疲労骨折をきたしてしまうと治療は難渋するため，当然のことながら予防が大事です．疲労骨折をきたす選手は，肘内側部痛を経験していることが多いため，疼痛を感じたところで投球は中止し専門医療機関での診察，検査などをすることが望ましいと思います．しかし，予防の観点からとらえると，疼痛が生じたところで初めて対処するのではなく，疲労骨折，内側側副靱帯損傷等を起こさないよう指導する必要があります．もともと健康増進のために行っているスポーツが障害を生み出しているという事実を無視するわけにはいきません．日本での野球肘障害はまだまだ多く，野球大会が増えることで対外試合数の増加，それによる投球数，練習量の増加，休養の減少が目立ってきています．試合に勝つことだけのために優れた選手のみを多用し，選手を休養させることの重要性を十分認識していない指導者がいまだ多いと思われます．野球による肘障害は，多くの指導者のスポーツ指導の基礎知識の欠如が招いていることは言うまでもありません．

（古島弘三・伊藤恵康・岩部昌平
宇良田大悟・宮本　梓）

文　献

1) Wilmoth CL：Recurrent fracture of the humerus due to sudden extreme muscular action. J Bone Joint Surg Am **12**：168-169, 1930.
2) Devas M：Stress fractures. Edinburgh, Churchill Livingston, p. 174-178, 1975.
3) Orava S et al：Stress fractures caused by physical exercise. Acta Orthop Scand **49**：19-27, 1978.
4) Allen ME：Stress fracture of the humerus. A case study. Am J Sports Med **12**：244-245, 1984.
5) 小川清久ほか：投球骨折 上腕骨骨幹部骨折118例の分析．臨整外 **26**(6)：683-690，1991．
6) Justin CL et al：MRI of stress reaction of the distal humerus in elite tennis player. American Roentgen Ray Society **187**：901-904, 2006.
7) Polu KR et al：Stress fracture of the humerus in a collegiate baseball pitcher. A case report. Am J Sports Med **27**：813-816, 1999.
8) 山本和司ほか：ソフトボール選手にみられた上腕骨疲労骨折の1例．臨整外 **24**(9)：1099-1101，1989．
9) 古島弘三，伊藤恵康：肘頭疲労骨折および肘周辺疲労骨折について．臨床スポーツ医学 **26**：507-515，2009．
10) Rizzo PF et al：Diagnosis of occult fractures about the hip. Magnetic resonance imaging compared with bone-scanning. J Bone Joint Surg Am **75**：395-401, 1993.
11) Iwamoto J et al：Stress fractures in athletes：review of 196 cases. J Orthop Sci **8**：273-278, 2003.
12) Rettig AC, Wurth TR, Mieling P：Nonunion of olecranon stress fractures in adolescent baseball pitchers：a case series of 5 athletes. Am J Sports Med **34**：653-656, 2006.
13) Brukner P：Stress fractures of the upper limb. Sports Med **26**(6)：415-424, 1998.

III. 成人期（骨化完了期）の外傷・障害

2. 治療と対応
1）内側側副靱帯再建の適応　混迷する適応

Key words

内側側副靱帯，再建術，修復術，適応

I　内側側副靱帯再建術の歴史的経緯

　1974年左肘の痛みを訴えて，投手のトミー・ジョン（Tommy John）は多くの著名な医師の診察を受けましたが，誰一人として手術を受ければMLBのマウンドに戻ることができるとは保証してくれませんでした．当時40代半ばであったフランク・ジョーブ（Frank Jobe）先生はトミー・ジョンに「自分はあなたの肘を治せる自信がある．是非，治療を担当させてほしい」と自ら申し出たといいます．当時のジョーブ先生はまだ有名ではなかったそうで，ジョンも即答をしなかったそうです．しかし熱意を込めて語るジョーブ先生の真摯な姿勢に感銘を受け，自分の命ともいえる左肘を預ける決意をしたといいます．これは筆者がジョーブ先生から直接に聞いた話です．

　屈筋を内側上顆から付着部ごと外し，次いで長年の投球で傷つき変性した内側側副靱帯の前斜走線維を除去し，内側上顆と尺骨鉤状突起結節に骨孔を開けて，長掌筋腱を8の字に通す方法で靱帯を再建しました．当時としては画期的な方法で，誰も為し得なかった肘の内側側副靱帯再建で，後の「トミー・ジョン手術」と呼ばれる術式が誕生した瞬間でした．この手術を受けたトミー・ジョンは再びマウンドに立つことができ，その後も数多く勝利し，カムバック賞やハッチ賞を獲得したことは有名な事実です．靱帯再建の先駆者としてジョーブ先生の功績は極めて大きいといえます．

　この手術方法はジョーブ先生のお弟子さん達のフェローやレジデントには伝えられましたが，論文として広く世界に公開されたのは15年後の1986年でした[1]．その後，術式に2つの変更点があるものの，肘内側側副靱帯再建のスタンダードな術式となりました．1つ目の変更点は尺骨神経の処置です．当初は同時に尺骨神経を前方移行することが多かったのですが，術後に尺骨神経由来の愁訴が新たに生じることがあり，尺骨神経症状を伴っていない例では止めたそうです．2つ目の変更点は靱帯への進入方法です．当初は屈筋群を付着部で剥がしていましたが，1994年に日米プロ野球連盟合同トレーナーミーティングで伊藤恵康先生の靱帯再建法の発表を聞いてから，線維方向に縦割して進入するように変更しました．これによって筋線維への侵襲は多少あるものの，付着部が温存されるため動的制動効果への影響が格段に少なくなりました．そういう意味で伊藤先生のアプローチ法の工夫も極めて大きな功績といえます．

　90年代以降は固定器具の開発も相まって，ドッキング法（docking procedure），single strand法など多数の術式が次々と報告されるようになりました．我が国でも本書の著者のお一人である伊藤恵康先生を筆頭に山崎哲也先生，正富　隆先生がそれぞれの術式や工夫を報告しています．新たな術式を開発した先生はそれぞれのコンセプトや工夫を加えていますが，いずれの方法でも良好な成績を得ています．

70年代半ばから90年代にかけて内側側副靱帯損傷に関するさまざまなリサーチがなされてきましたが，そのほとんどは動作分析とバイオメカニクス（生体工学）系のものでした．具体的には投球動作を高速度カメラで捉え，どういう動きから構成されているかという調査です．バイオメカニクス系のリサーチは，1つはインストロンという装置を使って，どれくらいで靱帯が破断するかという破壊調査です．もう1つは関節にある方向と強さの力学的ストレスを加えた時に，それぞれの構成体が支持組織としてどれくらいの割合で力を発揮するかという調査です．いずれも靱帯の強度や支持組織としての関わりを知る上で大いに役立ちました．この手法は主に膝の前十字靱帯などの支持組織のリサーチで行われていたもので，この時代に流行した研究方法です．

　一方，内側支持機構の病理組織学的な研究はあまり進みませんでした．こういったリサーチは60年代が盛んで，70年代半ば以降はグラント（研究支援資金）が取れないことから米国では本流から外れてしまいました．術中の肉眼所見や摘出した組織の調査報告がわずかにあるだけです．摘出した組織は小さく一部であり，全体で何が起こっていたかを知る術がありませんでした．また80年代前半までは画像検査としては，造影剤を関節腔内に注入することで漏出などから異常を知る造影検査とストレスを加えて関節裂隙がどれくらい開くかを知るストレス撮影検査くらいでした．いずれも間接的に靱帯の異常を知る方法でした．

　MRIが導入されてからは主にこの画像で判断することが多くなりましたが，この最新機器の導入が結果として病態研究を遅らせました．MRIは実際の組織を顕微鏡で見ているのではなく，組織の信号強度の違いを画像にしたものです．したがって異なる組織が並んでくっついている場合などは実際とは違う画像を作ってしまい，滑膜炎を断裂や変性と間違えてしまいます．詳しくは「Ⅰ章-3.-5）内側支持機構の高分解能MRI検査と読影」を参照してください．ここ数年でマイクロコイルを使った高分解能MRIが導入され，さらに生理食塩水などの液体を関節腔内に注入することで輪郭を明確にし，液体の漏出や滑膜の変化，付着部の線維軟骨の状態を知ることができるようになって大きく変わりつつあります．「Ⅲ章-1.-4）内側側副靱帯不全の病態　どこまでわかってきたか」で述べたように，これまでは病態把握が不十分なままで手術が行われていたことが多かったようです．

Ⅱ　手術の方法と適応

1．手術法の分類

　新しい術式や成績を報告した文献は多数ありますが，内側側副靱帯の手術方法について系統立てて書かれた論文やテキストは見当たりません．これまでに報告された術式を元に，手術法の分類を考えてみました．損傷した内側側副靱帯の手術法は大きく2つに分かれます．1つは再建術（Reconstruction）で，もう1つは修復術（Repair/Reattachment）です．再建術はさらに全層再建術（all layer reconstruction）と靱帯補強とでもいうべき深層再建術（partial reconstruction, augmentation）の2つに分けることができます．

2．全層再建術

　全層再建術（all layer reconstruction）は「浅層も深層も断裂，あるいは機能しない状態で，新しく靱帯を再建する」ものです．これは脱臼を複数回繰り返した格闘技選手や10年以上痛みと付き合いながら活躍したベテラン投手で，対象は多くはありません．こういった症例では屈筋を線維方向に分けると浅層が無いか，あってもボロボロの状態になっています．正に靱帯を「改めて作る」手術といえます．ジョーブ先生がトミー・ジョンに行った手術は，こんな状態であったそうです．「肘の痛みを訴える投手はリハビリでほとんど対応できます．実際に靱帯再建の適応になることは多くはありません」．これは筆者が東京から京都に向かう新幹線の中でジョーブ先生から聞いた言葉です．

この全層再建術の結果は良いものではありませんでした．前の段階に復帰できた例は62.5％で，復帰はできても従前の状態に戻ることはなく1，2割はレベルダウンすることが多かったようです．

3．深層再建術

2つ目の再建術は深層再建術（partial reconstruction, augmentation）で，「比較的健常な靱帯浅層を縦割して，断裂や変性・瘢痕化した深層を滑膜とともに除去し，新しい深層を追加する」方法です．現在広く行われている手術は大多数がこの深層再建で，術者によって骨孔の位置や再建靱帯の走行，固定方法が異なっています．いずれの施設でも症例数を積んでいる施設では良好な成績を報告していることを考慮すると，術式による違いはあまり無いと考えられます．成功のポイントは再建靱帯の走行や固定法より，変性した靱帯や滑膜の除去にあるのではないかと推測します．

AOL不全の症例にみられる病理所見は靱帯深層の無数の微小断裂と瘢痕組織の形成（「Ⅲ章-1.-2)内側側副靱帯損傷の病態，Ⅲ章-2.-5)内側側副靱帯のバイオメカニクス―適正な骨孔位置とは―」を参照），さらに関節面に隣接する滑膜の増生です．中には深層内に血管新生を認める例もあります（「Ⅰ章-3.-8)内側上顆障害の超音波検査（形態と機能診断）」を参照）．こういったことが明らかとなってきたのは最近のことで，これまでは病理所見についてはあまり述べられていませんでした．通常のMRI検査に限界があったことを考慮すると，靱帯を裏打ちする滑膜の炎症による痛みに対しても再建手術を行ってきた可能性は否定できません．現段階ではこの深層再建術の真の適応は不明で，今後の調査・研究によるとしか述べることができません．

4．靱帯修復術

修復術（Repair/Reattachment）は，「比較的変性の少ない深層の損傷を対象とする．主に付着部で行われ，剥離・断裂部で再縫着する」ものです．近位付着部では石灰化線維軟骨層が厚く，ジグソーパズル様に強固になっているため，これを再縫着で再現することはできません．したがって再縫着の適応があるのは石灰化線維軟骨層が薄く，しかも付着部が広い，遠位部に限られます．現時点では，この付着部の損傷に対しても再建術を適応している施設が多いようです．適応条件としては「Ⅲ章-2.-4)私の内側側副靱帯の再建―適応と再建法―」と「Ⅲ章-2.-5)内側側副靱帯のバイオメカニクス―適正な骨孔位置とは―」に詳しく述べられています．

Ⅲ 好成績と手術適応の低年齢化

1．手術件数の急激な増加

MLBの調査によると，1974年から2015年3月までに靱帯再建手術を受けた選手数はメジャーやマイナー，複数回を含め900人以上にのぼります．手術を受けた年度別の人数は2000年代前半から急激に増加し，ここ10年では500人以上の選手が手術を受けています．そしてこの傾向は大学生や高校生などのアマチュア選手にもみられ，むしろ現在ではプロ野球選手より多くなっています．

米国で靱帯再建手術を受けたプロ選手の年度別の人数は2000年代前半から急増し，1996年と2012年を比較するとちょうど8倍になっています．手術が急増した原因について様々な事が議論されています．たとえばジェームス・アンドリュース（James Andrews，アメリカスポーツ医学研究所）は「投手の球速が上がったこととスピード・ボールの多用にある」と忠告しています．さらに「幼年期からのダメージの蓄積がある」と付け加えています．投手コーチなどの野球関係者では，投球フォーム，特にコッキング・フェーズでの肩と肘の位置関係が重要だと考えている人も多くいます．その他にも変化球などの球種の関係や登板間隔の問題なども挙げられていますが，結論は出ていません．

筆者は最も大きな要因は再建手術に対する野球および医療関係者の認識の変化ではないかと考え

ています．医療関係者が多くの手術を経験したことと医療機器や器具の進歩により，安定した成績が出せるようになりました．またリハビリテーションの方法も体系化されて，症例が集中する施設では安定した結果が期待できるようになりました．これは一見すると進歩のように思えますが，実はそうではありません．2つの問題が潜んでいます．1つはⅢ章-1.-4)で述べたようにMRIで過剰な診断をして不必要な再建術をしている可能性があることです．もう1つはアメリカの医療保険制度による影響です．合理主義の弊害で，結果が不確定な保存的な対応や治療を医療保険会社が認めないため，球団も積極的に手術を勧める傾向があることです．ジョーブ先生が再建術を始めた頃とは社会情勢が大きく異なり，選手本意の医療の実施が難しくなっています．

2．手術成績は本当に良くなったか

ジョーブ先生がこの手術を初めて行った時の成功率は1%未満と当時メディアに報じられましたが，症例を重ねた結果1986年の時点で16例中10例，62.5%が前段階のパフォーマンスレベルに復帰することができました．その後，複数の施設で行われるようになり，手術成績はどんどん上昇していきました．2014年には，エリクソンによると再建手術を受けたMLB傘下の投手を調査したところ83%がメジャーに復帰し，マイナーも含めると97%が実戦復帰を果たしたという驚異的な結果を報告しています[2]．本当に手術成績は良くなったのでしょうか．この驚異的な数字が意味するものは何でしょうか．

先に述べたように，現在多くの医療機関で行われているMRI検査では実施方法と解像度に問題があり，十分に病態を反映しているとはいえません．滑膜炎による肘内側部痛であっても靱帯損傷と過剰診断してしまい，再建手術を行っている可能性があります．また内側側副靱帯の遠位付着部損傷で，修復術で十分対応できた症例に再建手術を行っている可能性もあります．こういった症例に技術に長けたベテラン医師が再建術を行えば，

よほどの失敗がないかぎり，成績はよくなります．時には術前より球速が上がることもあるでしょう．そういった症例が増えれば増えるほど，手術成績はよくなります．

さらにアメリカの医療保険制度や球団経営を考慮すると，必要以上に手術に誘導する傾向があります．術前に十分な期間の局所の安静とリハビリを行い，身体機能の改善を図ることが許されません．「同じ期間のリハビリをするなら，手術をしてから行え」という考え方です．いくらリハビリの体系化が進んでも，トップレベルの投手で術後に球速が上がることは考えられません．別の方法で痛みを取ることができれば，再建術を受けなくても復帰できたのではないかと推測します．診断の曖昧なケースや社会的適応を除外すると，現代もジョーブ先生の頃も成績は変わらないのではないでしょうか．

3．若年齢層での再建術の是非

再建手術の成績が良くなったことから安心して手術を受けられるようになりました．そのため手術を受ける年齢が大学生，高校生そして中学生にまで下がってきました．合理主義の国である米国でも再建術の適応年齢の低下が社会問題となっています[3]．なかには「再建術後に球速が上がる」という俗説が流布し，選手や保護者，なかには指導者までが手術を希望することがあると聞きます．

我が国では保護者や指導者が手術を勧めることは少ないのですが，医師が勧めることはあるようです．米国流の治療方針に賛同する医師が，選手や家族に勧めているようです．肘の内側に痛みがある選手に中学3年生の夏から秋に手術をして，高校入学に備えるという考え方です．ただしこういった例は特殊な例で，我が国の大多数の医師は保存的な対応が第一選択で，手術は最後の治療手段と考えているのではないでしょうか．また手術を行うにしても，中学生や高校生では靱帯を温存する修復術までで，再建術が必要となる例は例外的だと思われます．靱帯再建術は原則としてプロ野球，社会人野球，大学野球までのトップレベル

の選手を対象に行い，高校生に行う場合はトップレベルに届く可能性の高い選手に限って行うべきではないでしょうか．

IV 治療・予防のための身体機能への介入

肘の内側側副靱帯損傷の原因としていくつかの事柄が挙げられていますが，損傷を起こした選手に共通することがあります．それは身体機能の異常です．とりわけ肩甲胸郭機能の異常が大きな原因になっていることが多いようです．身体機能は個人によって異なり，スーパーノーマルといわれるような卓越した機能の持ち主もおり，実際にプロ野球にはそういった選手が多いのです．一見すると異常と思われるような投球フォームも，スーパーノーマルな身体機能の持ち主では問題無くでき，打者は打ち辛いのです．したがって普段から選手の身体機能を知っておく必要があり，そこから外れてきたら，その選手にとっては異常で危険信号です．術後のリハビリでも傷害の予防でも，選手の身体機能に合わせて勧める必要があります．リハビリはスタンダードを踏まえた上で，選手の元々の身体機能に合わせてアレンジする必要があります．どのように身体機能をみるかはV章の「身体機能の改善と動作への介入」を参照してください．

(柏口新二)

文　献

1) Jobe FW, Stark H, Lombardo SJ：Reconstruction of the ulnar collateral ligament in athletes. J Bone Joint Surg Am **68**(8)：1158-1163, 1986.
2) Erickson BJ, Roeo AA et al：Trends in medial ulnar collateral ligament reconstruction in the United States：a retrospective review of a large private—payer database from 2007 to 2011. Am J Sports Med **43**(7)：1770-1773, 2015.
3) 『USA TODAY』2003年7月28日付．"Tommy John surgery：Pitcher's best friend."

Ⅲ. 成人期（骨化完了期）の外傷・障害

2. 治療と対応
2) 私の肘内側尺側側副靱帯の再建—適応と再建法—

Key words

野球肘，内側側副靱帯損傷，手術適応，再建術

Ⅰ はじめに

　肘関節内側の障害は，誤った投球動作を続ける限り，一球，一球の投球動作自体が受傷機転となります．また，正しいフォームで投げていても，強大な筋力よる肘内側に加わる大きなトルクと酷使による微少外傷の蓄積により，プロ野球選手でも肘内側尺側側副靱帯（MUCL）の断裂が発生します．時に総屈筋腱起始部全体の剥離も合併することさえあるのです（図Ⅲ-35）．

　Fleisigはトップクラスの投手の運動解析の結果，加速期に肘関節内側に加わる最大トルクは64±12 Nmと報告しています[1]．これに先立つMorreyらの *in vitro* の実験では，肘関節90°屈曲位における外反力に対抗する力の54％を内側尺側側副靱帯が負担しているとの結果を出しています[2]．両者の結果から，MUCL自体に加わるトルクは肘関節直角位付近で34.6 Nmとなります[1]．Ahmadは屍体標本の実験で，MUCLの破断強度は34.0 Nmと報告し，靱帯のみでは投球による外反ストレスには抗しきれないことを示しました[3]．そのため，屈曲回内筋群による動的支持機構が重要な役割を果たします．しかし，この筋群の中で最も強力な尺側手根屈筋は，その上腕頭の

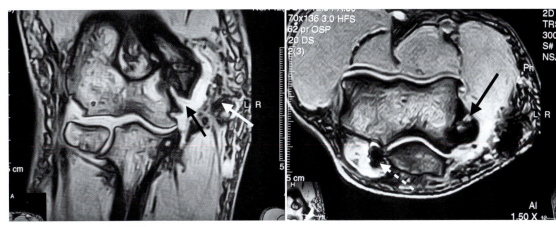

a｜b　　図Ⅲ-35　屈曲回内筋群の上腕起始部剥離を伴ったMUCL再断裂例

　　a, b：プロ野球選手．5年前にMUCL再建術．復帰後強力な筋力強化を続けました．
　　　　投球中雑音と共に再度断裂．黒矢印は内側上顆の移植腱を通した骨孔．白矢印は剥脱した
　　　　総屈筋起始部
　　b：白点線矢印は後外側滑膜ひだ

一部がMUCL浅層からも起始しているので，靱帯近位の断裂は動的支持力の低下も引き起こす可能性があるのです．

野球肘としてのMUCL損傷は稀ではありませんが，現在でも正しく診断され，また治療が行われているとは言い難いと思います．断裂していれば直ちに手術的再建を要するわけではありません．投球障害としてのMUCLは，前斜走靱帯（AOL）のみの損傷なので，野球，ハンドボールなどをしないのであれば，日常生活，仕事などに支障をきたすことはほとんどありません．関節包・靱帯構造全体が損傷される肘関節脱臼放置例とはこの点が大きく異なります．ここでは靱帯損傷の診断の要点と，手術適応（どのような場合に手術を要するか），再建手術の実際を述べていきます．

II 診 断

MUCL損傷の診断自体は，この病態の存在を知ってさえいれば難しくありません．肘内側部の疼痛の程度は，塁間の送球でも疼痛のため困難なものから，全力投球だけができない，あるいは直球は投げられるが変化球が痛くて投げられないなど様々です．球数が増すと肘内側痛が生じるというより，速い球を投げると始めから疼痛があることが特徴です[4]．MUCL部の持続する頑固な圧痛は，内側上顆前下方のMUCL起始部に一致したピンポイントの圧痛です．

徒手的に外反動揺性を検出することは，経験を積んだ医師でも外傷性脱臼など高度な動揺性がない限りなかなか容易ではありません．投球動作などによるMUCL損傷は前斜走靱帯（AOL）のみの損傷ですから，関節包，後斜走靱帯（POL）はほとんど断裂しないためです．

尺骨神経，内側前腕皮神経領域の感覚鈍麻を伴うことが少なからずあります．長期間継続する肘内側の感覚障害の存在は靱帯損傷の重症度にも関係があるので，感覚障害の検査は必須です．アルコール綿を用いて冷感覚を健側と比較すれば，筆などによる触覚検査で見逃された感覚障害も発見できます[5]．

1．補助診断

1）単純X線写真：単純X線写真は最も手軽ですが，両肘撮影に加えて患側の45°屈曲位正面像も撮影すればかなり多くの情報が得られます．内側上顆遠位端の陳旧性裂離骨片，遠位端の下方への延長などの変形，内側上顆の低形成，骨棘形成などの関節症性変化，離断性骨軟骨炎等の多くの病態を発見できます．後にも述べますが，これらのうちMUCL損傷が体系的なリハビリテーションによる保存的治療で復帰できるか，できないかのリスクファクターとして有意なものは裂離骨片の存在なのです[6]．

2）ストレスX線撮影：ストレスX線撮影にはWoodsが提唱した重力による外反力を使ったgravity stress（重力負荷）X線撮影，Jobeによる30°屈曲位徒手外反ストレス撮影[7]，久保田によるTelos SE（ストレステスト用固定器）を用いた定量ストレス撮影法などがあります[8]．いずれも30°屈曲位で骨性構造による安定性を除外して撮影し，内側関節裂隙の開大差を計測します．いずれのテストでも健側との開大差が2mm以上あれば靱帯損傷の可能性ありと判定します（図III-36-a, b）．

3）超音波エコー診断：仰臥位，肘関節90°屈曲位，前腕重力下垂位として検査します．検査のポイントは，靱帯自体を探すというより，内側上顆と尺骨鉤状結節（sublime tubercle）の輪郭を描出することで，両者間を結ぶMUCLを描出しやすくなります[9]．詳細は本書の別項を参照して下さい．

4）MRI検査：診断可能な画像を得るには，機器の性能もさることながら，最適な撮像条件を決める技師さんの熱意が重要です（図III-35, III-36-c）．そのためにも，慣れない技師さんの場合，側副靱帯の起始，停止の正確な部位，靱帯の走行などを撮像時に指示して育てる努力も必要です．最近は初診時に患者さんが持参する画像も診断不能

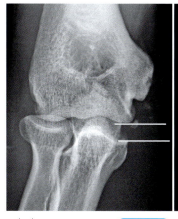
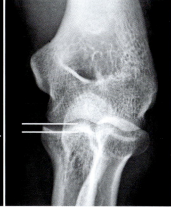
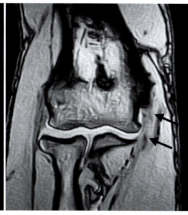

| a | b | c |

図Ⅲ-36　局所ステロイド注射によるMUCL完全断裂

a, b：重力ストレスX線撮影．a：投球側，b：捕球側
c：MRI．MUCL部分（黒矢印）はほとんど等信号で，浮腫性の瘢痕組織となっていました．

なものは少なくなりました．詳細は別項を参照してください．

2．診断が遅れる症例

十分な問診，診察をおろそかにすると，X線写真で小頭離断性骨軟骨炎，関節内遊離体の存在，変形性肘関節症などを見つけて安心してしまい，思考停止になりがちです．病態は1つだけとは限らないことを肝に銘じておくべきなのです．

3．鑑別診断および合併症の発見

肘内側の痛みを主訴とする例では，肘内側と尺骨神経領域に感覚障害を伴うため尺骨神経障害と考えられがちです．MUCL損傷では外反動揺性を伴うため，尺骨神経刺激症状を伴うことが少なくないのです．また，肘頭疲労骨折は最も見逃されやすい重大な合併損傷です[10]．前述の離断性骨軟骨炎，肘頭疲労骨折などは，MRI，あるいはCT画像を読影する際に，先入感を捨てて謙虚に画像の全てを観察すれば見落しを避けられます．野球選手の肩・肘痛では，Wright, Roosなどの胸郭出口症候群の誘発テストは必ず行うべきです[5]．

Ⅲ　保存的治療法

疼痛の程度，受傷から受診までの期間にもよりますが，2週間以内であれば上腕中枢部から手MP関節近位までしっかりと1か月間ギプス固定を行います．ギプス除去後から表Ⅲ-9に示す術後4週からのリハビリテーションプログラムを開始し，全体をやや短縮してギプス除去後約5か月での復帰を目標として指導します．陳旧例では，次の「手術適応」の項に述べますリスク比を考慮しながらリハビリを継続するか否かを考えます．いたずらに長期間のリハビリを続けるのでは，選手が復帰するチャンスを失わせてしまいます．詳細は本書「Ⅴ章．身体機能の改善と動作への介入」を熟読してください．

Ⅳ　手術適応

診断がつきましたが，保存療法で復帰可能か，手術療法の適応であるかの判断は容易ではありません．前医で漫然と保存療法が行われ，数か月して復帰したら再び疼痛が出現して来院される患者は少なくありません．この時点で手術的再建を行っても，復帰までさらに8～10か月を要するので，実績のあるプロ野球選手を除き，学生では卒業，あるいは戻るべきポジションはなくなっていることが多いのです．そこで早期に，保存療法で受傷前の競技レベルに復帰できるか，あるいは手術的再建を必要とするかが予測できれば，野球選

表Ⅲ-9 内側側副靱帯再建術後投球復帰までのプログラム

経過	a 非投球期 プログラム	その他	経過	b 投球期 プログラム	スピード	中学生	高校生以上
4週	ギプス除去 肘・手関節の自動運動開始 ウォーキングによる腕の振りを指導	肘関節の他動運動禁止 ランニング禁止	4ヵ月	投球：ネットスロー 打撃：Tee Batting, Toss Batting 守備：補球のみ	山なり	5〜20 m	5〜25 m
6週	リストカール，アームカールを0.5 kgから　フレンチプレスはセラバンド	棘下筋強化禁止	5ヵ月	投球：キャッチボール 打撃：フリーバッティング	5割以下	20〜35 m	25〜40 m
8週	追加メニュー：肩甲骨周囲筋の練習	ジョギング開始 徐々にランニングへ	6ヵ月	5ヵ月と同様	6〜7割	35〜45 m	40〜50 m
10週	追加メニュー：腱板筋強化開始		7ヵ月	投手：3週目からマウンドで立ち投げ 捕手：セカンドまで送球 内野手：ノックに入り送球 外野手：ノックに入りカットマンまで送球	7〜9割	45〜50 m	50〜70 m
12週	追加メニュー：ライスバケツ 投球：シャドウピッチング，真下投げ開始 打撃：素振り，軽いティーバッティング・トスバッティング		8ヵ月	投手：キャッチャーを座らせ投球開始 野手：実戦復帰	全力許可	遠投	遠投

（伊藤恵康：肘関節のスポーツ障害．肘関節外科の実際．南江堂，東京，2011, p.236. を一部改変）

手にとっても，治療する側にとっても大きな福音となります．

当院の宇良田，古島らは，レクリエーションレベルの患者を除いた投球障害による肘MUCL損傷患者で，MUCL以外の障害がなく，系統的なリハビリテーションを3か月以上行い得た166例を調査しました[6]．さらに症例数を増して検討を加えた古島の「Ⅲ章1.-1）成長期内側上顆障害と成人期の障害の関係」の項に詳細に記載してあるため画像等を除いて簡単に述べておきます．

リハビリで受傷前の競技レベルに復帰できた症例82例（49%）と，同じリハビリを行っても復帰できず，手術的再建を要した症例84例（51%）とを比較して，保存的治療による復帰を妨げる因子を検討しました．検討項目として，①学童期に発生した内側上顆下端裂離骨折遺残骨片の有無，②尺骨神経領域の感覚障害の有無，③MR画像で完全損傷か部分損傷か，④内側上顆下端の変形の有無，⑤疼痛発生からの我々の医療機関受診までの期間の5項目を挙げました．統計ソフトはSPSS 20.0を用い，リスク比の算出とχ^2検定を行いました．

裂離骨片の遺残した例では27%が復帰，骨片がなかった例では57%が復帰できており，裂離骨片遺残のリスク比は2.6倍でした．尺骨神経症状を伴うものは30%しか復帰できず，リスク比は2.2倍でしたが，MR所見でMUCLの完全断裂例と不全断裂例の比較では，不全断裂例では82%が復帰，完全断裂例では僅か33%しか復帰できず，完全断裂のリスク比は4.6倍でした．完全断裂例との判定は2.5 mmスライスのMR冠状断像で，3スライスともMUCLの連続性がみられなかったものとしました（図Ⅲ-36-c）．とくに，遺残骨片があり，かつMRIで完全損傷がみられた例では復帰できたものは18%と厳しい結果でした．

このデータから，内側上顆下端裂離骨片の遺残，尺骨神経症状の持続，MR画像によるMUCL完全断裂がそれぞれ確認されれば，リハビリテー

ションのみで競技レベルへの復帰は困難となる傾向が読み取れます．さらにこれらのリスクファクター全てを持っている例では，さらに困難となることが容易に理解されるでしょう．

V 再建手術

1．再建手術の概要

1974年Jobeにより米国大リーガー投手であるTommy John選手の肘MUCL再建術が行われ，現役に復帰出来たことから，各地で徐々に再建手術が行われるようになりました．Jobeの手術は，前腕屈筋群起始部を内側上顆より切離，末梢方向へ反転してMUCL部を展開，採取した長掌筋腱を内側上顆と尺骨鉤状結節に作製した骨孔に通して8の字型に移植，縫合するものでした[7]．さらに術後の神経刺激を避けるため尺骨神経は筋層下前方移行を行っていました．

筆者は1990年，社会人野球選手のMUCL再建を行うことになり，このJobeの論文をみて，MUCLの展開には屈筋群起始部を切離する必要がなく，筋間を分ければ容易に直達出来ると考えました[4)7)11]．以来，この展開法でずっと靱帯の再建を行ってきました．展開が安全で，屈筋群の筋力低下をきたす恐れもなく，術後成績も満足出来るものでした．移植腱の走行，固定法の変遷もありましたが，後に述べる現在の方法を中心に再建しています．

海外でも1996年Smithがmuscle splitting approachとして，正中・尺骨神経筋枝の分布を検討し，その解剖学的安全性を報告しています[12]．

この靱帯の再建には長掌筋腱（PL腱）が最も適しています．新鮮屍体標本を用いた実験では，MUCL（前方線維）と，再建に用いるPL腱は近似した破断強度を持つとされています[13]．PL腱が低形成，あるいは欠損している場合は薄筋腱，足背の腱などが使われてきました．最近では再建術，再々手術例の場合，橈側手根屈筋の半裁腱を用いています．しかし，当然のことながら，移植腱自体の強度もさることながら，移植腱と骨との接合部の強度が重要です．実際，MUCLの損傷部位は近位起始部での損傷が極めて多いことがわかっています[5]．しかし，解剖学的なenthesis（骨靱帯結合構造）を構築することは不可能です．このため，数多い再建手術法は，いずれも移植腱の走行と骨との結合法に腐心しているのです．

現在，MUCLの再建法は，移植腱を束ねて（single strand）前斜走線維の走行に移植する方法と，尺骨鉤状結節（sublime tubercle）の前後から穿孔した骨孔に移植腱を通して，近位は内側上顆起始部に開けた1本の骨孔に前後の移植腱を引き込むdocking procedureとに大別されます．骨との接合部は，EndoButton，interference（tendon junction）screwの使用，強固なKrackow suture（baseball suture）による牽引下にbone bridge（2つの骨孔間の骨橋）上での縫合等がありますが，強固な縫合糸による移植腱の血行障害を防ぐために，骨孔内に縫合糸に絞扼されない部分を最低5mmは残し，良好な腱・骨間の癒合をはかるべきです．米国では大きなinterference screwが多く用いられていますが，小さな内側上顆には大き過ぎて復帰後の強度が懸念されています．我が国では骨孔と移植腱の間に小さな介在骨片を挟み，tendon junction screwも小さなもので固定する田中法で用いられています．

私達は肘頭から採取した骨釘を楔として打ち込み固定していますが，入口部で骨釘による移植腱の圧迫壊死を防ぐために，骨孔入り口を漏斗状に拡大して移植した時期もありました．私の印象としてはあまり差がないようでしたが，今後機会があれば調査したいと思っています．

2．筆者らのMUCL再建手術

私達の再建手術は，1990年から2013年末で800例を超え，現在の方法は1992年より基本的には変わっていません（図Ⅲ-37）[11]．展開は前腕内側皮神経をテープで保護し，MUCLの直上で屈筋群を線維方向に分けていきます．筋層が著明に厚くなければ尺骨鉤状結節sublime tubercle（以

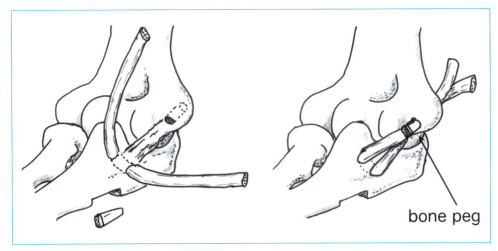

図Ⅲ-37　我々の靱帯再建法

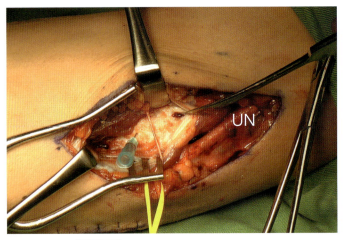

図Ⅲ-38　MUCLの展開（右肘内側）

屈筋群起始部を筋線維方向に鋭的，鈍的に分け，損傷靱帯を展開します．靱帯は完全に軟化・瘢痕化し，中枢起始部に穿孔（小骨膜起子先端部）がみられます．注射針は上腕尺骨関節裂隙を示します．注射針の遠位が尺骨鉤状結節（sublime tubercle）です．長掌筋腱および，肘頭から骨釘はすでに採取済みです．術野中央を横断する索状物は前腕内側皮神経．UN：尺骨神経

下，ST）の隆起を触れるので，それほど迷うことはありません．近位は内側上顆前下方（右肘では7時から7時半の位置）からSTに向かって筋線維を分けていきます．尺骨神経が現れれば，その前方から鋭的，鈍的に筋群を分けていけばMUCLは直下に現れます．靱帯は光沢がなく，軟化した瘢痕組織で，時に穿孔があり，この部分から関節液の漏出がみられることもあります（図Ⅲ-38）．

内側上顆下端の遠位2～3cm付近で尺骨神経から前方に筋枝が分岐するので出来るだけ保護しておきます．注射針で関節裂隙を確認します（図Ⅲ-38）．STの多くは鋭い稜線状に隆起していますが，時にはクジラの背のように扁平なものもあります．靱帯遠位部も瘢痕化していれば，MUCLを

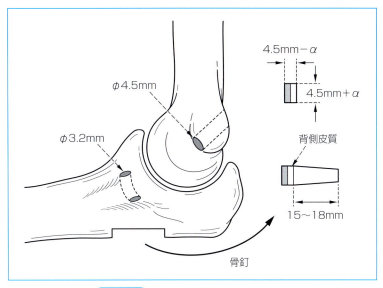

図Ⅲ-39 骨孔の作製と骨釘の採取

(伊藤恵康ほか：肘の靱帯損傷．新 OS NOW 21，スポーツ整形外科の手術．清水克時・編，メジカルビュー社，東京，2004，p.76 を一部改変)

中央で縦切して，骨膜下に ST を展開します．靱帯遠位部が良好であれば靱帯を剥離することなくそのまま ST の前後からドリルで穿孔します．穿孔する位置は，関節軟骨の厚さを考慮し，関節裂隙から 1 cm 遠位にドリルガイドの中心を置いて，ST の前後から 3.2 mm または 3.5 mm ドリルで穿孔します（図Ⅲ-39）．前後の骨孔の角度は 90°を越えないように注意して穿孔します．ST が急峻であれば前後の骨孔間の残存骨皮質は 7 mm あれば十分ですが，ST が扁平であれば 10 mm の骨皮質を残し，かつ深部で鋭角に交わるように穿孔し，遠位停止部の強度を確保しなければなりません．小単鈍鉤を用いて骨孔間の骨橋を破損しないように注意しながら，骨孔の方向を確認し，骨トンネル内を滑らかにしておきます．

上腕側の骨孔作製部は，右肘を尺側からみて内側上顆の 7 時から 7 時半の方向，内側上顆の高さの中央部です（図Ⅲ-39）．遺残靱帯があるので迷うことは少ないですが，内側上顆下端を十分触知しておけば確実にオリエンテーションがつきます．内側上顆後方の尺骨神経を損傷しないように，

後面を剥離しておき，助手にレトラクターなどで保護してもらいながら穿孔します．

長掌筋 (PL) 腱の採取は容易ですが，腱の輪郭が最も明瞭な手くび皮線より 1 cm 近位を横切し，橈側の正中神経掌枝を損傷しないように注意します．ここより遠位の切開では，PL 腱が手掌腱膜に分散していることが多く，腱の幅全体を採取出来ないことがあります．PL 腱が低形成であれば薄筋腱，時に捕球側の橈側手根屈筋腱の半裁腱あるいは 1/3 を採取することも可能です．足背から採取した長指伸筋腱は 2 本を束ねても細すぎるのと，複数腱の緊張のバランスをそろえて移植することは意外に難しいものです．

骨釘は肘頭背側から採取しますが，打ち込み器で叩く側を遠位の硬い皮質とし，抜けないように骨孔の直径 4.5 mm よりやや幅広く採取しておきます．厚さは PL 腱の太さを考慮し，PL 腱の圧迫壊死を起こさないように骨釘の厚さを 4.5 mm より薄くなるように整形します（図Ⅲ-39）．長さは 15～20 mm あれば十分です．

先に ST の穿孔部に移植腱を通します．普通の

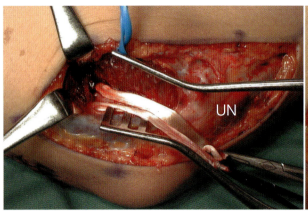 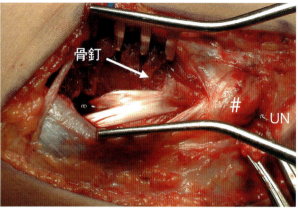

図Ⅲ-40 腱移植，骨釘固定の実際　　　　　　　　　　　　　a｜b

a：図Ⅲ-38とは別症例です．sublime tubercleの前後から3.2 mmのドリルでV字型に穿孔，2重にした0.46 mm soft wireをloopにして移植腱を骨孔に通します．
b：内側上顆側は通常4.5 mmの骨孔を作製，移植腱を引き込み，十分なpretensionをかけた後，骨釘を打ち込み固定します．
＃：内側上顆頂上　　UN：尺骨神経

長掌筋腱なら二つ折りにした0.46 mmほどの軟鋼線を，先に用いた小単鈍鉤と同じ形に弯曲させて骨孔に通し，移植腱を迎えに行きます[11]．暴力的に引き抜くと骨孔間の骨橋を損傷する危険があるので，軟鋼線をワイヤ鉗子あるいはペアン鉗子などで静かに巻き取るように引き抜くことがコツです（図Ⅲ-40-a）．薄筋など移植腱が太く，腱端が平滑でない場合は，STの骨孔をφ3.5 mmと少し大きくするか，膝十字靱帯再建術のように移植腱端にbaseball sutureをかけ，縫合糸を使って移植腱を骨孔に通します．

内側上顆の骨孔は4.5 mmなので，骨孔の後面からループにした軟鋼線で一本ずつ容易に移植腱端を引き抜くことができます．この時，移植腱が捻じれないように注意します．

肘関節を屈曲約60°とし，内側上顆後面に引き出した2本の移植腱端をそれぞれ有鉤鉗子でしっかり把持して，徒手的に最大限（manual max）に1分間以上牽引します．さらに外反を避けて牽引下にゆっくり30°から100°まで数回屈伸し，移植腱前・後索の緊張のバランスをとります．このまま整形した骨釘を打込器を用いて打ち込みます（図Ⅲ-40-b）．打ち込みに際し，移植腱を損傷しないように細心の注意が必要です．

余ったPL腱は末梢方向へ反転し，屈筋起始部の展開部へ埋め込むように縫合します．

切開した屈筋起始部の深筋膜は，遠位方向から順に縫合して行けば筋腹は整然と還納されていきます．厚めに綿包帯を巻き，上肢全体に均等な圧迫を加えるように弾力包帯を巻きます．術後のドレッシングは手の外科手術では手術操作と同程度に重要視されるほど技術を要する操作です．いい加減なドレッシングではすぐギプスが緩んでしまいます．外固定は腋窩まで十分に長く，かつ緩みなくギプス固定を4週間行います．ギプス副子では十分ではありません．通常2週で抜糸，再度ギプス固定を行います．途中でギプスが緩めばこまめに巻き換える努力を惜しんではなりません．

Ⅵ　後療法

ギプスの巻き換えはもちろん，後療法は術者，少なくとも手術を行った医療施設で，厳重な管理の元に指導しなければなりません．私達は，月1～2回のリハビリ指導に通院出来ない患者には当院では手術を行わない方針としています．

ギプス除去後は，ウォーキングによる自然な腕の振りから開始します．肘関節の運動はあくまで自動運動とし，他動徒手矯正運動は最後まで禁じています．移植腱と骨との固着が不十分では再建術の意味をなさないので，ヒンジ付き装具を使用した早期 ROM 運動は行っていません．靱帯再建後の基本的リハビリテーションの実際は表Ⅲ-9に示します．術後の状況により変更することもありますが，このプログラムはこれ以上短縮出来ないことを術前から患者・家族にも厳重に指導しています．しかし，最近，術後 4 か月で捕手として試合に出場し，走者が出たので思わず二塁へ送球してしまい，再建靱帯が断裂した高校生がいたのは非常に残念でした．

　術前，術後はもちろん，復帰後も全身の体系的ストレッチ，正しい投球法の指導は必須なのです．

（伊藤恵康・古島弘三・岩部昌平
宇良田大悟・宮本　梓）

文　献

1) Fleisig GS et al：Kinetics of baseball pitching with implications about injury mechanisms. Am J Sports Med **23**：233-239, 1995.
2) Morrey BF et al：Articular and ligamentous contributions to the stability of the elbow joint. Am J Sports Med **11**：315-399, 1983.
3) Ahmad CS et al：Biomechanical evaluation of a new ulnar collateral ligament reconstruction technique with interference screw fixation. Am J Sports Med **31**：332-337, 2003.
4) 伊藤恵康ほか：スポーツ障害としての肘関節尺側側副靱帯損傷―10 年間 163 例の治療経験．日整スポーツ医会誌 **22**：210-216, 2002.
5) 伊藤恵康：内側（尺側）側副靱帯損傷．肘関節外科の実際．p.228-242, 南江堂，東京，2011.
6) 宇良田大悟ほか：投球による肘内側側副靱帯損傷の保存療法における抵抗因子の検討．日肘会誌 **20**：87-91, 2013.
7) Jobe FW et al：Reconstruction of the ulnar collateral ligament in athletes. J Bone Joint Surg **68-A**：1158-1163, 1986.
8) 久保田耕造ほか：プロ野球選手の肘外反不安定性について．整スポ会誌 **13**：69-78, 1993.
9) 原田幹生ほか：シーズンオフの野球肘検診．臨床スポーツ医学 **29**：321-325, 2012.
10) Furushima K et al：Classification of olecranon stress fractures in baseball players. Am J Sports Med **42**：1343-1351, 2014.
11) 伊藤恵康ほか：肘の靱帯損傷．新 OS NOW 21 スポーツ整形外科の手術．清水克時・編，p.74-82, メジカルビュー社，東京，2004.
12) Smith GR et al：A muscle splitting approach to the ulnar collateral ligament of the elbow. Am J Sports Med **24**：575-580, 1996.
13) Regan W et al：Biomechanical study of ligaments around the elbow joint. Clin Orthop Relat Res **271**：170-179, 1991.

III. 成人期(骨化完了期)の外傷・障害

2. 治療と対応
3) 私の内側側副靱帯再建—適応と再建法—

Key words
肘関節(elbow joint), 再建(reconstruction), 内側側副靱帯(medial collateral ligament：MCL), 野球肘(baseball elbow), TJスクリュー(TJ screw)

I　はじめに

　野球選手において, 投球動作で繰り返す外反ストレスにより内側側副靱帯が損傷され, 不安定性が生じ支障をきたすことは, Jobeの報告以来よく知られるようになりました[1]. この内側側副靱帯を構成する3つの部分のうち, 特に前斜走線維(以下, AOL)が障害されます(図III-41). 近年, これらの病態解明とともに, 治療法が確立され, 積極的に再建術が行われ, 再起を図るように他の各種の再建術が報告されています[8)13)]. 本稿では, 靱帯再建用に, 独自に開発した小関節用 interference screw(インターフェアランス・スクリュー; 以下, TJ screw)と手技を簡素・均一化するために並行して作成した器具(TJ screw system)を用いた内側側副靱帯損傷に対する再建術について述べます.

注釈) インターフェアランス・スクリューとは2つの物体の間に挿入することによって, 両者を圧着するスクリューです. 膝の前十字靱帯再建の骨ブロックを骨孔に固定する際に使われたのが最初です.

II　病　態

　投球動作の acceleration phase(加速期)に内側側副靱帯, 特に前斜走線維(anterior oblique ligament：

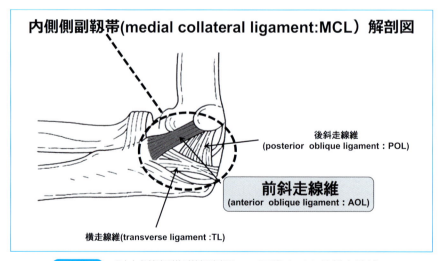

図III-41　肘内側側副靱帯解剖図：＜再建すべき前斜走線維＞

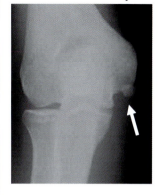
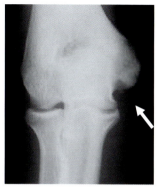
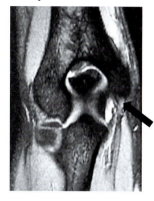

a) 単純X線像　　　b) MRI

離断骨片(+)型　　　陥凹型　　　T2

図Ⅲ-42　野球肘内側型所見
a：単純X線像（遊離体（+）型と陥凹型）
b：同部MRI（T2にてhigh intensity areaを認める）

AOL）には強大なストレスがかかります．

この動作を繰り返すことにより，この内側靱帯が機能不全に陥った状態を内側支持機構障害といいます．

さらに，この靱帯の機能不全は，外側障害や後方障害の増悪要因となります．

＜本邦における特異点＞

本邦においては，投球開始年齢が早く，不適切な過度の練習量（練習時間の異常な長さ），それに伴う投球数の過多により，他国では見られない障害発生率や障害数となっています．これは，高校選手権＝甲子園野球を目指す時期と，骨格の成長期が一致するためで，成長期の軟骨成分の多い時期には，内上顆下端の裂離損傷から発症します．次に内側上顆の骨化が完成近くなると，X線像で靱帯の上腕付着部で離断骨片を伴った靱帯の裂離や付着部の陥凹像などが，AOLの機能不全の画像所見として確認できます．成長期であるため，発症早期に適切に治療されれば治癒する例が多いです．しかし，痛みを我慢して投球を続けることにより，上腕側での障害が遺残し再建術の適応と

なります．つまり，本邦では障害年齢が低いことが特徴です．

Ⅲ　診　断

症状は，最も大切な症状は，投球時や後に肘関節内側部の痛みが続き，飛距離・スピードの低下，一過性の尺骨神経症状の併発などがあり，徐々に投球が不可能となる自覚症状です．一方，遠投や加速期に激痛を自覚し，以降投球が不可能になることもあります．これは，靱帯付着部不全の状態が，完全断裂へ移行した状態といえます．また，他覚的症状では，内上顆部の圧痛，外反ストレス時の靱帯付着部の疼痛であり，誘発テストとして前腕回外位で屈曲し外反ストレスをかけるmilking maneuverがあります．単純X線像では，内上顆靱帯付着部の離断骨片，ないしは陥凹像が認められることが多いです（図Ⅲ-42-a）．この部の性状を確認するには，MRIが有用です．陥凹型では，T2強調画像にての高信号域（図Ⅲ-42-b）がみられ，付着部不全や滑膜炎や関節液の流入を推察させます．また離断骨片を伴うものでは，離断骨

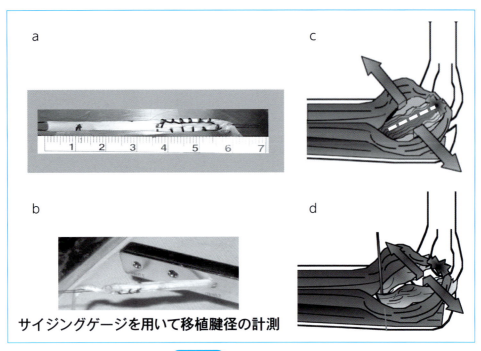

図Ⅲ-43 手術シェーマ
a：付属グラフトメーカーによる二つ折り，移植腱(PL)形成
b：サイジングゲージを用いての太さ測定
c：尺側手根屈筋群を線維方向に分けます(muscle-splitting approach).
d：AOL 成分中央を切離，開きます.

片と内上顆間に同様の所見がみられ，離断骨片は靱帯性分とは強く結合していますが，内上顆から離断している状態を示すものと推察できます．これらは共にAOL 成分付着部の遺残する癒合不全状態を意味しています．また，診断で最も信頼できるものの一つは，Gravity ストレス撮影による関節裂隙の開大であるといわれています．しかし，上腕部が回旋し正確に関節裂隙を描出することが難しく，AOL 成分のみの損傷であるため，肘関節の屈曲角度により開大がみられないことや，僅かな開き（2 mm 程度）しか出ないことも多いです．また"関節の固さ"には個人差があるため，正常側との比較が大切です．このため，術直前の全身麻酔下でのイメージ透視下での再確認が必要です．3D-CT では，内顆の形状異常の有無，遊離体の存在部位や大きさを確認します．超音波検査は，高解像度と簡便性でスクリーニングに適していま

す．以上より，自覚症状が最も大切であり，さらに一致する他覚所見で総合的に判断します．

Ⅳ 治療・手術適応

内側支持機構の近位部障害は，投球後の痛みや尺骨神経麻痺の症状で，投球動作の低下として現われますが，成長期（骨端線が残っている場合）では再建術の適応はなく，積極的な保存療法が優先されます．また，本障害は，日常生活を障害されるほどの不安定性でないため，スポーツ活動をやめたり，他の競技へ変更する場合は手術適応とはなりません．また，野球を続ける場合，ポジションの変更にて対処することも考慮すべきです．手術適応は，骨化が完了ないしは間近の例で，保存的治療を継続しても投球動作障害が遺残し，野球活動継続を希望する患者が手術的治療の適応とな

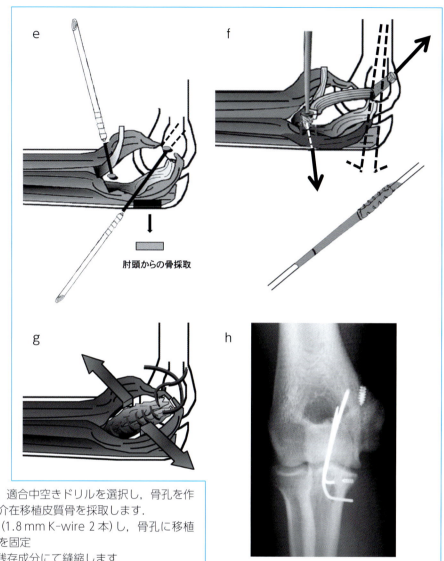

図Ⅲ-43 のつづき
手術シェーマ
e：ガイドピン刺入後，適合中空きドリルを選択し，骨孔を作成，肘頭後方から介在移植皮質骨を採取します．
f：腕尺関節を仮固定（1.8 mm K-wire 2 本）し，骨孔に移植腱を通し，尺側部を固定
g：移植腱を芯に靱帯残存成分にて縫縮します．
h：術後Ｘ線像

ります．個人差はありますが，中学生の高学年から高校生の初期の時期の症例が多いといえます．このため，この時期の特有な問題として，復帰までの時間（6～8 か月）を考慮すると，学童の活動期間から手術に踏み切れない場合も多くあります．一方，大学生や社会人野球例では，長年の靱帯機能不全による不安定性に続発して後方障害［骨棘形成や遊離体］や初期関節症を生じている例も多く，靱帯再建のみではこれらの随伴症状を軽減することは困難です．

Ⅴ 手術療法

"TJ screw system" を用いた靱帯再建術の実際

1997 年より interference screw である TJ screw と付属器具を用いた本靱帯再建法ならびに成績は，これまで発表してきました[6)10)12)14)]．基本は変わっていませんが，若干の術式の変更・改良があり，本稿ではそれらを中心に述べます．

術　式

全身麻酔下，仰臥位，駆血帯使用

a）長掌筋腱（移植腱）の採取・準備：同側手関節掌側に約1 cmの皮切を加え，長掌筋腱（以下，PL腱）に津下式ループ針をかけ遠位を切離し，テンドンストリッパーを用いて中枢に引き，採取します．次に，このPL腱の腱鞘滑膜を乾いたガーゼにて徹底的に切除します．次に採取時，PL腱の一端に掛けた津下式ループ針を約6 cmとなるように針を通し，二つ折りとし，間に0号サージロン糸を通しておき，付属のグラフトメーカーに固定した後，折り返した2つの端を1-0サージロン糸で縫合します（図Ⅲ-43-a）．この太さをサイジングゲージを用いて計測し（図Ⅲ-43-b），＋0.2 mm大の中空ドリルを選択します．これが骨孔の大きさとなります．次に，グラフトメーカーにて移植腱に可能な限りの牽引を掛けて移植を待ちますが，この移植腱二つ折り部の端から1.0 cmと3.0 cm部に印をつけておきます．

b）MCLの展開と靱帯付着部の確認：肘内側弓状皮切にて進入します．尺側手根屈筋群を線維方向に分けます（muscle-splitting approach）．直下が，関節包とMCLの前斜走線維（AOL）です（図Ⅲ-43-c）．この中枢付着部に遊離骨片があったり，疎な結合織で繋がっています．遊離骨片は靱帯成分を残し，摘出します．尺側は隆起（鉤状結節）しており，判りやすいです．同定できたら，このAOL成分を含む関節包中央をメスにて鋭的切開し，観音開きにします（図Ⅲ-43-d）．この靱帯性分は移植腱を覆い補強縫合するために必要で，決して切除してはなりません．通常中枢側（上腕側）は離れ，尺骨側が繋がった扇状になります．なお，尺骨神経は後方を走行していますが，通常展開はしません．

c）介在させる皮質骨採取：切開創を後方に引き，肘頭稜を出し，骨膜を切開し，上腕側骨釘用と尺骨側の皮質骨を採取します（図Ⅲ-43-e）．骨膜を完全閉鎖します．

d）骨孔の作製：上腕骨・尺骨の元の靱帯付着部に付属の1.6 mm穴開きガイドピンを刺入します．まず，尺側は隆起している付着部の先端から尺骨内を対側の尺骨稜橈側へ貫きます．上腕側は，元の付着から内顆骨内を尺骨神経前方の内上顆中枢の筋間中隔付着部前方に貫きます．このガイドピンを用いて，先に計測用意した中空ドリルを使用し，骨孔を形成します．尺側は対側骨皮質は温存し，盲孔とします．また上腕側は貫きますが，縫合部を通りやすくするため，皮質部は少し広げておきます（図Ⅲ-43-e）．

e）腕尺関節の仮固定：術中腕尺関節が開かないよう，関節裂隙の閉鎖を見ながら内反ストレスを掛けて肘頭から2本の1.8 mm K-wire（Kワイヤー）で仮固定を行います（図Ⅲ-43-f）．

f）移植腱の挿入と固定：中枢上腕内上顆より末梢尺骨側へ，二つ折りに掛けた方の長掌筋腱の糸を穴にガイドピンで誘導し，順行性に移植腱を通していきます．尺側は先に印をつけた1.0 cm部を目印に骨孔に引き入れます．両側に引き抜いたサージロン糸にて，しっかり牽引します．まず，尺側部入口で皮質骨を嚙み込ませ，TJ screwにて固定します．次に，残存靱帯成分と移植腱を，横方向に2針縫合します．次に，上腕側入口で楔状に形成した皮質骨釘を逆行性に打ち込み固定します．最後に，出口でTJ screwを順行性に固定します（この時皮質骨の介在は不要です）．これらの操作で，移植腱に十分な緊張が加わりますが，助手の移植腱への継続的な牽引が最も大切です．最後に，先に固定した尺側のTJ screwの浮き上がり（過牽引による抜け）が無いか確認します（図Ⅲ-44）．

g）残存靱帯を用いた補強と創閉鎖：最後に，先に観音開きにした残りの残存靱帯を移植腱の上から覆い，共に縫合閉鎖します（図Ⅲ-43-g）．

さらに線維方向に分けた尺側手根屈筋腱の筋膜を縫合し，閉鎖し，さらに皮膚縫合を行い，手術を終了します．

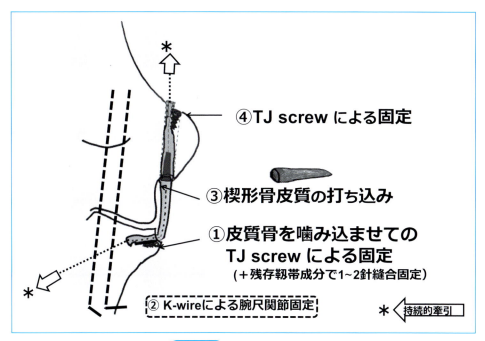

図Ⅲ-44 移植腱固定手順
① 尺側：皮質骨を噛み込ませての TJ screw による固定
　　（＋残存靱帯成分で 1〜2 針縫合固定）
② K-wire による腕尺関節固定
③ 上腕側，楔形骨皮質の打ち込み
④ 上腕部中枢側で，TJ screw による固定
＊：移植中は，移植腱に牽引を掛けつづけること

後療法

　術後はギプスシーネ固定とします．2週間で仮固定のKワイヤーを抜き，術後3週でヒンジ付きサポーターに変更します．サポーター装着下に肘関節自動ROM（可動域）訓練を開始します．この時点での外反ストレスは禁忌です．ROMの改善が得られたら順次，前腕筋群の筋力訓練を始めていきます．術後3か月までは，他動のROM訓練は禁忌であり，サポーター使用は不可欠です．早すぎる投球練習は，靱帯付着部の形成を阻害し，緩みの原因となることを選手に理解させます．3〜4か月から軽い投球を許可し，部分復帰，6か月で全力投球を許可し，完全復帰とします．これは目安であって，個々の症例の握力，前腕周径を指標とし回復の評価を行うことが大切です．

Ⅵ 考　察

＜術式の開発と変遷＞

　関節靱帯の再建法は，以前は膝ACLではOver the Top（オーバーザトップ），手指では8の字再建などが一般的で，関節靱帯の解剖学的走行や付着を考慮せず，巻き付け安定化を得るものであったと言わざるを得ません．

　また，肘靱帯再建のJobe法[1]は，再建の必要性を報告した業績は素晴らしいですが，現在の靱帯再建法からすると残念ながら多くの欠点があります．移植腱縫合のみしか行っていないため，最終固定時に適切な緊張で縫合できているか疑問があります．さらに，内側上顆に3つの大きな骨孔を開ける，また展開時に屈筋，回内筋を剥離するため，術後に合併症を生じる可能性があり，本邦に

表Ⅲ-10　靱帯再建の必要条件

① 元の解剖学的靱帯付着部
② 移植腱走行が元の靱帯に一致
③ 移植腱が適度の太さと緊張を有す
④ 緊張を保ったまま，強固な初期固定ができること
⑤ 継時的に生理学的付着部が再建できること
⑥ 手術がより低侵襲
⑦ 手技が容易

おいて追試されることはありません．

一方，膝ACLの再建法の進歩は著しく，1980年代後半にACL再建の最もポピュラーな術式の一つであったinterference screwを用いる再建手術に携わることができました．これは，筆者の靱帯再建法の概念を大きく変革させるものでした．① 元の靱帯付着部に，② 移植腱が元の靱帯走行に一致し，③ 移植腱が適度の緊張を有し，④ その固定が強固である，⑥ より低侵襲であることを示しました．この経験から，他の部位においても理想的な靱帯再建法(表Ⅲ-10)を確立すべく，1991年より，まず母指MP関節靱帯再建をPL腱とinterference screwにて行いました[2]．2年の経過観察の後，良好な結果が得られたため，1994年に，当時まだ肘関節では報告の無かったinterference screwを用いる靱帯再建を，肘脱臼後の不安定肘のMCL再建に対して第一例目を行いました．当初は，全てのMCLを除去し，AOLとPOLを再建する方法でした[3]．固定はinterference screwとして，Herbert screw (ハーバート・スクリュー) の中枢Thread (スレッド) を用い対処しました．1997年に小関節用interference screw (以下，TJ screw) と，付属手術器具を開発し，"TJ screw system" として開発し，使用できることになりました．これによってシステム化された付属器具を用いることができ，手術手技が均一化するようになりました[5)9)]．

MCL靱帯再建の自験法の最大の特徴は尺側に骨孔を1つしか空けないことで，侵襲が小さくなったことであると考えています．症例を重ねていきますと，投球障害では尺側の付着成分はほぼ正常で利用できることがあり，この付着部を温存して損傷を加えないように再建することが大切です．つまり，我々が尺側に1孔しか空けないのは，本来の靱帯成分を温存するためであり，低侵襲の手術手技となりました．AOL成分は，2つの線維束に分かれ屈曲・伸展で緊張が変化することが報告されています[4]．しかし，他法[8)13)]の尺側の2孔は，決して解剖学的にこの成分と一致した所に穴けられているわけではありません．このため，中央に核として移植し，元来の成分を温存していれば，これにて十分に機能を発揮できると考えられます．手技的な煩雑さだけでなく，鉤状結節の破損をきたす危険を冒してまで，尺側を2孔にする必要性は無いと考えます．つまり，AOLのisometric point (アイソメトリック・ポイント) に核として移植するだけで十分と考えています．内側側副靱帯再建の最大のポイントは，いかにして上腕側付着を再建するかにあります．

また，本術式開発に際しては，動物実験を行い，1) 力学的試験 (初期固定力) と2) 継時的な力学試験と組織学的試験を行いました[7)11)]．その結果，再建靱帯は骨孔内での癒合より，力のかかる上腕末梢入口部で癒合し，作用することが判りました．加えて，移植腱挿部入口で骨孔と移植腱が正常構造と類似の4層構造を有する付着部再建をなしていることを確認しました．また，この付着再建部を継時的な組織所見にてみていきますと，噛み込ませた皮質骨がこの4層構造の形成に役立っていました．入口部に皮質骨を噛み込ませることは，再建上の最も重要なポイントです．皮質骨を移植腱とTJ screwにて噛み込ませる方法は，理にかなった方法といえます．しかし，この手技が難しいため，最近ではTJ screwでの固定する部位と移植骨を噛み込ませる部位を分けています．上腕末梢 (作用部) に肘頭から形成した楔状骨釘を打ち込み，移植腱緊張を高めると共に，生理学的に付着部を再建します．次に，出口の上腕中枢部で骨移植無しでTJ screwによる移植靱帯固定を行う

ようにしています．表Ⅲ-10 に筆者が，靱帯再建に必要と考える条件を示しました．

さて本法は，付属器具にて均一化した手術手技で行えるとはいえ，各部位における靱帯再建術と共に，決して容易な手術ではなく，以下に述べる，いわゆる"コツ"といわれるものが存在します．特に，術中・術後において，移植腱の緊張を維持しつつ，固定し，再建する際のポイントを以下に述べます．

＜移植腱の緩みを防ぎ固定するポイント＞
（図Ⅲ-44）

1）事前に採取した移植腱に緊張を掛けておく．
2）移植固定時，腱の両端糸にて緊張を掛け続ける．
3）上腕末梢部の骨孔に，肘頭から皮質骨を採取し楔状に形成し噛み込ませ固定する．
   a）この操作にて移植腱により強い緊張を掛けることが可能である．
   b）関節の動きにて，移植靱帯が"波打つ"動きを防止し，靱帯を point で作用させる役目も担っている．
   c）骨を噛み込ませることは，ただ単に穴に靱帯を通し付着を図るのでなく，骨移植したポイントに4層構造に類似した付着部を再建することに有利となる．
4）その後，上腕骨孔の中枢部で，TJ screw を噛み込ませ最終固定する．この時，移植腱には screw の進行方向と逆の牽引力がかかり，さらに移植腱の緊張がより高まる．
5）長期の固定性を獲得するためにもう一つ重要なことは，移植腱採取後，周囲の滑膜を十分に掻爬し，除去することである．術後移植腱を通した骨内に透亮像が現れることがあり，残存滑膜の影響と考え，強度の低下を招くことを危惧している．
6）また，再建術中，肘関節には外反ストレスが常時かかるため，尺側固定後に，腕尺関節に直径1.8 mm K-wire 2 本にて仮固定することが必要であり，この固定は 1～2 週後の抜糸時に抜去する．

以上，我々の再建法につき，手技上の注意点・改良点を中心に述べました．

最後に，靱帯再建術は，整形外科医にとって，どの部位の再建においても，また，どの手技を駆使しても，決して易しい手術ではありません．本靱帯再建においても，各種の再建法が報告されていますが，いずれの方法を行うにしても，注意深い手技の習得と実際の経験をもって初めて良い結果を得ることができます．このため，選択した手術法をまず確実に追試できることが，第一歩であることを知るべきであります．

Ⅶ　まとめ

TJ screw system を用いた内側側副靱帯再建法を述べました．本法は，システム化された器具を用いて，手技の均一化が計れ，かつ簡便に行うことができます．他の手技に比して低侵襲であり，より早期の復帰を可能にしています．我が国では，種々の本靱帯再建法で復帰率は高くなっています．

また，本邦特有の若年者に発症する本スポーツ障害は，野球界の恥ずべき姿です．この認識の下に治療する側は，"治る"ことを目的とせず，障害を発生させないように，指導者や社会への啓発活動の中心的役割を担うべきであります．

（田中寿一）

文　献

1) Jobe FW, Elattrache NS：Diagnosis and treatment of ulnar collateral ligament injuries in athletes. In：Morrey BF, ed., The Elbow and its disorders. 2nd ed., Philadelphia：W. B. Saunders, p. 566-572, 1993.
2) 田中寿一，山下仁司，柳田博美ほか：陳旧性母指尺側々副靱帯に対する新しい靱帯再建方法．日手会誌 **10**：472-475, 1993.
3) 田中寿一，駒井正彦，山下仁司ほか：新しい肘関節尺側々副靱帯再建術の経験．日肘関節研会誌 **4**：23-24, 1997.
4) Callaway GH, Field LD, Deng XH et al：Biome-

chanical evaluation of the medial collateral ligament of the elbow. J Bone Joint Surg Am **79** (8)：1223-1231, 1997.
5) Tanaka J, Yanagida H：Reconstruction of the ligament using an interference screw (Tendon Junction Screw). Tech Hand Up Extrem Surg **5** (1)：57-62, 2001.
6) 奥野宏昭, 田中寿一ほか：T J Screw System を用いた肘内側側副靱帯再建症例の検討. 日肘会誌 **9**：27-28, 2002.
7) Okuno H, Tanaka J, Fujioka H et al：Evaluation of an Interference Screw for Tendon Reattachment to Small Bones. J Orthop Trauma **16**(6)：418-421, 2002.
8) Rohrbough JT, Altchek DW, Hyman J et al：Medial collateral ligament reconstruction of the elbow using the docking technique. Am J Sports Med **30**(4)：541-548, 2002.
9) 田中寿一, 大迎知宏, 奥野宏昭ほか：TJ screw system を用いた靱帯再建術. 日手会誌 **20**：570-575, 2003.
10) 田中寿一：スポーツによる肘不安定症の治療. 整・災外 **46**：219-226, 2003.
11) 奥野宏昭, 田中寿一ほか：Interference screw (TJ Screw) を用いた靱帯再建の組織学的検討. 中部整災誌 **47**：421-430, 2004.
12) 田中寿一：肘関節側副靱帯再建術―TJ screw system による―. 関節外科 **24**：28-36, 2005.
13) 古島弘三, 岩部昌平：肘関節内側側副靱帯損傷に対する靱帯再建術―肘関節内側側副靱帯再建術（伊藤法）の中期治療成績―. 臨スポーツ医 **28**：523-528, 2011.
14) 田中寿一：野球選手の内側側副靱帯損傷―TJ screw system を用いた再建法を中心に―. 肩と肘のスポーツ障害　診断と治療のテクニック. 菅谷啓之・編, p.260-269, 中外医学社, 東京, 2012.

肘実践講座 よくわかる野球肘 肘の内側部障害―病態と対応―

III. 成人期（骨化完了期）の外傷・障害

2. 治療と対応
4）私の内側側副靱帯の再建―適応と再建法―

Key words

肘内側側副靱帯損傷，靱帯再建術，Tommy John surgery，Td screw

I 手術適応

　肘内側側副靱帯（MCL）損傷に対する手術適応は，投球時に靱帯由来の頑固な疼痛を有し，一定期間（約3か月）の保存的治療にてもパフォーマンスの低下あるいはピッチングの再開が不能なものとしています[1]．当然のことながら，靱帯の局所的圧痛および各種ストレステスト（milking test, moving valgus stress test[2], late cocking test[3]など）での再現痛，各種画像診断での骨靱帯複合体の破綻の証明，超音波検査での外反動揺性（患健差2mm以上[4]）など，靱帯損傷および靱帯機能不全が立証されていることが前提となります．MCL損傷の診断が，即手術適応となるようなことは断じて慎むべきであり，選手および関係者へ手術方法，危険性および術後スケジュールなどのインフォームの上，最終的には，選手の『強い手術希望』を基に決定します．また年齢的には，内側上顆の骨端線が完全閉鎖していることが必要最低条件であり，選手個人としては，術後の長期にわたるリハビリテーションを遂行できる理解力とスポーツ復帰意欲が備わっていなければなりません．ここでいう保存的治療は，投球障害肩，肘障害の治療に十分な経験を積んだ理学療法士による運動療法と，選手および指導者の了承のもと，投球フォームへの介入を含めた系統的なリハビリテーションを指し，単なる安静指導や薬物療法のみではありません．

II MCL損傷に対する手術法

　MCL損傷に対する手術法には，損傷靱帯を再縫着あるいは修復する方法も報告されていますが，一般的には靱帯再建術で，再建材料としては長掌筋腱を移植腱とする場合が多いです．再建ルートは各種報告されており，伊藤らのinterlacing suture法[4]，Tommy John原法のfigure-eight法[5]，二束再建であるdocking法[6]，一束再建であるsingle-strand法[7]などがあります．また移植腱の固定方法・材料にも各種バリエーションがあるのが現状です．1986年のJobeら[5]による靱帯再建術の報告依頼，術式に違いはあるものの良好な治療成績が報告されており，最近では，Bowersら[8]がdocking法で90％の完全復帰率を報告しています．前述した再縫着や修復術も含め，靱帯の損傷程度，部位などによる種々の術式選択には一考の余地はあるものの，現段階では移植腱を用いた靱帯再建術がゴールド・スタンダードと考えます．

III 筆者らのMCL再建術の変遷

　筆者らは，2000年から2014年までの15年間に，229例230肘に腱移植を用いた靱帯再建術を施行してきました[1]．原則として移植腱は長掌筋腱を使用し，固定にはinterference screw（メイラ社製のTendon Junction［TJ］screw[9]やArthrex

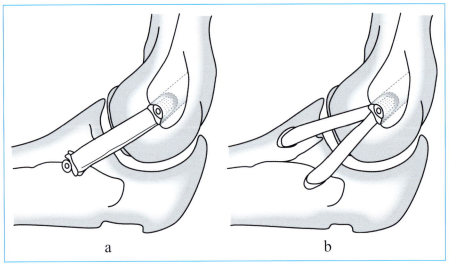

図Ⅲ-45 筆者らが行ってきた肘MCL再建術のシェーマ
a：一束再建であるsingle-strand法
b：二束再建のdocking法

社製のTenodesis[Td]screw)を使用してきましたが，再建ルートは時期により変更があり，一束再建であるsingle-strand法が169肘，二束再建のdocking法が52肘，その他が9肘でした（図Ⅲ-45-a,b）．本稿では，2013年4月より筆者らが行っている軟部組織用interference screwであるTd screwを用いた一束再建術（single-strand法）に関して詳述します．

Ⅳ 術前評価

術前評価としては，手術適応の項で記載した理学所見や画像所見に加え，靱帯付着部を含めた肘関節内側の骨形態評価，すなわち骨棘や骨片の存在とその位置や大きさ，加えてMCL付着部の内上顆下端や鉤状結節の形状などを把握することが必要です．その際，ヘリカルCTによる三次元画像（3D）が非常に有用であり，移植腱を通す骨孔作成の位置，方向を決める骨性の指標となります．また，肘外反動揺性を計測し（late cocking肢位で内側関節裂隙の開大を超音波像で計測[10]など），術前，術後の患健差を比較することにより，靱帯再建術に対する客観的評価が可能となります．

Ⅴ 手術手技[11)12)]

＜麻酔および手術体位＞
　全身麻酔下に仰臥位とし，手腕台および空気止血帯を使用します．肘頭および肘頭窩に症候性の骨棘や遊離体が存在する場合は，靱帯再建術に先立って腹臥位で関節鏡による後方関節腔の処置を行います．

1．移植腱の採取・加工
　移植腱としては原則として同側の長掌筋腱を用いますが，術前の触診にて長掌筋腱が欠損あるいは細いため再建材料として不適切と判断した場合には同側下肢の薄筋腱を採取します．採取した長掌筋腱を二重折りとし，ループ側を尺骨側とします．尺骨側骨孔内への腱挿入の深さ（10 mm）をマーキングし，移植腱の捻れを防止するため，その部分から断端までを2号縫合糸にてベースボール縫合します（図Ⅲ-46）．

2．皮膚切開およびMCLの展開
　皮切は，上腕骨内側上顆を中心とした肘内側V

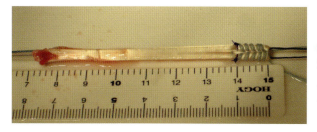

図Ⅲ-46
移植腱の加工
長掌筋腱を二重折りとし片側端に 10 mm 程ベースボール縫合を加えます．

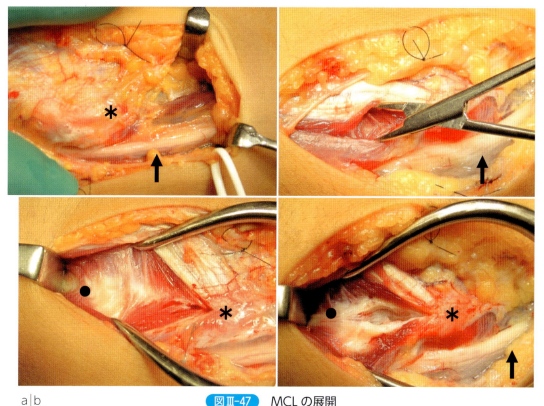

a	b
c	d

図Ⅲ-47　MCL の展開
a：内側上顆後面の展開
b：回内屈筋群の筋膜を鈍的に分ける muscle-splitting アプローチ
c：MCL 全長を露出
d：遺残靱帯の中央部に切開を加え，観音開きとします．
黒矢印：尺骨神経　　＊：上腕骨内上顆　　●：尺骨鈎状結節

字状切開とし，皮下の展開に際しては前腕内側皮神経を損傷しないように注意深く行います．上腕骨内側上顆後方にて尺骨神経を同定後，上腕三頭筋膜（深筋膜）を切離し，神経を後方へ引き内側上顆後面を展開します（図Ⅲ-47-a）．MCL の展開は，尺側手根屈筋上腕頭の後縁より約 1 cm 前方部で，回内屈筋群の筋膜を内上顆より線維方向に切離後，筋腹を鈍的に分ける muscle-splitting アプローチ[13]にて行います（図Ⅲ-47-b）．特に MCL の前斜走線維（以下，AOL）を，内側上顆付着部から遠位の鈎状結節付着部まで "safe zone"[13] の範囲内で露出させます（図Ⅲ-47-c）．次に AOL の損傷状態を評価します．投球による損傷では靱帯が完全に消失していることはなく必ず遺残する靱

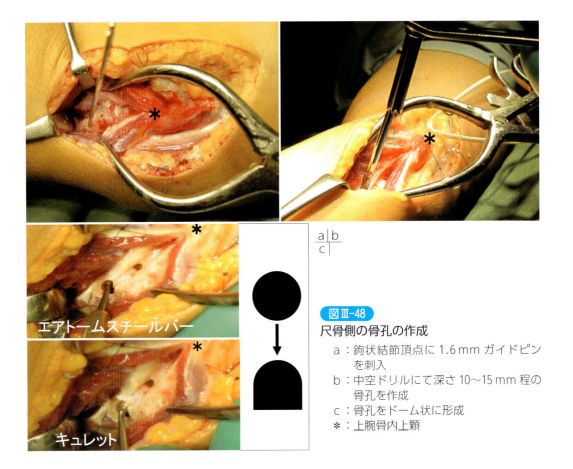

図Ⅲ-48
尺骨側の骨孔の作成
a：鉤状結節頂点に 1.6 mm ガイドピンを刺入
b：中空ドリルにて深さ 10〜15 mm 程の骨孔を作成
c：骨孔をドーム状に形成
＊：上腕骨内上顆

帯が確認できることが多いです．遺残靱帯の中央部で線維方向に切開を加え，靱帯の厚みや性状を評価後，観音開きとし（図Ⅲ-47-d），上腕骨側の小骨片や靱帯の断裂・瘢痕化した部分は可及的に切除します．

3．尺骨側の骨孔の作成と移植腱の誘導

靱帯付着部中央部である鉤状突起結節の頂点に1.6 mm ガイドピンを刺入し（図Ⅲ-48-a），ドリルガイドを用い中空ドリルにて深さ10〜15 mm 程の骨孔を作成します（図Ⅲ-48-b）．中空ドリルの直径は Td screw のサイジングブロックを用いて移植腱の太さを計測し，その＋0.5 mm とします（通常は4.5 mm のドリルを使用）．Screw 挿入時の移植腱の回転を防止するため，エアトームスチールバーやキュレットを使用し，骨孔をドーム状に形成します（図Ⅲ-48-c）．ガイドピンの穴に移植腱の誘導糸を通し，移植腱を尺骨側の骨孔内へ挿入します（10〜15 mm 程）．

4．尺骨側の移植腱固定

移植腱をドーム状骨孔底部に押し当て緊張させ，Td screw にて圧迫固定します．その際，橈側に引き抜いた誘導糸を助手に牽引させ，移植腱の回転や後退を避けます（図Ⅲ-49）．

5．上腕骨側の骨孔作成と移植腱の誘導

靱帯付着部の中央，すなわち深さが内側上顆の中央で下端の前方7時から8時の位置に，1.6 mm ガイドピンを刺入します（図Ⅲ-50-a）．移植腱の太さの＋0.5 mm の中空ドリルを用いて，骨孔を作成します（通常は4.5 mm のドリルを使用）．上腕骨側は骨孔を後方へ貫通させるためドリルによる尺骨神経損傷に十分注意します（図Ⅲ-50-b）．Screw 挿入時の移植腱の回転を防止するた

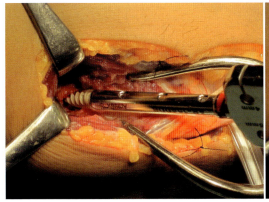
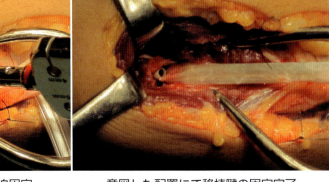

Tenodesis [Td] screw 圧迫固定　　意図した配置にて移植腱の固定完了

図Ⅲ-49 尺骨側の移植腱固定

め，エアトームスチールバーやキュレットを使用し，尺骨側の骨孔と同様にドーム状に形成します（図Ⅲ-50-c）．移植腱の上腕骨側骨孔遠位出口に相当する部位にマーキングし，その部分から近位側へ 10～15 mm 程ベースボール縫合します（余分な近位部の腱は適宜切除します）．その後ステンレスワイヤーを用い，移植腱を上腕骨側の骨孔内に誘導します（図Ⅲ-50-d）．

6．上腕骨側の移植腱固定

移植腱をドーム状骨孔の底部に押し当て，Td screw にて固定します（図Ⅲ-51-a）．固定の際は，肘屈曲約 60°とし，移植腱には徒手的に最大（manual max）の張力を加えます．尺骨側および上腕骨側の誘導糸を切離します．最後に遺残靱帯にて移植腱を可及的に被覆・補強し（図Ⅲ-51-b），回内筋群の筋膜を縫合します．

Ⅵ　後療法

術後は肘関節 60°屈曲位にてギプス固定を 4 週間行います．術後翌日より手指の屈伸運動や前腕・上腕部筋の等尺性運動を許可します．4 週間の固定後肘関節自動運動，手関節の屈筋力および肘関節屈筋力の筋力強化訓練を開始します．適宜手関節の背屈および肘関節の伸展筋力強化を開始し，8 週以降は肘内旋抵抗運動も開始します．術後 3 か月以降，ベンチプレスなどの上肢筋力訓練は許可しますが，術後 4 か月までは肘関節を外反ストレスから厳重に保護します．術後 4 か月以降テニスボールの投球を許可し，疼痛が無ければ硬式ボールによるスローイングプログラムを開始します．症例にもよりますが，術後 6 か月以降に全力投球を許可します．

Ⅶ　術後成績

2012 年以降，術前および 1 年以上経過観察した後に，超音波検査による外反動揺性の計測可能であった症例の術後成績を調査しました．症例は 33 例 33 肘で，手術時年齢は平均 19.1 歳，投手が 28 例で，レベルはプロ 3 例を含み，術後経過観察期間は平均 12.5 か月でした．術後経過観察時の日整会肘機能スコアのスポーツでは，疼痛が平均 27.6 点で，なしが 21 例（63.6％）でした．スポーツ能力は，平均 25.2 点で，低下なしが 19 例，軽度低下が 12 例，かなり低下が 2 例で，軽度低下までを許容すべき成績とみると 93.3％でした．肘外反動揺性の患健差は，術前平均 2.63 mm が術後 0.26 mm と全例で有意に減少しました．

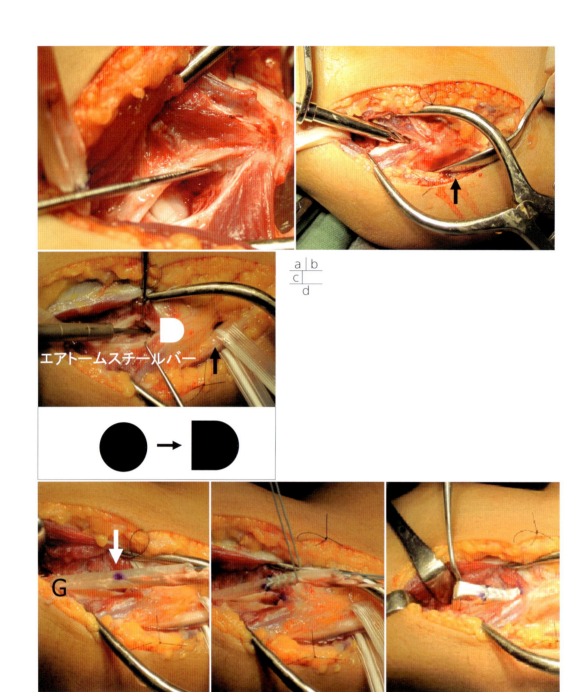

図Ⅲ-50 上腕骨側の骨孔作成と移植腱の誘導

a：上腕骨の靱帯付着部中央にガイドピンを刺入
b：尺骨神経を保護し中空ドリルにて骨孔を作成
c：骨孔をドーム状に形成
d：移植腱の上腕骨側骨孔遠位出口に相当する部位にマーキング，その部分から近位側へ
　　10～15 mm 程ベースボール縫合追加し，骨孔内へ移植腱誘導
　　白矢印：上腕骨側骨孔遠位出口に相当する部位
　　G：移植腱

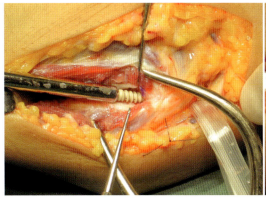 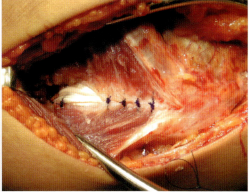

a．Tenodesis[Td] screw 圧迫固定　　b．遺残靱帯にて移植腱を可及的に被覆

図Ⅲ-51　上腕骨側の移植腱固定

Ⅷ　まとめ

　手術適応の決定においては，それまで行ってきた各種保存的治療の検証と選手の置かれている状況の把握やコーチ・監督などの指導者との協議が必要であり，手術成績が向上しているからといって，適応のハードルを下げるべきではないと考えます．MCL 損傷に対する手術術式は種々存在しますが，現時点で100％確約する方法はなく，筆者らが行っている一方法を紹介しました．

（山崎哲也）

文　献

1) 山崎哲也ほか：投球障害としての肘内側側副靱帯損傷に対する靱帯再建術．日肘会誌 **14**(2)：44-47，2007．
2) O'Driscoll SW et al：The "moving valgus stress test" for medial collateral ligament tears of the elbow. Am J Sports Med **33**：231-239, 2005.
3) 三幡輝久ほか：Late Cocking Test：肘内側側副靱帯損傷の新しい疼痛誘発テスト．整スポ会誌 **28**(3)：230-233，2008．
4) 伊藤恵康ほか：スポーツ障害としての肘関節尺側側副靱帯損傷—10年間 163 例の治療経験．日整外スポーツ医会誌 **22**：210-216，2002．
5) Jobe FW et al：Reconstruction of the ulnar collateral ligament in athletes. J Bone Joint Surg **68-A**：1158-1163, 1986.
6) Rohrbough JT et al：Medial collateral ligament reconstraction of the elbow using the Docking technique. Am J Sports Med **30**：541-548, 2002.
7) Armstrong AD et al：Single strand ligament reconstruction of the medial collateral ligament restores valgus elbow stabililty. J Shoulder Elbow Surg **11**：65-77, 2002.
8) Bowers AL et al：Elbow medial ulnar collateral ligament reconstruction：clinical relevance and the docking technique. J Shoulder Elbow Surg **19**：110-117, 2010.
9) 田中寿一ほか：スポーツによる肘不安定性の治療．整・災外 **46**：219-226, 2003．
10) Sasaki J et al：Ultrasonographic assessment of the ulnar collateral ligament and medial elbow laxity in college baseball players. J Bone Joint Surg Am **84-A**：525-531, 2002.
11) 山崎哲也：関節不安定性と靱帯再建—適応・手技・成績　投球障害による肘関節内側側副靱帯損傷と再建術．別冊整形外科 **46**：52-57，2004．
12) 山崎哲也：野球肘の診療をめぐって—競技復帰のための実践—．トップレベルアスリートの野球肘内側障害に対する手術的治療．臨床スポーツ医学 **29**：277-283，2012．
13) Smith GR et al：A muscle-splitting approach to the ulnar collateral ligament of the elbow. Neuroanatomy and operative technique. Am J Sports Med **24**：575-580, 1996.

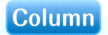

肘の外反動揺性は障害？

　肘の外反動揺性の測定方法は，外反ストレス負荷時のX線正面像を撮影し，内側関節裂隙の開大幅あるいは腕尺関節の内側開大角度を計測するのが一般的です．負荷量を一定化したテロス装置などを使用したX線像による定量的評価（図Ⅲ-52）で，久保田ら[1]や加藤ら[2]のプロ野球選手の調査では，投球側が非投球側に比し有意に動揺性が大きいことが示されました．Ellenbeckerら[3]も同様な方法でプロ野球選手を調査し，投球側と非投球側での動揺性に有意差がないものの，負荷のありなしでの動揺性の差には，投球側が有意に大きいことを報告しました．しかしこのようなX線像からの計測では，X線被曝や再現性，加えて線源とフイルムの位置関係から撮影肢位が制限されるなどの問題があります．特に肘深屈曲位での撮影は，前腕と上腕の陰影が重なり，外反負荷を加えると上腕が回旋してしまうなど，困難でした．投球時の肘への外反ストレスは，肩関節最大外旋位の直前でピークとなり，この時点での肘屈曲角度は，約80°〜90°といわれています．また外反ストレスに対する制動性に最も貢献している内側側副靱帯（MCL）の前斜走線維（AOL）の外反制動効果は，肘屈曲60°〜70°で最も高く，90°までほぼピークを維持しています．そのため投球障害としての肘外反動揺性の評価は，肘屈曲角度90°前後が最も妥当です．近年，整形外科領域への超音波検査装置の普及に伴い，超音波を用いた肘外反動揺性の評価，すなわち肘関節90°屈曲位，前腕自重の外反負荷で，内側関節裂隙の開大を超音波像で計測する方法が報告され[4]，外反ストレスが最大となるlate cocking肢位での評価および頻回の検査が可能となりました（図Ⅲ-53-a,b）．

　大学生[4]および高校生[5]での超音波像による肘外反動揺性の調査では，投球側が非投球側に比し有意に外反動揺性が増大しており，大学生では投手と野手では有意差はないものの，肘内側部痛の既往と動揺性との関連を，高校生では，内側上顆の骨形態と動揺性の関連が指摘されました．そこで我々は，投球スポーツのトップレベルであるプロ野球選手に限定し，肘外反動揺性を過去に報告された超音波検査装置を用いた方法で調査してみました．対象は，入団時のメディカルチェックおよびシーズンオフにメディ

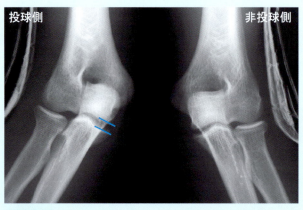

図Ⅲ-52　単純X線像による外反動揺性の定量的評価

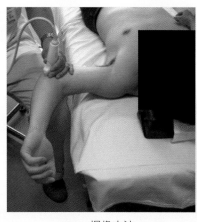
a．撮像方法

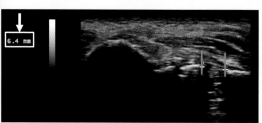
b．超音波画像から関節裂隙の開大を計測

図Ⅲ-53　超音波による外反動揺性測定方法

表Ⅲ-11　プロ野球選手の肘外反動揺性

a．プロ野球選手50例の肘外反動揺性

	投球側	非投球側	p値
平均	4.8±0.8 mm	3.5±0.6 mm	p<0.0001
投球側-非投球側の差：平均1.34±0.74			

b．ポジション別外反動揺性の投球側と非投球側の差

	投手(n=26)	捕手(n=6)	野手(n=18)
平均	1.5±0.8 mm	1.5±0.7 mm	1.1±0.6 mm
投手と野手間で有意差(p<0.05)			

　カルチェックを希望した選手で，肘痛など肘関連の症状を認めない50例としました．調査時年齢は，平均27.5歳，投手26例，捕手6例，内・外野手18例で，靱帯再建術の既往のある選手は除外しました．肘外反動揺性の測定方法は，仰臥位にて肩関節外転90°，肘関節屈曲80°～90°とし，前腕中間位にて脱力させ，前腕の自重力を利用し外反ストレスを掛けた状態で，超音波画像での内側関節（腕尺関節）裂隙の開大を，投球側および非投球側を計測しました．

　全選手の外反動揺性は，投球側が平均4.8 mm，非投球側が平均3.5 mmで，投球側に有意に動揺性の増大を認めました．ポジション別に投球側と非投球側の差を比較すると，投手が平均1.5 mm，捕手が1.5 mm，野手が1.1 mmで，投手と野手間で有意差を認めました（表Ⅲ-11-a,b）．また投球側と非投球側の差は，平均1.34 mmで，伊藤ら[6]が指摘する靱帯損傷の診断基準に相当する2 mm以上の差を認める選手が，全体で9例18％，投手26例では，なんと8例31％にも存在しました（図Ⅲ-54）．

　投球を繰り返すことにより投球側の肘外反動揺性は増大しますが，支障なく投球できることから，この動揺性は病的なものとはいえず，投球パフォーマンスへの適応とも捉えられます．今後は，何mm以上の動揺性を不安定症あるいは機能不全とするべきなのか検討する必要があります．また原点に立ち返り，投球できなくなる要因は不安定性なのか疼痛なのか再考すべきと考えます．

（山崎哲也）

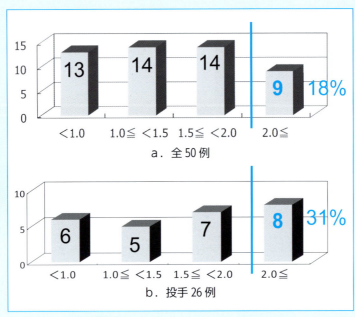

図Ⅲ-54 投球側と非投球側の差の分布

文　献

1) 久保田耕造ほか：プロ野球選手の肘外反不安定性について．整スポ会誌 **13**：69-78，1993．
2) 加藤有紀ほか：プロ野球投手肘関節のX線学的検討．整スポ会誌 **23**：312-318，2003．
3) Ellenbecker TS et al：Medial elbow joint laxity in professional baseball pitchers—A bilateral comparison using stress radiography—. Am J Sports Med **26**：420-424, 1998.
4) Sasaki J et al：Ultrasonographic assessment of the ulnar collateral ligament and medial elbow laxity in college baseball players. J Bone Joint Surg Am **84-A**：525-531, 2002.
5) 渡辺千聡ほか：超音波検査による上腕骨内側上顆の分節像と肘関節外反動揺性との関係．日肘会誌 **16**：80-82，2009．
6) 伊藤恵康ほか：スポーツによる内側側副靱帯損傷．日肘会誌 **7**：89-90，2000．

III. 成人期（骨化完了期）の外傷・障害

2. 治療と対応
5) 内側側副靱帯のバイオメカニクス
—適正な骨孔位置とは—

Key words

肘内側（尺側）側副靱帯，機能解剖学的再建術，キネマティクス

I はじめに

　投球障害肘に対する内側側副靱帯（MCL）再建術は，Jobe法[1]（最近ではTommy-John手術といわれています）を皮切りに種々の方法が報告されています．それは膝関節の側副靱帯同様に関節外靱帯であり修復環境は良好であるはずですが，復帰に時間を要したりレベルダウンしたりする現実を前に，少しでも理想的な再建法が模索された結果です．筆者もこれまでできるだけ解剖学的な再建を目指して術式を変遷させてきましたが[2]，その結果，靱帯再建術における最重要ポイントは移植腱を通す骨孔の位置，特に上腕骨側のそれが重要であると考えるに至りました．そこに至った経緯と3DシミュレーションによるMCLのバイオメカニカル（生体工学的）な根拠を示しながら，MCL再建術における至適な骨孔位置について述べたいと思います．

II MCLの機能解剖と再建術

　MCL再建術といえばJobeにより約40年前に始められた長掌筋腱移植による「8の字」再建法が代表的です．筆者も当初Jobe法を用いていましたが，復帰に時間を要する選手が多いことや再断裂を経験し，より良好な成績を得られる再建法は何かと模索していました．損傷組織の再建を考える時，まずはできるだけ元の靱帯に近い靱帯再建

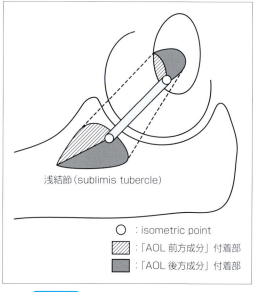

図III-55 AOL線維の機能解剖
（文献3より引用・模式化）

AOLは内側上顆前下方より鉤状突起内側の浅結節へと付着し，中でも浅結節の頂点に付着する線維（○）は肘屈伸において等尺性をもつ線維です．浅結節頂点から稜より前方に付着する線維は内側上顆の内側よりに付着して肘屈曲60°より伸展位で緊張し（「AOL前方成分」），浅結節稜より後方に付着する線維は内側上顆外側よりに付着して，屈曲60°より屈曲で緊張します（「AOL後方成分」）．

を目指すのが常套手段であるので，MCLの解剖を調べていたところ，1991年の解剖学の雑誌に発表されたFuss[3]の論文を見出しました．これはホルマリン固定標本を丁寧に解剖し，肘の屈曲・伸展によりMCLの線維がどのように緊張・弛緩す

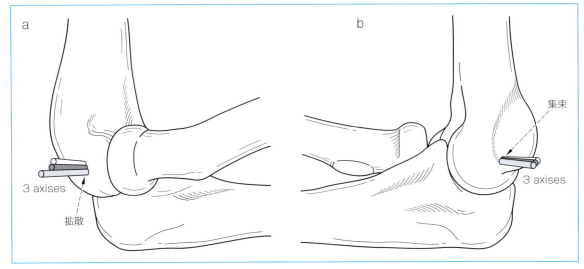

図Ⅲ-56 肘関節屈伸回転軸

肘最大屈曲位と最大伸展位，その中間位で撮像した 3D-CT より「屈曲-中間」「中間-伸展」「屈曲-伸展」における回転軸を算出・描画させたものです．外側では若干軸が拡散していますが(a)，内側では内側上顆前下方で集束する傾向にあります(b)．

るかを詳細に観察した形態学的研究ですが，いまも顧みても非常に正確にその機能解剖が報告されています．MCL の中でも「尺骨鉤状突起の浅結節（sublimis tubercle on coronoid process）」=「鉤状突起結節」：p.17 の筆者のコラム参照）に付着する MCL の前方線維（前斜走線維：AOL）の外反ストレスに対する重要性のみならず，その中でも浅結節の頂点に付着する線維（isometric fiber）が等尺性をもち，それより前方に付着する線維：「AOL 前方成分」（内側上顆では等尺線維より内側に付着）は 60°より伸展位で緊張し，後方に付着する線維：「AOL 後方成分」（内側上顆では等尺線維より外側に付着）は 60°より屈曲位で緊張して安定性に寄与することを示しました（図Ⅲ-55）．これはさらに数年後に Callaway ら[4]が報告した結果と矛盾しないばかりか，それ以上に詳細です．これを踏まえれば，投球肘において外反ストレスが最も大きい late cocking から early acceleration phase では，肘の屈曲は 90°〜120°ですから，「AOL 後方成分」がもっとも投球に重要ということになります．この事実は，私が経験した Jobe 法の再断裂例が「8 の字」再建靱帯の後方索であることや，Jobe 自身も後方索が 2 本（前方索は 1 本）になるように移植腱を通すよう述べていたことを裏付けるものです．

そこでこの Fuss の示した機能解剖を前提に，Jobe の「8 の字」再建法を見直してみました．Jobe 法による再建靱帯は「上腕骨内側上顆前下方の骨孔-前方索-尺骨前方骨孔-後方骨孔-後方索-内側上顆骨孔」という移植腱ループを形成しており，肘伸展（屈曲 60°以下）で前方索に張力がかかり，肘屈曲（60°以上）で後方索に張力がかかるとすれば，尺骨内を通過する部分の移植腱は肘「屈伸」により「後前」に動こうとするはずです．このストレスは移植腱と尺骨の固着に不利に働くことが予想されます．AOL には等尺性線維が極めて少なく，膝の ACL のように等尺性を追求して再建することは困難と考えられた所以です．そのため私は前方索と後方索を pull out 法により別個に再建するしかないと考えました[5)6)]．確かに pull out 法を用いるようになってから再断裂例は経験していませんが，残念ながら Jobe 法を凌駕する術後成績を獲得したとはいえませんでした．機能解剖学的再

建を追求すべきでしょうが，必ずしもそれが早期復帰には繋がっていないのも現状です．

近年になってCTあるいはMRIのデータからコンピューター上で再構築した3Dモデルを用いて，関節の回転軸を割り出したり，骨表面上に設定した2点間距離を計測して靱帯の等尺性や緊張性を検討したりできるようになりました．その手法を用いてFussの導き出した結果を検証すべく，AOL内に設定した9成分の肘屈伸における線維長と回転軸との関係を検討しました[7]．その結果，Fussの示した表在結節の頂点に付着する線維のみならず，内側上顆においてはその等尺線維の内外側にも等尺性をもつ線維があることが判明しました．これら等尺性線維の内側上顆付着部は肘関節回転軸が通過する部分に一致していました．つまり肘関節の回転軸は図Ⅲ-56のように屈伸範囲をどう取るかによって微妙にばらつき，外顆を通過する点はほぼ全て分散するのですが，内側では内側上顆の前下方で（「花束」が括られているかのように）集束しているからだと考えられます．それは外側では分散するものの内側では集束し，内側上顆を通過する部分ではほぼ重なることによると考えられます（図Ⅲ-56）．すなわち内側上顆を肘屈伸回転軸が通過する部分に付着している線維は，回転中心上にあるので，理論的には尺骨側（浅結節）のどこに付着しようとも等尺性を持つはずです．つまりどのような再建法を用いるのであれ，内側上顆の骨孔を肘屈伸回転軸上に開ければ，等尺性をもつ靱帯が再建できることになります．Jobe法においても，前述したような尺骨孔内を通過する移植腱の肘屈伸に伴う動き・ストレスを気にすることなく，ほぼisometricな前索・後索を再建することができるはずです．それにより外固定期間の短縮や早期の可動域回復が期待できることになります．

Ⅲ 内側上顆骨孔作成の実際

それでは術中，至適な位置の骨孔を内側上顆に

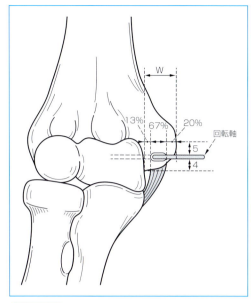

図Ⅲ-57 AOL上腕骨付着部と屈伸回転軸
（文献7，8より引用・模式化）

AOLは内側上顆の幅（W）に対し，関節縁より13％の部分より上顆先端へ向けて67％の幅にわたって付着します[8]．関節側13％は滑車の関節面が張り出している部分に相当しており，再建靱帯用の骨孔を関節側にしすぎると滑車関節縁のwrap around部での断裂もあり得ます．また肘屈伸回転軸は，ちょうどこのAOL付着部の関節側付近から骨表面へ出て（内側上顆下端から頂点レベルへの4：5のレベル[7]），ほぼAOLの幅は内側上顆と接しています．この回転軸上に付着部をもつ線維は理論上，等尺性を持つはずであり，Fussの示した等尺性線維より多くの線維（図Ⅲ-55における○印を含んで横に長い楕円となる範囲）が等尺性に機能している可能性が高いです．

開けるにはどうすればよいのでしょうか．AOLの上腕骨付着部は，内側上顆の前下方(tangential view：肘屈曲45°前腕に対して正面像にて内側上顆最下端として描出される部位)です．それは内側上顆の幅に対して67％を占め，滑車からは横幅の13％，内側上顆の外側端からは20％の位置にあるとされています[8]（図Ⅲ-57）．また我々の3Dシミュレーションから，内側上顆の最外側頂部レベルから最下端レベルを5：4に分けるレベルを回転軸が通過することがわかりました[7]（図Ⅲ-57）．しかし前腕屈筋群が付着し，内側上顆や滑車の骨性形態の全体像が見ることができない術中

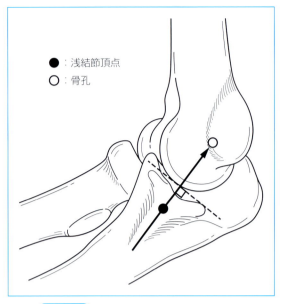

図Ⅲ-58 上腕骨側骨孔位置の決め方

肘屈曲60°で外反ストレスがかからず関節裂隙が開大しないように保持し，浅結節頂点から上腕骨滑車関節面に対して垂直な直線が当たる部位の内側上顆に骨孔を開けます．骨孔が関節側に寄り過ぎないよう，残存靱帯の表面に移植腱が通るように骨孔を開けることが肝要です（本文を参照）．

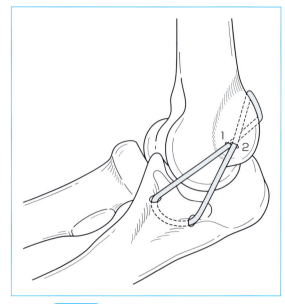

図Ⅲ-59 機能解剖学的AOL再建

上腕骨孔を図Ⅲ-58に示すような位置で，等尺性線維付着部の範囲（図Ⅲ-57の楕円領域）に関節寄り(1)とその外側(2)に並べて開けることで，移植腱の後方索を外側骨孔(2)に，前方索を関節側骨孔(1)に通せば，より機能解剖学的な再建となります．

に，この回転中心の位置をこれらの指標から特定することは困難です．筆者は術中に視診・触診にて確認できる「浅結節の頂点」（Fussの言うisometric fiberの付着部）と「滑車関節面」，「滑車内側壁から内側上顆」（AOLの上腕骨付着部であり，多くの症例は同部が瘢痕化している）から上腕骨孔の位置を決めるようにしています（図Ⅲ-58）．まず浅結節頂点を触知し，そこに付着する損傷・瘢痕化した靱帯を線維方向に内側上顆まで切開し，関節裂隙を確認して外反動揺性を確かめることは誰しも行っていることと思います．上腕骨孔の位置を決めるためには，肘を屈曲60°で保持し（浅結節頂点に付着する線維は等尺性線維であるから理論的には60°である必要はありませんが），関節裂隙が外反ストレスで開大していないことを確かめた上で表在結節頂点から上腕骨滑車関節面の弧の接線に対して垂直直線が内側上顆に当たる部分に骨孔を開ければよいはずです．こ

のとき骨孔が関節側に寄り過ぎないよう損傷靱帯付着部の屈筋起始部寄りに開けるよう意識すれば，靱帯は損傷靱帯の中から表面に再建されることになり，再建靱帯が損傷靱帯と屈筋群に挟まれて，関節外靱帯の治癒機転が促進することが期待されます．また上腕骨孔を等尺性エリアに内外側に並べて2つ開け，移植腱の前方索を関節側骨孔に，後方索を屈筋起始部側骨孔に通すことで，等尺性をできるだけ保ちつつ，より機能解剖学的な靱帯再建が可能となります（図Ⅲ-59）．再建靱帯がほぼ等尺性に機能するなら，外反ストレスが加わるのを回避さえすればギプス固定期間を短縮して可動域訓練を開始することができます．実際，関節可動域の回復はいずれの症例においてもほぼ術後6週，遅くとも8週までに完了しています．機能的な等尺性靱帯を再建することは，治療上の大きなメリットになるといえるでしょう．

Ⅳ おわりに

　解剖学的検索や3Dシミュレーションによる AOL の機能的解析から，外反ストレスの第1制動因子である AOL の再建時には，全ての線維を再建できるわけではないので，多くの線維の中でもできるだけ等尺性の成分を再建することが望ましく，それが後療法にも有用であることを示しました．術後成績を向上させるために種々の再建法が開発・報告されていますが，いずれの術式においても上腕骨の骨孔を適切な位置に作成することが再建術の最も重要なポイントです．投球障害肘における内側側副靱帯損傷に対する靱帯再建術の成績を向上させるためには，再建術式以外の因子が重要であると筆者は考えていますが，その前提として機能解剖学的な靱帯再建が必要最小条件でしょう．本稿が AOL 再建を手がける多くの術者の参考になれば幸いです．

　　　　　　　　　（正富　隆・森友寿夫・三宅潤一）

文　献

1) Jobe FW et al：Reconstruction of the ulnar collateral ligament in athletes. J Bone Joint Surg **68-A**：1158-1163, 1986.
2) 正富　隆：尺側側副靱帯再建術—Jobe法の改良．越智隆弘ほか・編．NEW MOOK 整形外科 No. 11 肘の外科，p. 131-140，金原出版，東京，2002.
3) Fuss FK：The ulnar collateral ligament of the human elbow joint. Anatomy, function and biomechanics. J Anat **175**：203-212, 1991.
4) Callaway GH et al：Biomechanical evaluation of the medial collateral ligament of the elbow. J Bone Joint Surg **79-A**：1223-1231, 1997.
5) Pappas AM et al：Biomechanics of baseball pitching：a preliminary report. Am J Sports Med **13**：216-222, 1985.
6) 正富　隆：投球障害肘に対する解剖学的尺側側副靱帯（UCL）再建術．日肘関節研会誌 **5**：65-66, 1998.
7) Miyake J et al：In vivo and 3-dimensional functional anatomy of the anterior bundle of the medial collateral ligament of the elbow. J Shoulder Elbow Surg **21**：1006-1012, 2012.
8) O'Driscoll SW et al：Origin of the medial ulnar collateral ligament. J Hand Surg **17-A**：164-168, 1992.

III. 成人期（骨化完了期）の外傷・障害

2. 治療と対応
6) 内側側副靱帯の修復—適応と実際—

Key words
靱帯修復術，遠位付着部，内側側副靱帯，責任病巣，全層断裂，部分断裂

I 内側側副靱帯の破綻部位

　内側側副靱帯は前斜走線維，後斜走線維，横走線維で構成されます．肘の脱臼の際には全ての線維が断裂し，関節包も広く裂けます．投球による損傷は前斜走線維だけに生じ，後斜走線維，横走線維は正常です．前斜走線維（anterior oblique ligament；以下，AOL）はさらに上腕骨内側上顆の付着部（近位付着部）と尺骨鉤状突起結節の付着部（遠位付着部），そして靱帯実質部に分かれ，損傷は3か所いずれの部位でも起こり得ます．

　形あるものが壊れる時，破綻は最脆弱部から始まりますが，靱帯も例外ではありません．「I章-2.骨成長と内側支持機構の外傷・障害—どういった外傷・障害がいつ生じるか—」の項で述べたように，内側支持機構の最脆弱部は骨成長と共に変わります．内側上顆の骨化が完了する12, 13歳までは内側上顆下端の骨端軟骨が最脆弱部で，この部位が損傷されやすくなります．骨化が完了する14, 15歳以降になると，尺骨鉤状突起結節が最脆弱部となり遠位付着部が損傷されやすくなります．

　高校生から大学あるいは社会人，そしてプロ野球と長く投げた選手では近位から遠位まで靱帯全体に多数の微小損傷の跡があります．損傷のたびに修復機転が働くので多数の瘢痕組織が靱帯内にあります．そのため投球側のAOLは，エコー検査でみると全体に肥厚して内部は不均一，MRIでは不均一な信号強度となっています．こういった例では破断部位や痛みの責任病巣を画像検査で特定することは困難となります．

II 前斜走線維の遠位付着部損傷

1. 診断，問診，理学所見

　AOLの遠位付着部損傷の発生様式として，一発外傷として生じる急性外傷型，中等度の痛みを繰り返しながら徐々に痛みが増強して投球不能となる慢性型，中等度の慢性の痛みが一球で激痛に変わる混合型（acute on chronic）があります．急性外傷型や混合型では「バチン」という弾発音を感じることがあります．問診で詳しく聴き取ることで，どのタイプの損傷かを診断することができます．

　可動域は制限されていることが多く，最大伸展や屈曲時に肘内側に痛みが生じます．圧痛は尺骨鉤状突起結節の付着部にあり，外反ストレスでも同部に痛みが生じます．胸郭出口症候群に伴う尺骨神経障害との鑑別は，圧痛部位が重なっているので困難です．

2. 画像検査による診断

　慢性型や混合型では単純X線の正面像で鉤状突起結節の骨膨隆やオッシクルの形成を確認できます（詳細は「II章-1.-5）尺骨鉤状突起結節の外傷・障害」の項を参照してください）．

　MRIは全てのタイプの損傷に対して有益な情報を得ることができます．健全なAOLは低信号

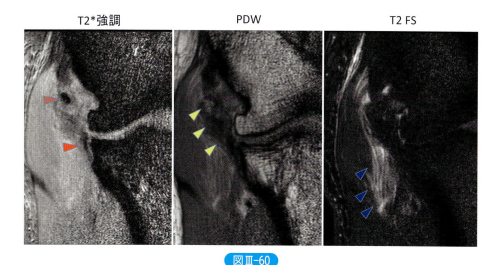

図Ⅲ-60

左からT2*,プロトン強調画像,T2脂肪抑制画像です.T2脂肪抑制画像で屈筋に広範囲の高輝度域(青矢印)を認めます.プロトン強調画像では靱帯実質部全体が不均一(黄矢印)で変性が疑われます.T2*では近位にオッシクル(赤矢印)を認めます.鉤状突起結節が膨隆し,層状剝離(赤矢印)のような状態になっています.この症例の痛みの責任病巣はこの層状剝離であったと考えています.

で均一に描出されますが,変性したAOLは輝度が等信号あるいは高信号に変化し,不均一となります.また急性外傷型や混合型では図Ⅲ-60のように靱帯の断端や高輝度の関節液や血液が漏出している像が観察されることもあります(詳細は「Ⅰ章-3.-5)内側支持機構の高分解能MRI検査と読影」の項を参照してください.

近年注目されている画像検査はエコー検査です.画像の解像度が悪かった時代は外反ストレステストで腕尺関節の開大の度合いを測る手段として使用されていたに過ぎませんでした.近年では機器の進歩により解像度が上がり,AOLの浅層,深層の二層構造までみることができ,深層断裂でも全層断裂か部分断裂かを判別できるまでになりました.詳細は「Ⅰ章-3.-6)内側支持機構のエコー所見,7)超音波から紐解く内側支持機構不全の病態」の項を参照してください.

Ⅲ 内側側副靱帯の修復

1.修復術の適応

原則として靱帯実質部深層の全層断裂には修復術は適応しません.例外としては遠位付着部近傍から遠位付着部にかかる斜めの断裂では適応可能なこともありますが,術中の状態で判断します.また近位付着部も修復の適応はないと考えています.骨化完了後は近位付着部での損傷は変性した線維が裂ける「裂離」の形態をとります.「Ⅰ章-1.-3)ミクロの解剖」で詳述されているように近位付着部は単位面積あたり大きな力学的ストレスが加わるため,アンカー等で修復しても十分な力学的ストレスに耐えられる付着部を再現できません.内側上顆に骨孔を開けて再建するほうが確実と思われます.

修復の適応があるのは広い範囲で付着する遠位部です.この部位ではAOL深層が断裂して剥がれる「剝離」の形態をとるため再縫着が可能となります.現在のところ筆者らは,修復術を10歳代後半から20歳代前半の靱帯実質部の変性が少ない

症例に限って適応しています．理学所見では圧痛が遠位付着部に限局して，近位付着部や実質部に無く，画像所見ではマイクロMRIで靱帯実質部の輝度変化が無いか少ないものに限られます．輝度変化が進んでいるような例では靱帯補強術あるいは再建術が勧められます．また近位部にオッシクルがあっても疼痛の原因となっていない場合は遠位部での修復の適応があります．

急性外傷型や混合型の例で，MRIで断端がハッキリと確認できる例では比較的早期の手術を勧めます．局所麻酔注入下でのエコー検査で深層が全層で断裂（full thickness tear）して，腕尺関節裂隙が8mm以上に開大する例も修復を勧めます．しかしエコー検査で，断裂部が確認できない例や腕尺関節裂隙の開大が6～7mmくらいの例，深層の部分断裂（partial thickness tear）では3，4か月は保存的対応を行います．靱帯や関節包の内外に血腫が漏れて，MRIで高信号域を呈するような例でも保存的対応で現場復帰可能となることもあります．

代表例を示します．

23歳の投手で春のキャンプ中に肘内側部に痛みを生じました．少し張りを感じていましたが，"この一球"で強い痛みとなりキャンプ地の病院でMRI検査を受けました．屈筋群に高輝度陰影がみられたので屈筋の肉離れの診断を受けました．1週後に精査と今後の対応について相談のため来院しました．画像を借りられなかったので，改めて生食を注入してマイクロMRIを撮りました．図Ⅲ-60はその時の画像です．左からT2*，プロトン強調画像，T2脂肪抑制画像です．確かにT2脂肪抑制画像で屈筋に広範囲の高輝度域を認めます．プロトン強調画像では靱帯実質部全体が不均一で変性が疑われます．T2*では近位にオッシクルを認めますが，これは高校生の頃からあり，現在の痛みとは直接の関係はありませんでした．鉤状突起結節が入団時より膨隆し，層状剝離のような状態になっています．ここまで異常所見が揃えば，これまでの医療界の常識では再建手術の適応です．2年ほど良い結果が出ず，チームの首脳陣から今年こそ大黒柱として期待されていました．本人の希望もあり，専属トレーナーと相談の上で保存的に対応しました．1か月は投球を完全中止し，肘の安静を図りながら肩甲胸郭機能の改善を徹底しました．2か月目からキャッチボールを再開し，3か月目から段階的にピッチングへ移行しました．1軍への合流は2か月遅れたものの，その年の夏には自己最速の投球ができるまでに回復しました．改めて手術適応の難しさと身体機能の改善の重要さを痛感した症例でした．

慢性型の症例での適応は現時点では確固たるものはありません．3，4か月の保存的対応後に再発したような例や1年近く痛みが続く例では手術適応があります．しかし骨棘や骨堤があっても痛みが沈静化することもあり，形状変化だけで適応を判断することはできません．マイクロMRIのT2脂肪抑制画像で骨膨隆部の高輝度変化の有無を調べるなどして病態診断をしてから適応すべきです．

またAOLの損傷が全層断裂か部分断裂か診断できるようになったのは最近のことです．2013年頃まではMRIや超音波検査機器の解像度が低く，どの施設でも正確な診断がつかないまま再建手術をしていたのが現状です．しかし現在でも深層の半分までの部分損傷であれば保存的に対応できるのか，3分の2までの部分損傷でも大丈夫なのか不明です．そしてどの程度までの実質部の変性なら修復可能かについてもまだ不明です．さらに画像検査機器の精度が上がり，多施設の治療結果が集約・整理されて初めて明らかになるでしょう．

2．修復の実際と結果

アプローチは再建手術と同じで，屈筋の筋膜を縦切して筋線維を線維方向に分けて進入します（図Ⅲ-61）．

尺側手根屈筋と浅指屈筋の腱であるAOL浅層を縦切すると病巣部が現れます．深層の損傷の状態は様々で，断裂した深層が剝離せずに残っているもの，剝離しているが退縮していないもの，断

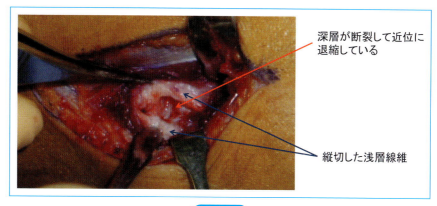

図Ⅲ-61

浮腫を伴って腫れた浅層（青矢印）を縦切し，上下に展開しています．断裂した深層（赤矢印）は近位方向（図の右側方向）に退縮しているのがわかります．

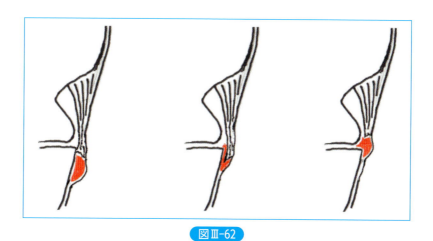

図Ⅲ-62

AOL 深層部の断裂形態を示しました．左は断裂していますが付着が残っている例，中央は断裂して剥離していますが退縮していないもの，右は断裂剥離して近位へ退縮しているものです．

裂・剥離して近位方向に退縮しているものなどがあります．退縮していても糸を掛けて引き寄せることは可能なことが多いです（図Ⅲ-62）．

付着部への再縫着はアンカーを使いますが，種類はいずれのものでも大差ありません．またアンカーの数は大きさにもよりますが，損傷部の広さに応じて1個ないし2個で対応します．深層を引き寄せる際に一緒に浅層にも糸をかけて縫合すると，新しい付着部の強度が戻るまでの補強になります．骨膨隆部は可及的に削る必要があります．

膨隆したままでは靱帯が張り出し，曲がっているのでラップ・アラウンド構造による圧迫力が強いままとなるからです．ただし膨隆部の直下に尺骨神経が走行しているので切除の際には十分に注意する必要があります．

代表的な症例を提示します．

症例1は25歳の軟式野球投手です．大学までは硬式野球で，3年生の秋から投球時に左肘の内側に痛みがありました．卒業後は地元で軟式野球チームに入りましたが，痛みは徐々に増強し，投

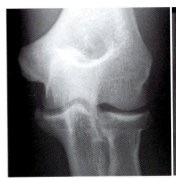
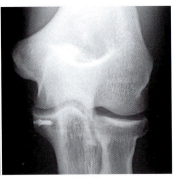

術前　正面像　　　前額面再構成画像　　　術後

図Ⅲ-63　症例1

25歳，投手．鉤状突起結節に骨棘様の膨隆があり，CTによる前額面再構成画像では尖端部に亀裂がみられます．術後，骨棘は切除され付着部も修復されています．

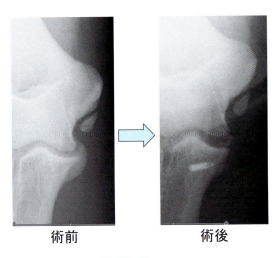

術前　　　　術後

図Ⅲ-64　症例2

15歳，捕手．内側に大きなオッシクルを認めます．鉤状突起結節にドーム様の骨膨隆を認め，圧痛もここでした．可及的に切除しアンカー1個で再縫着しました．

球困難となり来院しました．鉤状突起結節に骨膨隆とオッシクルを形成していました．MRIでAOLの輝度変化が少ないことより，膨隆した骨の切除とアンカーによる付着部の再接着を行いました．術後3か月からキャッチボールを再開し，段階的に投球強度を上げて5か月後からブルペンで投球，6か月後に試合復帰できました（図Ⅲ-63）．

症例2は15歳の捕手です．近位に大きなオッシクルを認めますが，圧痛があるのは鉤状突起結節でした（図Ⅲ-64）．再建術にするか迷いましたが，侵襲の少ない遠位付着部のみの修復術を適応としました．骨膨隆部を尺骨神経に注意しながら可及的に切除してアンカー1個で再縫着しました．高校3年間，捕手として活躍することができました．

3. 術後の対応

術後4週ほどシーネ固定とします．術後2週間は肘関節を安静とします．可動域訓練は3週目から開始し，自己他動で段階的に進めます．手術だけでなく，肩甲胸郭機能の改善が重要で，できれば術前から積極的に介入します．靱帯不全をきたす例はほとんど例外なく肩甲胸郭機能が低下しています．この機能を改善させ，選手自らがセルフコントロールできるようにならなければ，再建しても修復しても再受傷します．術直後2週間は肩甲胸郭へのリハビリを休み，股関節や体幹の機能改善に取り組みます．術後3週目からはシーネ固定をしながら肩甲胸郭へのリハビリを再開します．投球再開は術後3か月すぎてからで，段階的に距離，球数，強さを上げていきます．リハビリ内容の詳細については「Ⅴ章-2）競技復帰とコンディショニング」を参照してください．

（柏口新二）

Ⅳ. 胸郭出口症候群

Ⅳ. 胸郭出口症候群

1) 胸郭出口症候群の診断と治療
（尺骨神経障害を含む）

Key words

胸郭出口症候群（thoracic outlet syndrome），腕神経叢（brachial plexus），尺骨神経障害（ulnar nerve problem），肘部管症候群（cubital tunnel syndrome）

I 胸郭出口症候群 Thoracic outlet syndrome：TOS）の病因・病態

腕神経叢と鎖骨下動脈は第一肋骨に付着する前斜角筋と中斜角筋で形成される斜角筋三角部を通過し，鎖骨下静脈は前斜角筋の前方を通過します．腕神経叢と鎖骨下動静脈はその後，鎖骨と第一肋骨の間の肋鎖間隙を通過して，烏口突起に付着する小胸筋の後下方を走行します（図Ⅳ-1）[1]．TOSは，この斜角筋三角部から小胸筋下部において腕神経叢や鎖骨下動静脈が圧迫・牽引ストレスを受け，頸部から上肢の疼痛，しびれなどの症状を生じる疾患群です．このTOSという名称は，それまでに報告されていた頸肋症候群，前斜角筋症候群，肋鎖症候群，過外転症候群の総称として，1956年にPeetら[2]が命名しました．診断は上肢にしびれ・痛み・脱力といった運動・感覚障害があり，それが脊椎疾患や末梢神経障害では説明がつかないという除外診断と，TOS誘発テストが陽性であることを根拠にTOSと診断されています[2]．しかし，TOS誘発テストの特異性は低く[3,4]，確定診断できる客観的診断法は確立していません．見逃しを減らして積極的に治療対象とすべきと主張するグループ[5]と電気生理学的所見と身体所見から限定すべきと主張するグループ[6,7]があり，疾患概念に関していまだ統一見解は得られていません．

TOSの分類として，主に圧迫される組織により動脈性TOS，静脈性TOS，神経性TOS，そしてその混合型があります[8]．動脈性TOSは鎖骨下動脈の圧迫により上肢の阻血症状である蒼白，脱力，疼痛を生じ，静脈性TOSは鎖骨下静脈の圧迫により上肢のうっ血症状であるチアノーゼ，緊満，静脈怒張，疼痛を生じ，神経性TOSは腕神経叢の圧迫により上肢のしびれ，疼痛，脱力，麻痺などを生じます．一般的に動脈性TOSがTOSの代表的なタイプと思われていますが，実際には「腕神経叢過敏」とも評すべき神経性TOSが95%を占めます[9]．

発症に関与する因子として，骨性では頸肋（図Ⅳ-2-a）や第一肋骨の骨形態異常・疲労骨折（図Ⅳ-2-b）・骨折変形治癒，軟部組織性因子では最小斜角筋や異常線維束・靱帯（図Ⅳ-3）が報告されていますが[10,11]，これらの器質的病変を有している場合は少なく，野球選手に生じるTOSの主因は，以下に示す筋疲労や投球・打撃動作によるメカニカルストレスです[12]〜[16]．

① 投球・打撃の繰り返しにより，斜角筋・鎖骨下筋・小胸筋といった胸郭出口に存在する筋群が酷使され過緊張状態になり，下垂位でも斜角筋間・肋鎖間隙・小胸筋腱下のスペースは狭小化する．

② 広背筋・上腕三頭筋長頭・小胸筋などの過緊張により肩甲骨の下方偏位を生じると，たえず腕神経叢が下方に牽引された状態になる（図Ⅳ-4）．

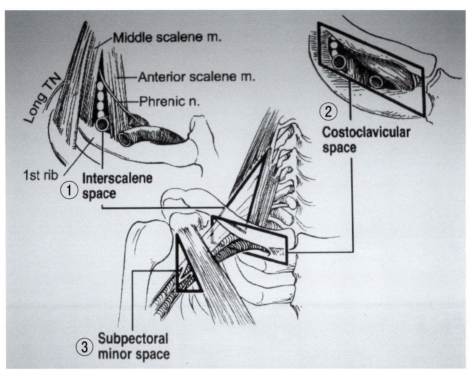

図Ⅳ-1 胸郭出口症候群(TOS)における障害発生部位(文献1より引用改変)
① 斜角筋三角部，② 肋鎖間隙部，③ 小胸筋腱部

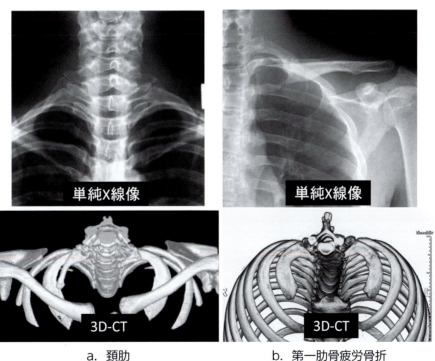

a. 頚肋　　　　　　　　　　b. 第一肋骨疲労骨折

図Ⅳ-2 代表的な骨病変
単純X線像では見逃しやすい．

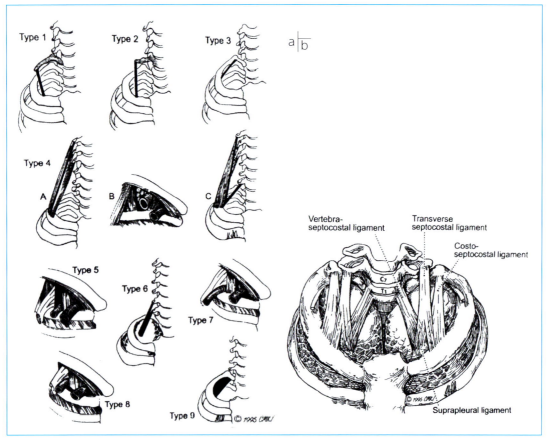

図Ⅳ-3　TOSの要因となる軟部組織病変（文献11より引用）
a：異常線維束のバリエーション，b：異常靱帯のバリエーション

③肩の挙上時には肋鎖間隙は生理的に狭まるが，斜角筋・鎖骨下筋の過緊張により更に狭まる（図Ⅳ-5）．

④Late cockingの外転外旋位では緊張した小胸筋腱下で腕神経叢・鎖骨下動静脈の走行を変え牽引圧迫ストレスを受ける（図Ⅳ-5）．

⑤全力投球のボールリリース時には体重以上といわれる莫大な牽引ストレスにさらされる．

その他に，野球選手以外にもよく認められる問題ですが，いわゆる不良姿勢（骨盤が後傾して腹圧が低下し，胸椎の後弯が増強して前部胸郭が拡張不良となり，肩甲骨が下方回旋する）がTOSの発症・増悪因子となります（図Ⅳ-6）．更にその好発年齢に関して，森澤ら[17]，大歳ら[18]の報告と同様に小・中・高生といった若年者に多く発生します（73％が小・中・高生）．こうした若年者に好発する要因として肩甲帯周囲筋の筋力が不十分であること，急激に練習量が増大すること，投球フォームが未熟であることなどが挙げられます．また骨格が未成熟なために肩が下垂しやすい，いわゆる"なで肩"が多いことも関与している可能性があります．

野球活動によりTOSを生じることは稀ではありません．我々の肩・肘痛を訴えるオーバーヘッドスポーツ選手における調査でTOSの関与を8.1％に認めました[15]．

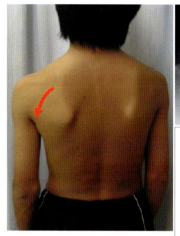
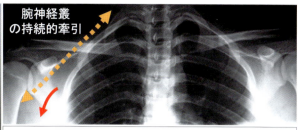
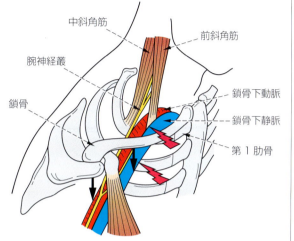

図Ⅳ-4
野球選手におけるTOSの発生機序(1)

野球選手の投球側の肩甲骨は，肩甲骨周囲筋の疲労により下方偏位や下方回旋を呈する傾向があります．そのため神経血管束は持続的牽引・圧迫状態に置かれます．

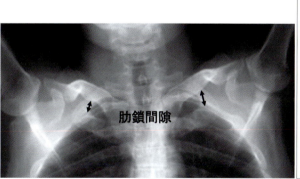
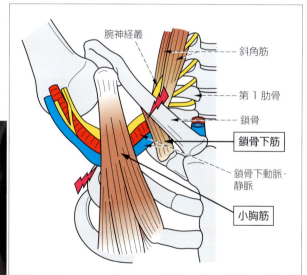

図Ⅳ-5　野球選手におけるTOSの発生機序(2)

鎖骨下筋や斜角筋の過緊張により肋鎖間隙が狭まった状態にあり，肩外転時に肋鎖間隙が更に狭まり，緊張した小胸筋腱下でも神経血管束は圧迫・牽引を受けます．

1）胸郭出口症候群の診断と治療（尺骨神経障害を含む）

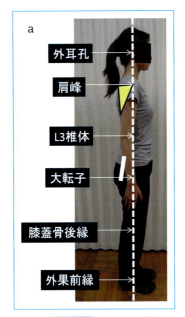
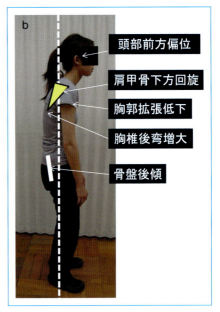

図Ⅳ-6 姿勢の良し悪しと肩甲骨のポジションとの関係

a：良好な姿勢．外耳孔，肩峰，L3椎体，大転子，膝蓋骨後縁，外果前縁が直線状に並びます．
骨盤が適度に前傾し，肩甲骨は適度に上方回旋します．
b：不良な姿勢．骨盤が後傾し肩甲骨が下方回旋し，頭部が前方偏位し，重心線から体のパーツが前後に偏位します．

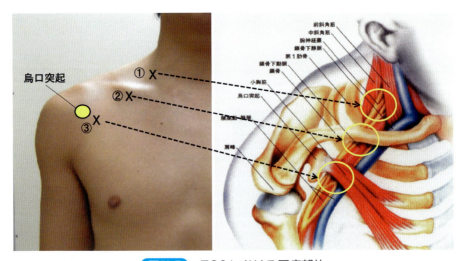

図Ⅳ-7 TOSにおける圧痛部位

近位から：① 斜角筋三角部，② 肋鎖間隙部，③ 小胸筋腱部

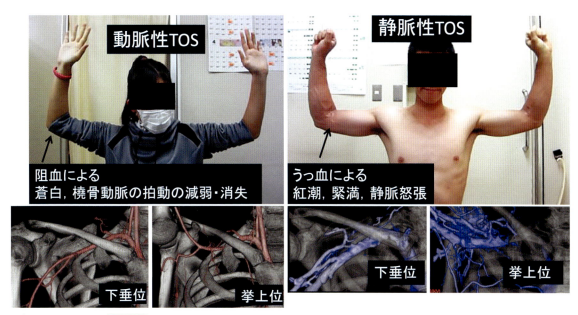

図Ⅳ-8 動脈性 TOS と静脈性 TOS の身体所見と CT angiography

a：動脈性 TOS．阻血により患側上肢は蒼白となり橈骨動脈の拍動は減弱または消失します．
　CT angiography では挙上位で鎖骨下動脈は鎖骨下で圧排されます．
b：静脈性 TOS．うっ血により患側上肢は紅潮し，静脈怒張を伴う緊満腫脹を生じます．
　CT angiography では挙上位で鎖骨下静脈は鎖骨下で途絶し遠位はうっ血します．

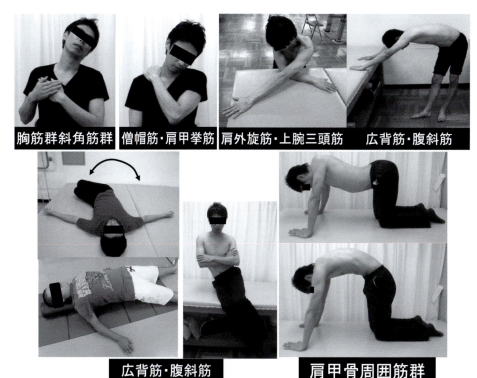

図Ⅳ-9 TOS 症例に用いるストレッチングや機能訓練

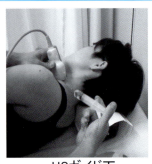 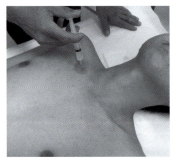 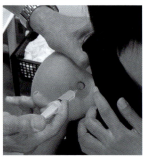
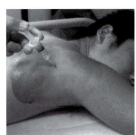 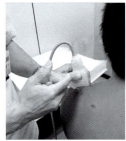

図Ⅳ-10　TOS症例に用いられる各種ブロック療法

Ⅱ 症状・所見・診断

　TOSの自覚症状は上肢のしびれが最も多いですが，そのほか頸部・肩・肩甲部・肘・手部の疼痛や上肢脱力・握力低下がみられます．第一肋骨側のC8・T1神経の障害が強く出る傾向があるため，しびれや知覚障害は上腕内側から前腕内側，そして手部では環小指に生じることが多い．動脈障害を生じると上肢の蒼白と橈骨動脈拍動の減弱・消失，静脈障害を生じると紅潮・静脈怒張を伴う緊満腫脹，自律神経障害を生じると頭痛・全身倦怠感・めまい・嘔気・不眠，さらにうつ傾向などの精神症状がみられるなど多彩です[2)5)8)9)]．

　TOSの確定診断方法に関しては，画像診断や電気生理学的検査など様々な検討がなされていますが現時点では確立されておらず，臨床所見の組み合わせと除外診断により行われています．まず斜角筋三角・肋鎖間隙・小胸筋腱部の圧痛が重要です[15)16)]（図Ⅳ-7）．TOS testとして，Morley test[19)]，Wright test[20)]，Adson test[9)]，Eden test[21)]，Roos test[10)]があります．このうちWright test，Adson test，Eden testは橈骨動脈の拍動の減弱・消失といった動脈圧迫所見を確認することも含んでいますが，拍動が消失しても無症候の例があるので注意が必要です．そのため我々はTOS testは，疼痛が誘発される場合を陽性とし，拍動の消失は参考にとどめています．画像診断では，単純X線像・CTにて，頸肋（図Ⅳ-2-a）を代表とする胸郭形態異常，第一肋骨の肥大や疲労骨折（図Ⅳ-2-b），鎖骨の水平化，肩甲骨の下方偏位などを確認します．MRI angiography，CT angiographyでは，血管性TOSで動脈や静脈の圧迫像が検出されます（図Ⅳ-8）．腕神経叢造影では，腕神経叢の圧迫・牽引所見が確認できます[22)]．電気生理学的検査は，神経性TOSにおいて重要な意義をもちます．腕神経叢を挟んだ神経伝導速度の遅延は確定診断に結びつきますが，実際に神経伝導速度が遅延する重度のTOSは稀です．明らかな神経脱落症状を認

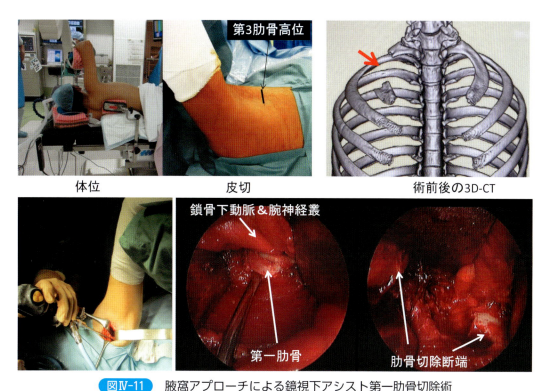

図Ⅳ-11 腋窩アプローチによる鏡視下アシスト第一肋骨切除術

腋窩アプローチで，第一肋骨から斜角筋群や肋間筋を剥離して第一肋骨を切除します．

めた場合，手術適応を決定する場合，複合神経障害が疑われた場合には，神経伝導速度や針筋電図による精査が必要となります．

Ⅲ 治 療

TOSに対する治療は，保存療法が第一選択となります[14)～16)23)24)]．①野球活動の休止による局所安静，②不良姿勢の是正，③肩甲骨装具，④胸郭出口周囲筋(斜角筋・鎖骨下筋・小胸筋)・肩甲骨周囲筋(僧帽筋上部線維・肩甲挙筋)のリラクセーション，⑤肩甲胸郭関節機能訓練(前鋸筋・肩甲挙筋・僧帽筋など肩甲帯挙上筋群の強化と胸郭運動の改善)(図Ⅳ-9)，⑥投球フォーム指導，⑦薬物療法(非ステロイド系消炎鎮痛剤・ビタミンB_{12}製剤などの投与)，⑧ブロック療法(トリガーポイントブロック：斜角筋三角・肋鎖間隙・烏口突起・小胸筋腱・四辺形間隙・肩甲切痕)を症例に応じ選択して実施します(図Ⅳ-10)．この中で重要なのが，理学療法士が実施する胸郭出口周囲筋のリラクセーションとその後の肩甲胸郭関節機能訓練，医師が実施するブロック療法です．特に野球選手のTOSは，胸郭出口周囲筋や肩甲骨周囲筋の筋過緊張が主因となっている症例が多いため，適切な理学療法を実施すれば，その反応は良好です[14)～16)23)24)]．以上の保存療法に抵抗する症例に対して手術が適応されますが，そうした症例は頚肋(図Ⅳ-2-a)に代表される骨性圧迫因子か異常線維束・靱帯(図Ⅳ-3)や筋の線維化などの軟部組織の器質的圧迫因子を有する症例と思われます．針筋電図で，第8頚髄神経・第1胸髄神経のWaller変性の所見を認めた場合は手術適応です．我々は腋窩アプローチにて第一肋骨切除術を行っています[14)～16)](図Ⅳ-11)．本法はRoos[10)]が報告したTOSの標準的手術法の一つですが，圧迫型のTOSにおける成績は良好です[14)25)]．一方，牽引型TOSに

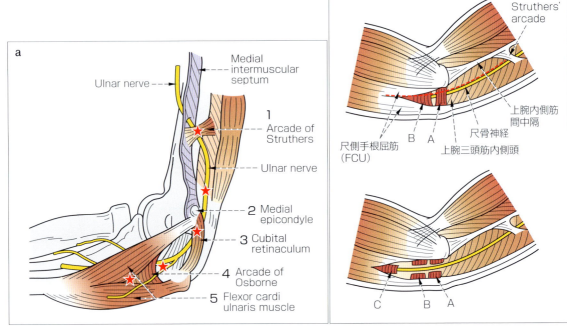

図Ⅳ-12　尺骨神経走行部位の解剖

a：近位から1：Struthers' arcade の下方，2：上腕内側筋間中隔の後方で上腕三頭筋の上，3：滑車上肘靱帯・筋の下，4：尺側手根屈筋腱膜の下，5：Common flexor aponeurosis の下を走行しています．

b：A：滑車上肘靱帯・筋(伊藤)，線維性腱弓, Osborne band, cubital tunnel retianculum (O'Driscoll)

B：尺側手根屈筋腱膜，弓状靱帯・arcuate ligament

C：common flexor aponeurosis (Green), deep flexor-pronator aponeurosis (Amadio)

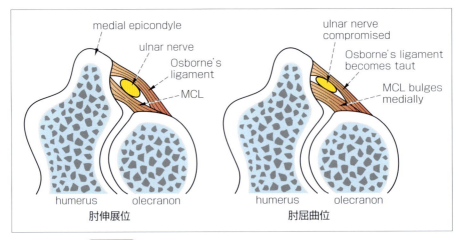

図Ⅳ-13　肘関節屈曲時の肘部管での尺骨神経の圧迫

肘関節屈曲時には，肘部管の内側では MCL が膨隆し，外側からは緊張した滑車上肘靱帯 (Osborne band) が圧迫するため肘部管は狭小化して尺骨神経を圧迫します．
(Practical orthopaedic sports medicine & arthroscopy/Johnson DH, Pedowitz RA ed., Lippincott Williams & Wilkins, Philadelphia, 2007 より引用，一部改変)

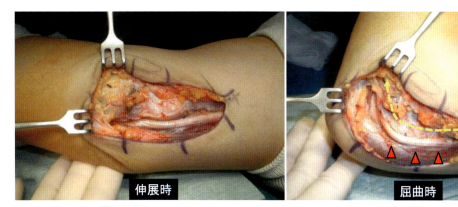

図Ⅳ-14 肘関節屈曲時の尺骨神経の伸張と上腕三頭筋の突き上げ

単純除圧法により，伸展位において尺骨神経の圧迫は解除され神経自体の緊張もありません．しかし肘関節屈曲位では尺骨神経は肘部管を中心に伸張し（破線矢印）緊張が高まり，肘部管より近位において上腕三頭筋の突き上げ（矢頭）により圧迫されます．

表Ⅳ-1 投球による尺骨神経障害の要因

＜静的要因（解剖学的要因）＞
① Struthers' arcade
② 上腕三頭筋内側頭の発達
③ 内側上腕筋間中隔の肥厚
④ 滑車上肘靱帯（Osborne band）の肥厚・滑車上肘筋
⑤ 尺側手根屈筋の発達や尺側手根屈筋腱膜，deep pronator-flexor aponeurosis の肥厚
⑥ 内側上顆の肥大・下方への突出・裂離骨片（内側上顆下端障害の遺残）
⑦ 尺骨鉤状結節の膨隆・骨棘・裂離骨片
⑧ 変形性関節症の骨棘
⑨ 内側上顆の低形成（内側上顆骨端線の早期閉鎖）
⑩ ガングリオン

＜動的要因＞
① 屈曲に伴う肘部管容積の減少
② 屈曲に伴う肘部管内圧の上昇
③ 屈曲に伴う尺骨神経の伸張
④ 外反ストレスに伴う尺骨神経の伸張
⑤ 屈曲時の上腕三頭筋による尺骨神経の突き上げ
⑥ 加速期とボールリリース時の前腕屈筋群の緊張
⑦ 尺骨神経の習慣性（亜）脱臼

おける成績は不良であり[25]，その適応にあたっては慎重な判断が要求されます．

Ⅳ 肘部管症候群の病因・病態

内側野球肘の要因として，上腕骨内側上顆下端障害，内側側副靱帯損傷などとともに重要です[26)~29)]．野球選手で発生する肘部管症候群は，投球や打撃動作で頻回に肘関節の屈曲・伸展を行うことによる繰り返されるメカニカルストレスが主因となります[26)~29)]．

尺骨神経は解剖学的に図Ⅳ-12に示すような部位を走行し，その神経の近傍組織が障害発生に密接に関わります（図Ⅳ-12）．投球による尺骨神経障害の要因には，静的要因（解剖学的要因）として① Struthers' arcade[30)31)]，② 上腕三頭筋内側頭の

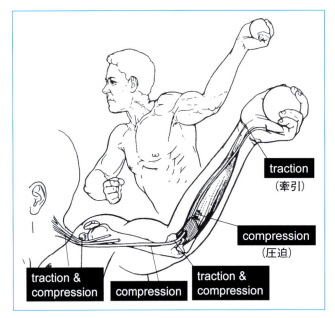

図Ⅳ-15
コッキング後期から加速期における尺骨神経に伸張，圧迫ストレス

胸郭出口，Struthers' arcade〜肘部管，Guyon 管において尺骨神経は伸張・圧迫ストレスを受けます．
(文献 44 より引用改変)

発達[26)29)32)〜34)]，③内側上腕筋間中隔の肥厚[26)29)]，④滑車上肘靱帯 (Osborne band) の肥厚・滑車上肘筋[26)29)33)]，⑤尺側手根屈筋の発達や尺側手根屈筋腱膜，deep pronator-flexor aponeurosis の肥厚[26)29)33)]，⑥内側上顆の肥大・下方への突出・裂離骨片 (内側上顆下端障害の遺残)[32)]，⑦尺骨鉤状結節の膨隆・骨棘・裂離骨片[26)33)]，⑧変形性関節症の骨棘[50)53)]，⑨内側上顆の低形成 (内側上顆骨端線の早期閉鎖)[50)]，⑩ガングリオンなどがあります．動的要因として①屈曲に伴う肘部管容積の減少[35)36)] (図Ⅳ-13)，②屈曲に伴う肘部管内圧の上昇[35)37)〜40)]，③屈曲に伴う尺骨神経の伸張[35)37)41)42)] (図Ⅳ-14)，④外反ストレスに伴う尺骨神経の伸張[50)53)]，⑤屈曲時の上腕三頭筋による尺骨神経の突き上げ[26)29)32)〜34)] (図Ⅳ-14)，⑥加速期とボールリリース時の前腕屈筋群の緊張[26)29)]，⑦尺骨神経の習慣性 (亜) 脱臼[26)29)43)]などがあります (表Ⅳ-1)．Gelberman ら[37)]は，屈曲時に肘部管内圧よりも神経内圧の方が高くなることから肘部管容積の減少による圧迫より伸張の影響の方が強いことを報告しました．Aoki ら[41)]は屍体モデルでの研究において，コッキング後期の肢位では尺骨神経は 13% 程度伸張され，機械的弾性限界や血流途絶限界である 15% に近いことを示しました．肘部管レベルでは圧迫よりも伸張ストレスの影響が強い可能性があります．いずれにしても上記の静的・動的要因のいくつかが複合して発症に関わります．すなわち，単純な絞扼性障害ではなく，反復性の圧迫，伸張，摩擦など動的複合障害です[26)〜29)]．

更に尺骨神経障害を助長する因子として，重複神経障害[26)〜29)44)〜46)]があります．Eaton[44)]は成書の中で，投球の加速期には Struthers' arcade から尺側手根屈筋レベルの間の障害のほかに，肩関節外転外旋伸展による腋窩での牽引障害や手関節伸展による Guyon 管での牽引障害が重複することを述べています (図Ⅳ-15)．三原ら[29)]は，スポーツ選手における肘部管症候群症例の報告の中で，14 例中 7 例に TOS や肩不安定症を合併し，これらの存在が末梢の尺骨神経の易刺激性・易障害性を惹起した可能性を論じています．コッキング後期から加速期前半までは，肩甲骨は内転位，肩関節は外転外旋位をとり，肘関節は屈曲位で外反ストレスを受け，上腕三頭筋や尺側手根屈筋が活発に活動します[47)]．そのため斜角筋間・肋鎖間隙・小胸筋腱下などの胸郭出口において圧迫・牽引ストレス，Struthers' arcade から尺側手根屈筋レベルにおい

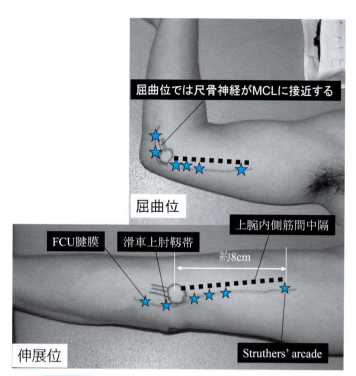

図Ⅳ-16 尺骨神経の圧痛・Tinel 徴候のポイント

星印が尺骨神経の主な圧痛・Tinel 徴候のポイントです．肘屈曲位では肘部管部の尺骨神経と MCL が接近するため，どちらの圧痛か判別が困難になることがあるため，伸展位でも確認します．

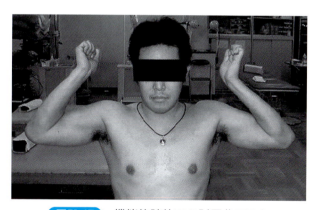

図Ⅳ-17 機能的肢位での肘屈曲テスト

小林ら[51]の機能的肘屈曲テストに準じ，肩関節 90°外転，肘関節最大屈曲位，手関節伸展位を 1 分間保持して，肘内側痛や環小指のしびれ感が出現するかをみます．

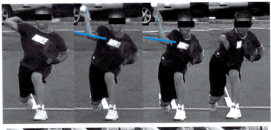
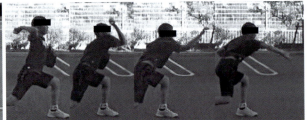
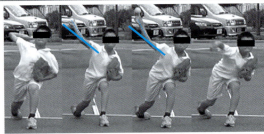
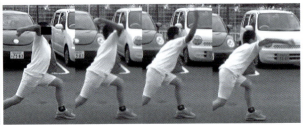

図Ⅳ-18　投球フォーム指導による改善　a/b

a：指導前．肘を突出して肩関節の内旋を大きく使う投球．Throwing plane（上腕骨の回旋平面）と elbow plane（肘関節の伸展平面）が大きくずれ（double plane 投法），肘関節外反ストレスが大きい．
b：指導後．Throwing plane に前腕の軌道を乗せて肘関節伸展を肩関節内旋を複合させた投球．Throwing plane と elbow plane のずれが少ない（single plane 投法），肘関節外反ストレスが小さい．

て上記した動的要因による圧迫・牽引・摩擦ストレスを受けます．ボールリリースからフォロースルーでは，肩関節は内旋，前腕は回内，肘関節は伸展しながら内反ストレスを受け，この際に上腕三頭筋内側頭による圧迫，回内屈筋群による圧迫を受けます．ボールリリース時には示中指でボールを押し出すため示中指の屈筋群起始部の緊張による圧迫を受けます．

青木[48]らは，投球フォームと肘関節障害との関連について検討し，加速相において肘下がり状態で肘を前方に突出し肩関節内旋優位な投球フォームと，肘関節が上がり気味になり肩関節を内旋して加速する変化球の投球フォームが，肩関節の急激な内旋運動をもたらし肘に加わる外反ストレスを増強して，肘部管症候群を含む肘関節内側障害を発生する可能性を指摘しています．更に肘関節の屈曲角度が深かったり，肘関節周囲軟部組織の柔軟性が低下していたり，投球過多で握力が低下していたりすると，肘部管で尺骨神経が過度に伸展される可能性があると述べています．

Ⅴ 症状・所見・診断

症状は投球時の肘内側の疼痛が主体ですが，前腕尺側から環小指のしびれ感，握力低下，ボールが抜ける感じも時折みられます．多くの場合，投球を繰り返すうちに肘内側の疼痛と前腕尺側から手指の脱力が増強しボールが抜けるようになります．練習直後には環小指のしびれ感や握力低下も認められますが，数時間経過すると軽減または消失するため，日常生活での支障はほとんどありません．内側上顆下端裂離や MCL 損傷の急性発症時に〝ある一球〟の投球で急性発症することもあります．

診断に際して注意することは，主訴が肘関節内側痛で神経脱落症状に乏しく外反ストレスや moving valgus stress test といった内側不安定症の疼痛誘発テストでも疼痛が誘発されるため内側不安定症と安易に診断しないこと，肘部管症候群の単独神経障害とは限らず TOS や頚椎疾患などの上位の神経疾患との重複神経障害のこともあること[26)〜29)]，肘関節内側不安定症，変形性肘関節症

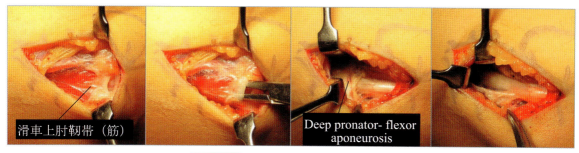

図Ⅳ-19　単純除圧法（Osborne法）
滑車上肘靱帯（筋）と尺側手根屈筋腱膜を解離して，遠位深部にある deep pronator-flexor aponeurosis を解離します．

などに合併している可能性があることです．尺骨神経に沿った障害部位の圧痛・Tinel 徴候が最も重要であり，尺骨神経の走行に沿って Struthers' arcade，内側上顆近位の上腕内側筋間中隔部後方，Osborne band 部，尺側手根屈筋腱膜部，尺骨鉤状結節部を丹念に触診し，左右を比較します（図Ⅳ-16）．Struthers' arcade よりも近位において陽性の場合には胸郭出口症候群や頚椎疾患の可能性についての検討も必要となります．尺骨神経が前方（亜）脱臼する例では，屈曲位では MCL と尺骨神経が重なり判別が困難となるため伸展位でもチェックします（図Ⅳ-16）．尺骨神経障害の疼痛誘発テストとしては，肘関節屈曲位でのテストとして Buehler ら[49]が報告した Elbow flexion test（肘関節最大屈曲位，前腕回外位，手関節伸展位），Ochi ら[50]の shoulder internal rotation test（肘関節 90°屈曲，肩関節 90°外転・10°屈曲・最大内旋位，手関節・手指伸展位），小林ら[51]の機能的肘屈曲テスト（肩関節 90°外転，肘関節最大屈曲位，手関節伸展位）（図Ⅳ-17），肘関節伸展位でのテストとして尼子ら[52]が報告した肘部管より近位である上腕三頭筋による尺骨神経障害の誘発テストである上腕内旋テスト（肘伸展位，肩 90°屈曲・最大内旋での誘発テスト）があります．三原ら[29]や村上ら[33]は，軽症例の診断には Tinel 徴候とともに Elbow flexion test が有用であったと報告しています．投球による尺骨神経障害の診断には，より投球時の機能的肢位に近い小林らの機能的屈曲テストが有用と思われます[26)28)]．触診により上腕内側筋間中隔の肥厚・硬化，上腕三頭筋内側頭や前腕回内屈筋群の筋伸長性低下・筋硬度上昇を確認します．肘関節を屈曲伸展して尺骨神経の（亜）脱臼の有無と左右差を確認します．尺骨神経領域の知覚低下はあってもごく軽微なことが多いですが，この知覚低下の確認には酒精綿による冷覚の左右差の比較が有用です[26)28)]．運動麻痺や筋萎縮を認めることは稀です．

電気生理学的検査である神経伝導速度や筋電図は，投球直後に軽度の異常所見を検出できることもありますが，通常は正常であることが多いです．MRI は，T2*強調像において，尺骨神経がやや高信号を呈し，正中神経との比較が有用であるとの報告があります[26)53)]．

Ⅵ 治 療

1．保存療法

一般的な野球肩，野球肘の保存療法に準じ，オーバーユース，コンディショニング不良，投球フォームの問題に対してアプローチします[54]．

投球過多は上腕三頭筋や尺側手根屈筋などの肘関節周囲筋の伸張性低下を招き肘部管症候群の発症に関わるため，一定期間の投球休止期間を設け，現場関係者に協力を仰いで是正する必要があります．肩関節内旋優位な変化球の多投は，肘関節の外反ストレスを増強する[48]ため避ける必要があり

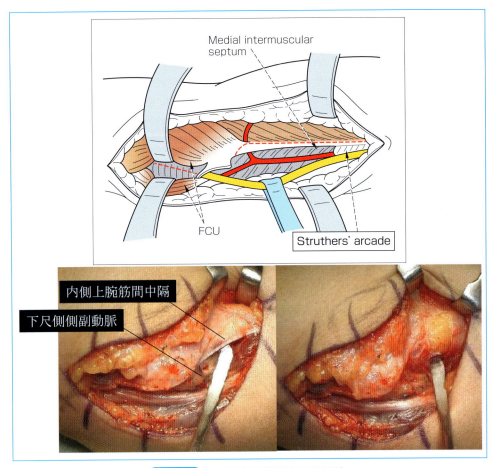

図Ⅳ-20 内側上腕筋間中隔の切除

Struthers' arcade を開放して内側上腕筋間中隔を切除します．下尺側側副動脈の止血を十分に行います．
(Surgical Anatomy of The Hand & Upper Extremity, Doyle JR ed., Lippincott Williams & Wilkins, Philadelphia, 2003 より引用)

ます．

コンディショニングに対するアプローチとして，上腕三頭筋や尺側手根屈筋などの肘関節周囲筋の伸張性低下は尺骨神経障害の危険性を高め，上腕三頭筋の伸張性低下は肘下がりの要因にもなるため，十分にリラクセーションやストレッチングをして柔軟性を維持する必要があります[26)48)54]．TOSとの重複神経障害を避けるためにも，胸郭出口周囲筋である斜角筋・小胸筋・鎖骨下筋のリラクセーションを図ります[26)28)29]．

投球フォームに関しては，上記したように肘下がりで肘を突き出して肩関節の内旋を大きく使う投球は肘部管症候群の危険性を高めるため，体幹の回旋により肩関節内旋と肘関節伸展を複合した腕振りを誘導するフォーム指導を行います[48)54)55]（図Ⅳ-18）．

圧痛・Tinel徴候を認めるポイントへの水溶性ステロイド注射も数回までは実施してみる価値があります[26]．

2．手術療法

保存療法に抵抗する例，すでに運動麻痺を生じている重症例は手術療法の適応となります．

手術方法については，要因と術中所見により選択します．

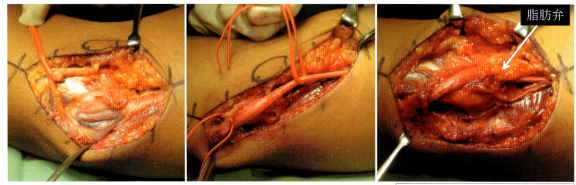

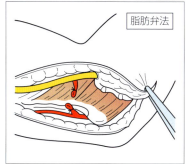

図Ⅳ-21　皮下前方移行術と神経再移動防止処置

(Surgical Anatomy of The Hand & Upper Extremity, Doyle JR ed., Lippincott Williams & Wilkins, Philadelphia, 2003 より引用)

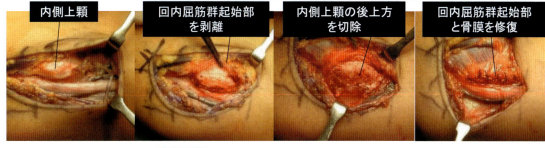

図Ⅳ-22　反張肘例に対する small King 法

a：皮下前方移動術による尺骨神経の kinking．筋膜弁を使用した皮下前方移動術後，伸展位でも kinking を認め，過伸展では更に kinking が増大します．
b：small King 法．回内屈筋群起始部の剥離は最小限とし，内側上顆の後上方をスロープ状に切除し，剥離した回内屈筋群起始部と骨膜を丁寧に修復します．

単純除圧法(Osborne 法)(図Ⅳ-19):圧痛・Tinel 徴候が滑車上靱帯(Osborne band)から尺側手根屈筋腱膜に限局している場合に選択されます. Osborne[56]らが滑車上靱帯の切離する除圧法を最初に報告しましたが,現在の単純除圧法は滑車上靱帯から尺側手根屈筋腱膜を切離し,更に尺側手根屈筋の深部にある筋膜である deep pronator-flexor aponeurosis の切離を行います[33)57)]. 単純除圧法施行後に肘を屈曲して尺骨神経の(亜)脱臼を生じる場合,尺骨神経の圧迫は解除されても緊張が高い状態が残存する場合,滑車上靱帯切離近位部で kinking を生じる場合は,皮下前方移行術か small King 法を選択します.

上腕内側筋間中隔切除術[26)31)34)]:圧痛・Tinel 徴候が Struthers' arcade から上腕内側筋間中隔に存在する場合に単純除圧法に追加して行われます. Struthers' arcade を開放し,そこから内側上顆レベルまで約 8 cm の範囲で上腕内側筋間中隔を切除します(図Ⅳ-20). 深筋膜も必要に応じて切除します. 内側上顆近傍の内側筋間中隔を穿通する下尺側側副動脈を損傷すると思わぬ出血を招くため注意します.

皮下前方移動術[33)58)](図Ⅳ-21):圧痛・Tinel 徴候を Struthers' arcade から尺側手根屈筋腱膜部まで広範囲に認め,単純除圧法と内側上腕筋間中隔切除を同時に実施後,尺骨神経が(亜)脱臼する例が適応となります.

Small King 法[26)](図Ⅳ-22):反張肘例は過伸展時に前方移動した神経が kinking して緊張がかかるため small King 法を行います. 尺側前腕皮神経を損傷しないように注意して近位・遠位・前方の皮下組織の剝離を十分行い,神経を前方移動して皮下脂肪の縫着や皮下脂肪弁を作成して逆戻りを防ぎます.

(岩堀裕介)

文 献

1) Atasoy E:Thoracic outlet syndrome:anatomy. Hand Clin **20**:7-14, 2004.
2) Peet RM et al:Thoracic outlet syndrome—evaluation of a therapeutic exercise program. Proc Staff Meet Mayo Clin **31**:281-287, 1956.
3) Nord KM et al:False positive rate of thoracic outlet syndrome diagnostic maneuvers. Electromyogr Clin Neurophysiol **48**:67-74, 2008.
4) Willbourn AJ et al:Evidence for conduction delay in thoracic-outlet syndrome is challenged. N Engl J Med **310**:1052-1053, 1984.
5) Roos DB:Thoracic outlet syndrome is under-diagnosed. Muscle Nerve **22**:126-129, 1999.
6) Wilbourn AJ:Thoracic outlet syndromes. Neurol Clin **17**:477-497, 1999.
7) 園生雅弘ほか:胸郭出口症候群の概念に関する議論と,true neurogenic TOS の臨床的・電気生理学的特徴について. 脊椎脊髄 **25**:592-599, 2012.
8) Fugate MW et al:Current management of thoracic outlet syndrome. Curr Treat Options Cardiovasc Med **11**:176-183, 2009.
9) Sanders RJ et al:Thoracic outlet syndrome—a review. Neurologist **14**:365-373, 2008.
10) Roos DB:Congenital anomalies associated with thoracic outlet syndrome—Anatomy, symptoms, diagnosis, and treatment. Am J Surg **132**:771-778, 1976.
11) Atasoy E:Thoracic outlet syndrome:Anatomy. Hand Clin **20**:7-14, 2004.
12) Esposito MD et al:Thoracic outlet syndrome in a throwing athlete diagnosed with MRI and MRA. J Magn Reson Imaging **7**:598-599, 1997.
13) Safran MR:Nerve injury about the shoulder in athletes, part 2-long thoracic nerve, spinal accessory nerve, burners/stingers, thoracic outlet syndrome. Am J Sports Med **32**:1063-1076, 2004.
14) 辻野昭人ほか:肩関節周辺末梢神経障害. MB Med Reha **73**:71-78, 2006.
15) 岩堀裕介ほか:オーバーヘッドスポーツ選手の肩肘痛における胸郭出口症候群の関与と治療成績. 肩関節 **37**:1167-1171, 2013.
16) 岩堀裕介:肩関節周辺神経障害の病態と治療. MB Med Reha **157**:163-179, 2013.
17) 森澤佳三ほか:スポーツ選手の胸郭出口症候群. MB Orthop **11**:59-65, 1998.
18) 大歳憲一ほか:野球選手の胸郭出口症候群の特徴と術後成績の検討. 日整外スポーツ医会誌 **31**:142-148, 2011.
19) Morley J:Brachial pressure neuritis due to a normal first thoracic rib—its diagnosis and treatment by excision of rib. Clin J XL **2**:461, 1913.

20) Wright IS：The neurovascular syndrome produced by hyperabduction of the arms. Am Heart J **29**：1-19, 1945.
21) Eden KC：The vascular complications of cervical ribs and first thoracic rib abnormalities. Br J Surg **27**：111-139, 1939.
22) 片岡泰文ほか：胸郭出口症候群の病態—腕神経叢造影を用いて．日整会誌 **68**：357-366, 1994.
23) Britt LP：Nonoperative treatment of the thoracic outlet syndrome symptoms. Clin Orhop Relat Res **51**：45-48, 1967.
24) 飯田博己ほか：腋窩神経障害・胸郭出口症候群（腕神経叢過敏）に対する理学療法．MB Med Reha **157**：151-161, 2013.
25) Ide J et al：Compression and stretching of the brachial plexus in thoracic outlet syndrome：Correlation between neuroradiographic findings and signs and symptoms produced by provocation manoeuvres. J Hand Surg **28-B**：218-223, 2003.
26) 伊藤恵康：スポーツによる肘関節部末梢神経の障害：特に尺骨神経障害．伊藤恵康・編, p.285-291, 南江堂, 東京, 2011.
27) 岩堀裕介：肘関節内側痛の診断．スポーツ医学 **29**：245-254, 2012.
28) 岩堀裕介：投球障害にみられる尺骨神経障害の病態と治療法．肩と肘のスポーツ障害 診断と治療のテクニック．菅谷啓之・編, p.240-250, 中外医学社, 東京, 2012.
29) 三原研一, 筒井廣明, 西中直也ほか：スポーツ選手における肘部管症候群．日肘会誌 **12**：37-38, 2005.
30) Al-Qattan MM, Murray KA：The arcade of Struthers：an anatomical study. J Hand Surg **16-B**：311-314, 1991.
31) 伊藤恵康, 宇沢充圭, 星　亨ほか：スポーツ選手にみられる Struthers' arcade による尺骨神経の entrapment neuropathy. 臨床スポーツ医学 **14**：795-798, 1997.
32) Hayashi Y, Kojima T, Kohno T：A case of cubital tunnel syndrome caused by the snapping of the medial head of the triceps brachii muscle. J Hand Surg **9-A**：96-99, 1984.
33) 村上恒二, 濱田宣和, 定地茂雄ほか：スポーツ選手における肘部尺骨神経障害．日肘会誌 **3**：3-4, 1996.
34) 辻野昭人, 伊藤恵康, 鵜飼康二ほか：近位肘部管症候群の病態と治療．日肘会誌 **10**：43-44, 2003.
35) Bozentka DJ：Cubital tunnel syndrome pathophysiology. Clin Orthop Relat Res **351**：90-94, 1998.
36) O'Dricoll SW et al：The cubital tunnel and ulnar neuropathy. J Bone Joint Surg **73-B**：613-617, 1991.
37) Gelberman RH, Yamaguchi K, Hollstein SB et al：Changes in interstitial pressure and cross-sectional area of the cubital tunnel and of the ulnar nerve with flexion of the elbow. J Bone Joint Surg **80-A**：492-501, 1998.
38) Green Jr JR, Rayan GM：The cubital tunnel：Anatomic, histologic, and biomechanical study. J Shoulder Elbow Surg **8**：466-470, 1999.
39) 射場浩介, 和田卓郎, 辻　英樹ほか：肘部管症候群における肘部管内圧の測定．日肘会誌 **12**：57-58, 2005.
40) Werner CF, Ohlin P, Elmqvist D：Pressures recorded in ulnar neuropathy. Acta Orhop Scand **56**：404-406, 1985.
41) Aoki M, Takasaki H, Muraki T et al：Strain on the ulnar nerve at the elbow and wrist during throwing motion. J Bone Joint Surg **87-A**：2508-2514, 2005.
42) Toby EB, Hanesworth D：Ulnar nerve strains at the elbow. J Hand Surg **23-A**：992-997, 1998.
43) Patel VV, Heidenreich FP, Bindra RR et al：Morphologic changes in the nerve at the elbow with flexion and extension：a magnetic resonance imaging study with 3-dimentional reconstruction. J Shoulder Elbow Surg **7**：368-374, 1998.
44) Eaton RG：Anterior subcutaneous transposition. In：Gelberman RH, editor. Operative nerve repair and reconstruction. Philadelphia：J. B. Lippincott；1991, p.1077-1085.
45) Upton AR, McComas：The double crush in nerve entrapment syndromes. Lancet **18**：359-362, 1973.
46) 根本孝一, 松本　昇, 高橋憲正ほか：臨床例にみる"double lesion neuropathy"．関東整災誌 **14**：717-721, 1983.
47) DiGiovine NM, Jobe FW, Pink M et al：Anelectromyographic analysis of the upper extremity in pitching. J Shoulder Elbow Surg **1**：15-25, 1992.
48) 青木光広：投球フォームと尺骨神経障害．関節外科 **27**：69-74, 2008.
49) Buehler MJ, Thayer DT：The elbow flexion test. A clinical test for the cubital tunnel syndrome. Clin Orthop Relat Res **233**：213-216, 1988.
50) Ochi K, Horiuchi Y, Tanabe A et al：Comparison of shoulder internal rotation test with elbow flexion test in the diagnosis of cubital tunnel syndrome. J Hand Surg Am **36**：782-787, 2011.

51) 小林明正ほか：肘部管症候群の診断法としての機能的肘屈曲試験．別冊整形外科 **49**：130-132, 2006.
52) 尼子雅俊，根本孝一，有野浩司ほか：近位型尺骨神経紋扼性障害の疼痛誘発テスト．日肘会誌 **18**：S17, 2011.
53) Vucic S, Cordato DJ, Yiannikas C et al：Utility of magnetic resonance imaging in diagnosing ulanr neuropathy at the elbow. Clin Neurophysiol **117**：590-595, 2006.
54) 岩堀裕介：成長期における上肢スポーツ障害の特徴と治療．In：Skill-Up リハビリテーション＆リコンディショニング．投球障害のリハビリテーションとリコンディショニング：リスクマネジメントに基づいたアプローチ．山口光國・編，p.91-117, 文光堂，東京，2010.
55) 瀬戸口芳正ほか：アスリートの反復性肩関節脱臼に対する後療法と再発予防．1．スローイングアスリートの運動連鎖と前方不安定症．臨床スポーツ医学 **27**：1359-1368, 2010.
56) Osborne GV：The surgical treatment of tardy ulnar neuritis. J Bone Joint Surg **39-B**：782, 1957.
57) 鶴田敏幸，峯　博子：肘部管症候群：Osborne 法，鏡視下除圧術．金谷文則・編，p.224-225, 文光堂，東京，2011.
58) 成澤弘子：肘部管症候群：皮下前方移行術．金谷文則・編，p.226-228, 文光堂，東京，2011.

肘実践講座 よくわかる野球肘 肘の内側部障害—病態と対応—

IV. 胸郭出口症候群

2）胸椎・胸郭機能と肘の内側痛

Key words
胸郭出口症候群，肩甲胸郭機能，運動療法

I はじめに

　投球動作に伴う肘内側部痛において，胸郭出口症候群（Thoracic Outlet Syndrome：以下，TOS）に由来する痛みの出現頻度は必ずしも低くありません．投球時の肘内側部痛の場合，肘そのものの器質的変化の有無が評価され，それに問題が認められれば，一般的にはまず内側側副靱帯損傷や内上顆障害として保存的加療が進められます．しかし，その保存療法に抵抗する症例や再発を繰り返す症例のなかには，この神経由来の痛みへの対応を疎かにしている症例は少なくありません．この痛みは下位頸椎・上位胸椎由来の腕神経叢の損傷に伴うことが多く，その神経支配領域から，腕の内側の痛みとして現れることも多くみられます．素早い投球動作のなかで腕の内側に痛みを感じると肘の痛みとして自覚され，選手から「投げると肘の内側が痛い」と訴えられることが多いのも，この神経由来の痛みを見逃しやすい理由の一つでしょう．この項では，胸椎・胸郭機能に着目して，主として神経系由来の疼痛に対する理学療法の進め方を概説します．

II TOSの病因と病態

　腕神経叢と鎖骨下動脈は前斜角筋と中斜角筋で形成される斜角筋三角部を通過し，鎖骨下静脈は前斜角筋の前方を通過します．その後，両者は肋鎖間隙を通過して小胸筋の後下方（小胸筋下間隙）を走行します（図IV-23）．

　TOSはこの斜角筋から小胸筋下部において腕神経叢や鎖骨下動静脈が圧迫・牽引ストレスを受けて頸部〜上肢の疼痛や痺れなどを生じる症候群であるとされます．診断は上肢に痺れ・痛み・脱力といった運動・感覚障害があり，それが脊椎疾患や末梢神経障害では説明がつかないこと，TOS誘発テストが陽性である場合にTOSと診断されます[1]．TOSは主として障害される組織により，動脈性TOS・静脈性TOS・神経性TOSとそれらの混合型TOSに分類されます．狭義のTOSは動脈性のものとされますが，実際には腕神経叢の圧迫による神経性TOSが全体の95%を占めるとする報告があります[2]．こと投球動作に起因するTOSについては，絞扼性神経障害による神経性TOSが大多数を占めると考えられます．その病態としては，繰り返しの外力により斜角筋や小胸筋などの結合組織に微細損傷が生じ，その治癒機転として組織が瘢痕することで，腕神経叢との間に摩擦を生じやすくなるため，神経過敏状態を引き起こして神経障害を生じるとされています[3]．この神経障害は肋鎖間隙および小胸筋下間隙で下位頸椎・上位胸椎（C8・Th1）由来の神経（Lower trunk）に繰り返し損傷をきたすことが多く，腕の内側や第4・5指の痛み・痺れ，握力低下などの症状がみられます．腕の内側に痛みをきたすことで，肘関節の器質的異常に由来する痛みとの鑑別が難

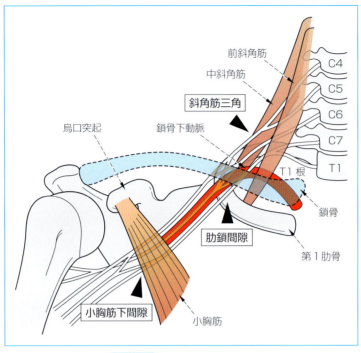

図Ⅳ-23 胸郭出口の解剖

腕神経叢と鎖骨下動脈は共に斜角筋三角，肋鎖間隙，小胸筋下間隙を順に通過します（▲印）．

しく，初期対応を難しくしている理由です．

Ⅲ 投球動作により絞扼性神経障害を生じるメカニズム

　肩関節挙上位をとると，肩挙上の補助動筋である斜角筋群の活動により斜角筋三角は狭小化します．また，肩挙上に伴う鎖骨の運動により，肋鎖間隙は解剖学的に狭小化します．さらに投球動作の最大挙上外旋（Maximam External Rotation：MER）位になると，肩甲骨後傾に伴い小胸筋を含む前胸部の組織が伸張され，小胸筋下間隙を走行する腕神経叢および鎖骨下動静脈には圧迫ストレスがかかります．加えて，ボールリリース時には体重以上といわれる牽引ストレスが上肢全体にかかります．このように，ボールを投げるという動作自体が腕神経叢に対して力学的ストレスを与える行為であることが分かります．

　また，ある部位で神経が損傷を受けると，他の部位で易損性を生じ障害を受けやすくなるという，double crush syndrome（末梢神経重複障害）という病態が報告されています[4]．したがって，頸肋や第１肋骨周囲の異常線維束，上腕筋間中隔の瘢痕化，尺骨神経の亜脱臼など，解剖学的な異常を有する場合は，解剖学的異常がない症例に比して，同レベルの負荷でも神経障害を呈しやすくなります．しかし，解剖学的異常を有するプレーヤーが皆，ボールを投げることで神経由来の痛みをきたすわけではありません．投球により神経由来の痛みをきたすプレーヤーには解剖学的異常以外にも，もしくはそれ以上に，力学的ストレスを助長する身体的特徴があります．以下にその身体的特徴を述べます．

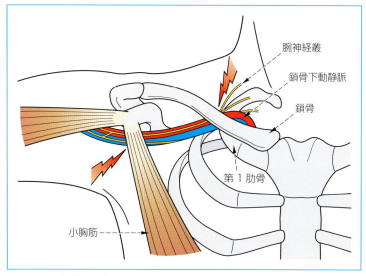

図Ⅳ-24　野球選手におけるTOSの発生機序

鎖骨下筋や斜角筋の過緊張により肋鎖間隙が狭まった状態で，肩外転時に肋鎖間隙がさらに狭まり，緊張した小胸筋腱下でも神経血管束は圧迫・牽引を受けます．　　　　　　　　　　（文献5より一部改変）

Ⅳ 腕神経叢に対する力学的ストレスを助長する身体的特徴

前述したように，投球動作そのものが腕神経叢に対して力学的ストレスを与える行為です．特にMER位は肩甲上腕関節の外転・外旋運動だけでなく，胸椎伸展と肩甲骨上方回旋・後傾，肘外反の複合的な運動が要求される肢位であるため，鎖骨や肩甲骨の可動性が低下すると，上肢挙上位で肋鎖間隙と小胸筋下間隙での腕神経叢への圧迫・牽引ストレスが増強します（図Ⅳ-24）．

これまで経験したTOS症状を呈する症例の多くは，前頚部筋群の過緊張と肩甲骨の位置異常・機能低下をきたしていました．前頚部筋群の過緊張，上腕骨の前方偏位，肩甲骨の外側偏位と過前傾，肩甲骨の下制と下方回旋偏位（なで肩），肩甲骨周囲筋の固定性低下がTOSの症状を引き起こす主たる原因といえます．

1．前頚部筋群の過緊張

座位や立位アライメントにおいて，胸椎後弯が増強している場合，多くの症例は，身体重心位置を補償する形で代償的に頚椎の前弯が増強しています．このような場合，多くは後頚部筋群の短縮と前頚部筋群の過度な緊張状態にあります．前頚部筋群の過緊張により斜角筋三角部がより狭小化し，神経損傷のリスクを高めます．また，扁平足や股関節伸筋群，腹筋群の弱化などが原因で，立位時に頭部が前方に偏位している場合は，胸椎のアライメントにあまり影響を受けずとも，後頚部筋の短縮によって重心位置を後方化するため，結果として前頚部筋群の過伸張を招くことがあります（図Ⅳ-25）．

2．上腕骨の前方偏位，肩甲骨の過外転と過前傾，肩甲骨下制と下方回旋偏位

座位・立位アライメントにおいて，上腕骨が理想的な位置より前方に偏位している場合は，大胸筋や小胸筋といった前胸部の筋筋膜の伸張性が低下していることが多い．大胸筋の伸張性低下は，肩関節の挙上位外旋を制限するだけでなく，上腕骨の前方偏位を引き起こします．また，特に鎖骨頭の伸張性低下は鎖骨の外転・上方回旋の可動性を低下させ，肩鎖関節を介して，肩甲骨の上方回

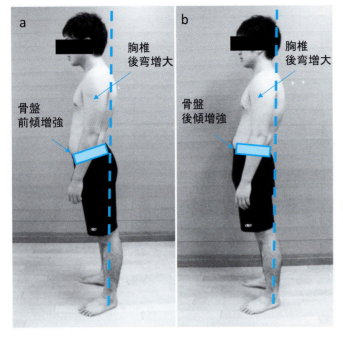

図Ⅳ-25
骨盤の前後傾に伴う胸椎後弯の増大
a：前弯後弯姿勢：骨盤が過前傾することによる前方重心の代償として胸椎が過剰に後弯します．
b：Sway Back姿勢：骨盤が後傾することによる代償として胸椎が過剰に後弯します．

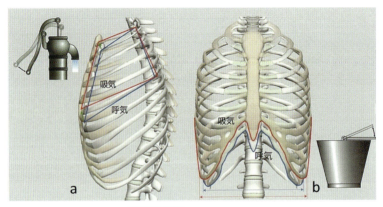

図Ⅳ-26　胸郭の運動
a：上位胸郭のポンプハンドル運動：呼吸や胸椎伸展に伴い上位胸郭の前後径が水汲みポンプのハンドルのように広がります．
b：下位胸郭のバケツハンドル運動：呼吸や上肢挙上に伴い下位胸郭の横径がバケツの取手のように広がります．　　（文献6より一部改変）

旋・後傾を阻害します．小胸筋の伸張性低下は，肩甲骨を外転，過前傾位に固定するため，MER位での肩甲骨の内転・後傾方向への動きと胸郭上部の開大（上位肋骨のポンプハンドル様運動，図Ⅳ-26）および胸椎伸展運動を阻害し，小胸筋下間隙での腕神経叢および鎖骨下動静脈への牽引・圧迫ストレスを増大させます．

鎖骨・肩甲骨の可動性が低下した状態で上肢を外転挙上することで，肋鎖間隙のさらなる狭小化と小胸筋下間隙での腕神経叢への圧迫ストレス増大，それに伴う上肢外転挙上時の腕神経叢への牽引ストレス増大が起こります．ただし，大胸筋と小胸筋は単独で機能低下をきたすことは稀であり，前胸部筋群の機能異常として複合的に捉える

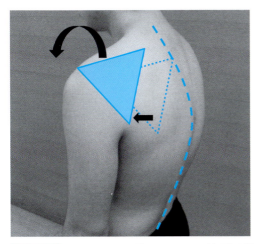

図Ⅳ-27 胸椎後弯に伴う肩甲骨の位置異常
胸椎の過後弯に伴い，肩甲骨が外転・前傾位となります．

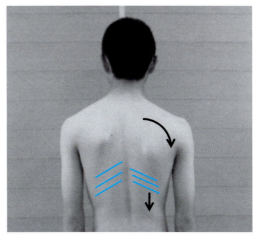

図Ⅳ-28 TOSに関係する肩甲骨の位置異常
広背筋や側胸部の短縮により生じたと思われる肩甲骨の下制および下方回旋

必要があります．また，前胸部筋群の短縮の背景には胸椎の生理的後弯の増強があります．胸椎の後弯が増強することで肩甲骨が過外転・過前傾位に偏位しやすく，その状態が長く続くことで前胸部筋群の短縮をもたらしています（図Ⅳ-27）．

肩甲骨の位置異常としては，肩甲骨下制位となっている症例も多い．肩甲骨が下制位になると，腕神経叢は下方に牽引された状態になり，神経の興奮性が高まりやすい状態になります．いわゆる「なで肩」の人にTOSが多いとされる理由の一つです．加えて，肩甲骨下垂位は下垂側の広背筋・側腹部（腹斜筋群）・側胸部・後斜系筋筋膜の短縮をきたしていることが多く（図Ⅳ-28），それにより肩甲骨のスムースな上方回旋方向への運動と胸郭開大（下位肋骨のバケツハンドル様運動，図Ⅳ-26），胸椎伸展が阻害され，結果としてTOS症状をきたす場合があります．また，肩甲骨の上方回旋方向への可動性低下からテイクバック動作に問題をきたすと，肩関節挙上の補助動筋群に過剰収縮を生じ，斜角筋の過緊張を生むことで斜角筋三角部での神経損傷に繋がる危険性も高まります．

さらに，肩甲骨の位置異常は上腕・前腕の回旋軸のずれ（図Ⅳ-29）にも繋がります．

機能的な状態としては，前腕の回外動作に伴って上腕骨は外旋，前腕回内動作に伴って上腕骨は内旋します．前胸部筋群の短縮によって上腕骨の外旋が制限されると，MER位において肘外反（前胸部筋群の短縮で肩甲骨後傾も減少する）を強める動作となりやすく，尺骨神経溝での圧迫ストレスが高まります．また，肩関節後方組織の拘縮や広背筋の短縮によって上腕骨の挙上位内旋が制限されると，安静時から前腕回内筋群の緊張が高まることに加え，後期コッキング期からボールリリースにかけて前腕回内屈筋群への依存度が高まった動作となりやすく，結果として肘部管での軟部組織性の神経圧迫ストレスを高めることになります．

ただし，これらの肩甲骨の位置異常は肩甲骨そのものや肩甲骨周囲組織のみの異常ではない場合が多い．例えば，胸椎後弯増強，それに伴う肩甲骨の過外転・過前傾は，体幹の固定性低下に伴う骨盤後傾が主因となっている場合や逆に骨盤が過前傾でそれとともに腰椎も過前弯位となっていることが主因となる場合，扁平足に伴う骨盤帯の前方偏位（Sway Back）が主因となる場合など，様々な原因があります．また肩甲骨下制位は，同側の腹筋群の弱化が主因となる場合や反対側の臀筋群の伸張性低下とそれに伴う後斜系の筋筋膜の短縮

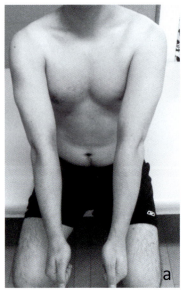 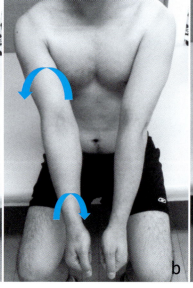 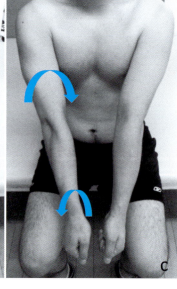

図Ⅳ-29 上腕・前腕軸の評価

a：正常な上腕・前腕軸：上腕と前腕の掌側面が一致しています．
b：上腕・前腕軸の異常(1)：肩後方の硬さなどにより上腕骨が外旋位をとり，
　それに伴う相対的な前腕の過回内により肘窩が上方へ向きます．
c：上腕・前腕軸の異常(2)：胸筋群の硬さなどにより上腕骨が内旋位をとり，
　それに伴う相対的な前腕の過回外により肘窩が下方へ向きます．

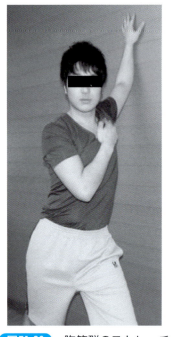

図Ⅳ-30 胸筋群のストレッチ

伸長される部位：大胸筋，小胸筋．
反対側の手で圧迫を加えるとより
効果的です．

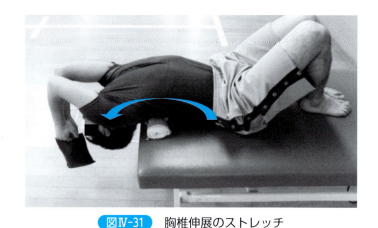

図Ⅳ-31 胸椎伸展のストレッチ

伸長される部位：胸椎，胸部前面の筋群など．
両手に重りを持ち，肘を近づけるように腕を閉じます．
写真では，胸椎の下に丸めたタオルを挿入することで
胸椎の伸展を引き出しています．

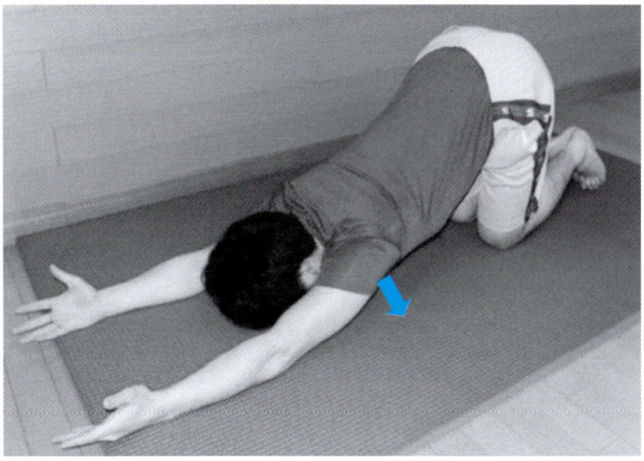

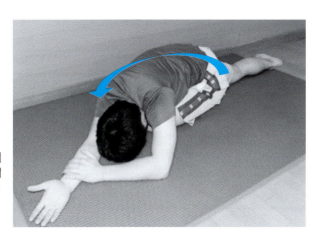

図Ⅳ-32
広背筋のストレッチ
伸長される部位：広背筋
脇を床に着けるようにして上半身を沈めます．

図Ⅳ-33
後斜系のストレッチ
伸長される部位：上肢挙上側の広背筋と反対側の大殿筋など．股関節の屈曲，外転角度や膝関節の屈曲角度によって大殿筋の伸長度が変わります．

に起因する場合などがあります．したがって，肩甲骨の位置異常のみにとらわれずに，全身的なアライメント評価からその原因となっている部位を見つけ出すことが必要です．

3．肩甲骨周囲筋の固定性低下

投球動作中，肩甲骨周囲の組織は常に上肢の運動の支点となり，下肢体幹から生み出された力学的エネルギーを効率的にボールへと伝達するために，そこには固定力（支持力）が要求されます．さらに，ボールリリース時には体重以上といわれる牽引ストレスが上肢全体にかかるため，それに抗するためには，肩甲骨周囲は可動性のみではなく，肩甲骨周囲筋，特に僧帽筋下部線維などの肩甲骨内側面に付着する筋群の固定性が必要となります．TOS症状を呈する症例の多くは，肩甲骨の位置異常から，翼状肩甲に代表される，肩甲骨内側面の筋活動が乏しくなりやすいアライメントとなっている場合が多い．また，投球数が増すにつれてTOS症状の増悪を訴える症例では，筋持久力が不足している場合があります．ボールリリース時にかかる上肢への牽引ストレスに耐え得るだけの肩甲骨周囲筋の固定性，および投球数増加に耐え得るだけの筋持久力が求められます．

Ⅴ 身体機能の改善方法

TOS症状を緩和するためには，肩甲骨の可動性（能動性）獲得・胸椎伸展能の獲得・胸椎回旋および胸郭開大能の獲得・肩甲骨周囲筋の固定性向上の視点が必要です．ただし，前述したように，局所的な介入だけでは肩甲胸郭機能の異常は修正しきれず，投球動作による症状再燃を繰り返す場合があります．肩甲胸郭部の可動性や固定性に問題をきたす原因を全身的に評価し，対処する必要

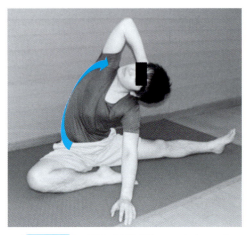

図Ⅳ-34 側胸部（肋間）のストレッチ

伸長される部位：一側の肋間筋，腹斜筋，広背筋と反対側のハムストリングスなど．
一側の下肢を伸ばし，伸ばした側に体幹を側屈させる．胸椎を伸展，回旋させるように意識させます．

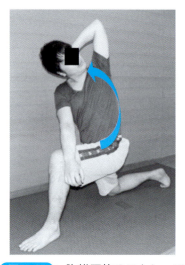

図Ⅳ-35 胸椎回旋のストレッチ

伸長される部位：大胸筋，肋間筋，腹斜筋など．
片脚を前に出し，反対側の手を大腿にひっかけて体幹を回旋させます．胸椎を伸展，回旋させるように意識させます．

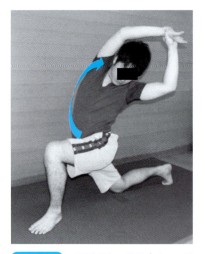

図Ⅳ-36 フルアークストレッチ

伸長される部位：下肢伸展側の腸腰筋，腹斜筋，広背筋など．
片脚を前に出し，出した側に体幹を側屈させます．胸椎を伸展，回旋させるように意識させます．

があります．以下に肩甲胸郭部の可動性を高めるためのストレッチングと固定性を高めるためのエクササイズを紹介します（図Ⅳ-30〜39）．

Ⅵ 生活指導

TOS症状は前述したように，姿勢異常が背景となっている場合が多い．特に，近年はポータブルゲームプレーヤーやスマートフォンの普及により，学童期の子どもから大人まで，仙骨座り・円背・頭部下垂位で長時間作業を続けています．また，大人の場合は長時間のパソコン作業などの際の不良姿勢が目立ちます．それらが頚部周囲の筋筋膜の過緊張を生み，TOSの原因となっていることも多いようです．身体機能改善のアプローチのみではなく，座位姿勢や立位姿勢の修正を意識づけることも重要となります（図Ⅳ-40, 41）．また，慢性的に疲労が蓄積しているような症例に対しては，夜間の睡眠の取り方や栄養面での指導など，包括的な指導介入が必要になります．

（濱中康治・柏口新二）

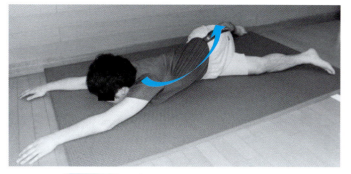

図Ⅳ-37 プローンツイストストレッチ

伸長される部位：大腿筋膜張筋，中殿筋前部線維，腹斜筋，広背筋など．
腰椎が過伸展しないように注意します．パートナーストレッチとして実施する場合は肩甲骨周囲を十分に固定すること．

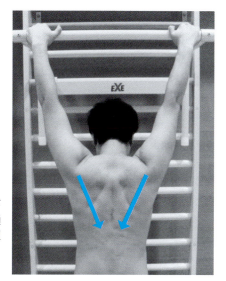

図Ⅳ-38
肩甲骨セッティングエクササイズ
懸垂肢位で胸椎伸展を伴う両側肩甲骨の下制・内転運動を行い僧帽筋下部線維を促通します．この時，僧帽筋上部線維の過剰な収縮は避けます．

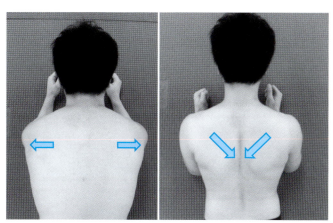

図Ⅳ-39 エルボープッシュ

肘立ちの状態で肩甲骨の外転，内転運動を滑らかに行うことで肩甲骨の可動性および固定性を促通します．

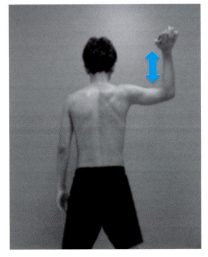
1st step

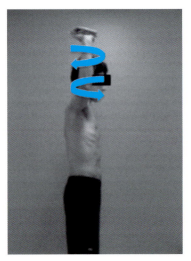
2nd step

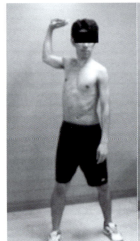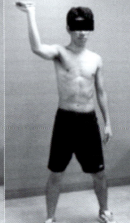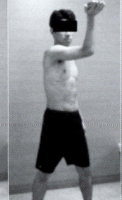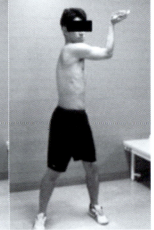
3rd step

図Ⅳ-40　Triple ReConditioning Exercise

1st step：開始肢位は肩甲骨面における肩関節90°外転，外旋位，肘関節90°屈曲位，前腕回内外中間位，手関節最大背屈位．重りは手掌に載せて，手指は伸展位に保持．その肢位から，手掌面の3 cm程度の上下動を行います．腱板の促進を目的とします．
2nd step：同肢位を保持させたままで前腕の回内，回外を最大可動域で交互に行い，肩甲骨周囲の筋収縮を意識します．
3rd step：胸椎の回旋を伴う肩甲骨外転，前腕回外，肩関節水平内転の複合運動と肩甲骨内転，前腕回内，肩関節水平外転の複合運動を最大可動域で交互に行います．
以上の3 stepを連続して行います．重りの重量は500 g程度から始め，グラウンドではグローブを用いるなど工夫します．肩甲骨周囲および肩後方の筋の連動を意識します．　　（文献7より引用）

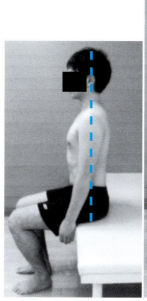
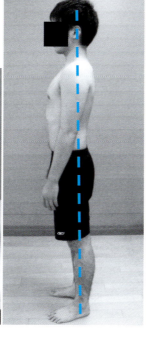

図IV-41
理想的な座位および立位姿勢
座位，立位ともに過剰な脊柱の弯曲・骨盤の傾斜がみられません．立位では外耳孔，肩峰，大転子，外果前縁が直線状に並びます．

文 献

1) Peet RM, Henriksen JD, Anderson TP et al：Thoracic-outlet syndrome：evaluation of a therapeutic exercise program. Proc Staff Meet Mayo Clin **31**(9)：281-287, 1956.
2) Sanders RJ, Hammond SL, Rao NM：Thoracic outlet syndrome：a review. Neurologist **14**(6)：365-373, 2008.
3) 髙木克公ほか：TOSの発生要因と病型．関節外科 **26**(8)：869-874, 2007.
4) Upton AR, McComas AJ：The double crush in nerve entrapment syndromes. Lancet **2**(7825)：359-362, 1973.
5) 岩堀裕介：上肢の神経障害．臨スポーツ医 **32**：173-189, 2015.
6) 黒澤 一，佐野裕子：呼吸リハビリテーション基礎概念と呼吸介助手技．p.35, 学研メディカル秀潤社, 2006.
7) 木村鷹介，志村圭太，梅村 悟：肩複合体の機能改善を目的としたエクササイズ(Triple ReConditioning Exercise)が肩関節外旋筋力に及ぼす即時効果—ラバーバンドを用いた腱板筋エクササイズとの比較検討—. 理学療法東京 **3**：31-37, 2015.

V. 身体機能の改善と動作への介入

V. 身体機能の改善と動作への介入

1) 成長期選手の特徴と対応

Key words

成長期(growth phase), 環境(environment), オーバーユース(over use), コンディション(condition), 投球フォーム(throwing form)

I 成長期選手の身体機能の特徴と問題点

野球肘は, 様々な要因が積み重なって結果的に肘関節に障害がおこるのであり, コップの中の水に例えられます[1](図V-1). コップの中に様々な要因の水が溜まっていき, 水が溢れた時に初めて痛みを生じます. 痛みがなければ何も生じていないわけではなく, 水が溢れる一歩手前のことだってあり得ます. 障害発生予防や再発予防のためには, このコップの中の水を極力減らす努力が必要となります. このコップの中に溜まる水となる野球肘の要因は, ①オーバーユース, ②コンディション不良, ③不良な投球フォームの3つ[1~3]ですが, 成長期には, 骨が未成熟などの解剖学的な弱点(図V-2)を含むこの時期特有の身体的・環境的因子が更に加わります[1~6](表V-1). そのため, 成長期の子どもは大人のミニチュアではなく, 大人以上の投球障害発生リスクを有しているわけであり, 大人と共通した対策とともに, 成長期特有の要因に配慮した対応が求められます.

オーバーユースは, 野球がメジャースポーツである日米に共通して, 小・中学生においての最も大きな野球障害の要因です[7,8]. 更に成長期野球選手を取り巻く状況を日米で比較してみると, 日本の方がオーバーユースの傾向がより強いことが見えてきます(表V-2). まず, 野球活動を行う理念・目的ですが, 米国はあくまで野球というスポーツを楽しむことを目的とし, 健全な体作り・野球技術の向上を目指しています. 一方, 日本では試合

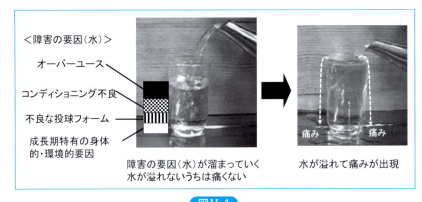

図V-1

野球肘はコップの中の水に例えられます.

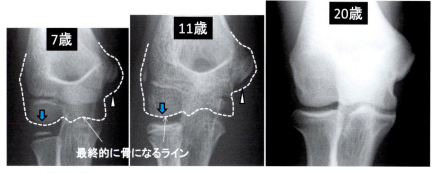

図 V-2 単純 X 線像上の骨成長の過程と成長期の解剖学的弱点

サイズの違いだけではなく，小・中学生では靱帯・筋腱付着部（△）の軟骨成分が多く，骨端線が存在し，軟骨下骨（⇩）の骨強度も弱いです．

表 V-1 子供特有の身体的・環境的要因

＜身体的要因＞	＜環境的要因＞
○体が未熟 ・脆弱な骨端線や軟骨成分の多い骨端の存在 ・脆弱な軟骨下骨 ・骨端の骨化進展期の血流低下 ・弱い筋力 ・小さな手 ・growth spurt 期の体幹・下肢の柔軟性低下 ・体格や成長のスピードのばらつき ○心が未熟 ・大人に従順 ・治療に対する低いコンプライアンス ・野球休止による大きな精神的ダメージ ○技術が未熟 ・ボールの母指指腹握り ・未熟な投球・打撃動作 ○特殊な内因 ・遺伝的素因（OCD）	・少ない所属選手数 ・投手・捕手の人数不足 ・大会がトーナメント方式 ・多すぎる試合や長すぎる練習 ・活動日が土・日曜日に集中 ・冬期の野球活動（降雪地域を除く） ・軟式・硬式・ソフトボールの並行実施 ・指導者の問題 　・野球経験に乏しい指導者 　・子どもの身体的特徴・スポーツ医学 　　の知識に乏しい指導者 ・指導者・親御さんからの精神的重圧 ・幼少期の外遊び不足による身体能力の低下 （回内扁平足・浮き趾症候群を含む）

表 V-2 日米の成長期の野球環境の違い

	米 国	日 本
名称	ベースボール	野球
目的・理念	まず楽しむ 体作り・技術向上	勝つことを優先 野球道（精神鍛練，絶対服従，練習量重視）
活動期間	春季の 3〜4 か月	1 年中
スポーツ種目	多種	野球のみ
指導者	専門家が多い 有料も多い	素人も多い ほとんどボランティア
所属チーム	階層別（トラベル・ハウスチーム）	階層なし（学校の部活・クラブチームの違いはあり）
試合形式	階層別のリーグ戦主体	階層なしのトーナメント形式主体
練習時間	全体練習 2〜3 時間／日 但し，別に個人レッスンあり	土・日の 1 日中
遠投練習	基本的になし	励行されている
使用球	硬式のみ	硬式・軟式

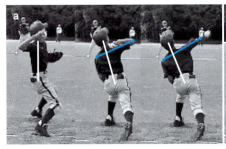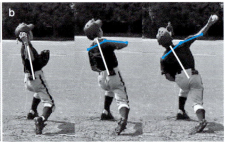

図V-3 子どもにおける遠投練習の危険性（同一選手の投球距離による投球フォームの違い）

子どもにおいては，遠投時に投射方向が上方に向かい，投球フォームが不良になりやすくなります．
a：20 m 投球：良好なフォームで投球できています．
b：40 m 投球：フットプラントで体幹が後傾して体が早く開いて，肘下がりの投球になっています．

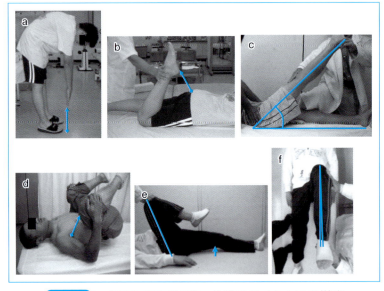

図V-4 成長期男子の下肢・体幹のタイトネスの増強

a：Finger floor distance（FFD）：ハムストリングと背筋のタイトネスの指標
b：Heel buttock distance（HBD）：大腿四頭筋のタイトネスの指標
c：Straight leg raising angle（SLR）：ハムストリングのタイトネスの指標
d：背筋のタイトネス
e：腸腰筋のタイトネス（Thomas sign）
f：股関節内旋制限

形式がトーナメント方式であることが影響して勝つことが優先される傾向があり，また第二次世界大戦の際に築かれた野球道精神（精神鍛錬，絶対服従，練習量重視）が根強く残っています[9]．礼儀正しさなどの良い面もありますが，悪い面として，根性の名の元に痛くても口に出さず我慢して野球活動を続け肘や肩を壊してしまう選手が絶えません．野球活動期間や実施するスポーツ活動にも大

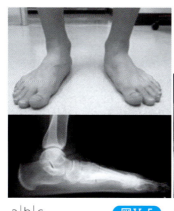
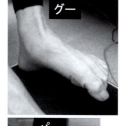
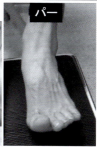

図 V-5　成長期にみられる足部の機能低下
a："こんにゃく足"とも呼ばれる回内扁平足
b：浮き趾症候群（MTP 関節が 90°以上伸展する）
c：足内在筋機能低下（足のグー・パーができない）

きな違いがあり，米国では主に春季に野球やサッカーを行い，夏季は水泳，秋季はアメリカンフットボール，冬季はバスケットボールなど，他のスポーツを行っています[10]．そのために特定の箇所を酷使しないバランスの良い体作りができています．一方，日本では一年中野球活動が行われ，投球側上肢の負担が大きくなっています．高校生以上では冬季に野球活動は休止しているのにも拘わらず，体が未熟な小・中学生が寒い真冬に試合をしていることは特に問題です[1]．指導者に関しては，米国では専門家が有料で指導している場合が多いですが，日本では野球経験に乏しい指導者や，野球経験は豊富ですが子どもの身体特性・スポーツ医学に乏しい指導者がボランティアで指導にあたっています[10]．試合形式も，米国では階層別のリーグ戦が主体で多くの選手が試合への出場機会が与えられ同じレベルで試合をして野球を楽しむことができるともに，有能な選手はトライアウトして上位の階層のトラベルチームに移籍してレベルアップを図れます[10]．日本では階層なしのトーナメント形式が主体のため必然的に勝つことが優先され，強いチームは短期間の大会日程の中でエースピッチャーが多投・連投することとなり，一方で弱いチームや下手な選手は試合出場の機会は少なくなります[10]．1 日の練習時間は，米国では 2〜3 時間が普通で，日本は土・日曜日には一日中練習することは稀ではありません[9)10]．遠投練習は米国ではあまり実施されていませんが，日本では目的や危険性への配慮もないままに伝統的に行われています[1]．野球における投球の目的は投手も野手も共通で，目標点に正確に最短でボールを到達させることであり，円盤投げややり投げのように飛距離を長くすることではありません．特に体が未熟な小学生が遠投をすると，投射角が大きくなるため，体を早く開いて肘が下がり投げ上げる投げ方になります（図 V-3）[1)11]．しかもダイレクトに届かせようとすると力みが入るため危険性が高く，小学生のうちは最長 30 m 程度にとどめるべきと思われます．使用球は米国では硬式のみですが，日本では硬式と軟式があり，軟式の方が野球人口は多い．種類があること自体は問題ありませんが，同時期に軟式と硬式を並行して行う

1）成長期選手の特徴と対応

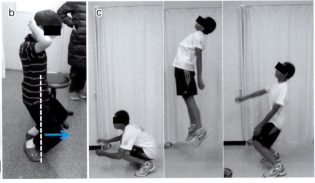

図V-6 子どもにみられる体幹・下肢の機能障害
a：弱い腹筋
b：不良なスクワット：膝がつま先より前方に出てしまいます．
c：不良な垂直ジャンプ：垂直ジャンプ時に膝の屈曲が深過ぎて，トップで後方にのけぞり，着地で後方重心となっています．

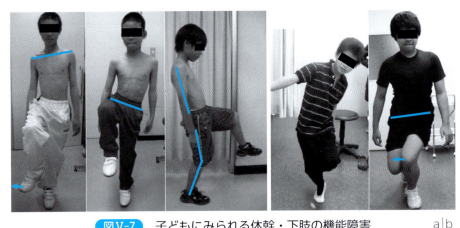

図V-7 子どもにみられる体幹・下肢の機能障害　　　a｜b
a：片脚起立．下肢挙上側の肩の下方偏位，足部の外旋，骨盤の傾斜，体幹の後傾などがみられます．
b：片脚スクワット（dynamic Trendelenburg test）．極端にバランスを崩したり，knee-in したりします．

ことは危険を伴います．それはボールの重さ・手触り・硬さ・軌道が全く違うため感覚が狂ってしまうためであり，変更する場合にはきっぱりと変える必要があります[1]．

コンディションについては様々な問題が報告されています[1)～3)]．成長期の growth spurt（グロース・スパート）期の男子は急速な体の成長に伴い下肢・体幹のタイトネス（固さ）が強まります（図V-4）．裸足で過ごしたり外遊びをすることが少なくなった影響により，"こんにゃく足"とも呼ばれる回内扁平足や浮き趾症候群[12)13)]の子どもが急増しており（図V-5），安定して立つことができなくなったり疲労しやすくなります．腹背筋・股関節周囲筋が弱い子ども，スクワットや垂直跳びがまともにできない子ども（図V-6），片脚起立・片脚スクワットでバランスを大きく崩す子どもも多いです（図V-7）．投球動作中は大部分の時間を軸脚またはステップ脚のいずれか片脚で支持しており，このような状況下では下肢・体幹が安定せず上肢への負荷が増します．骨盤が後傾または過度に前傾し，腹圧が入らず横隔膜が下がり胸郭の拡張が不良となり胸椎後弯が増強して，いわゆる猫

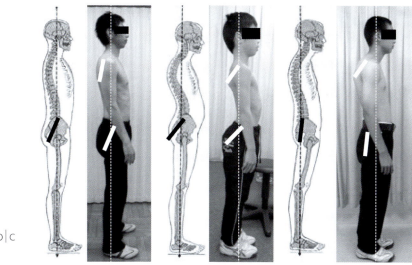

図Ⅴ-8　姿勢の良否

a：良好な姿勢．骨盤が適度に前傾し，体のパーツが重心線からぶれず，肩甲骨は適切なポジションにあります．
b：不良な姿勢．骨盤が過度に前傾し，腰椎前弯・胸椎後弯が強まり，肩甲骨は下方回旋します．
c：不良な姿勢．骨盤前傾が減少し，胸椎後弯が強まり，肩甲骨は下方回旋します．

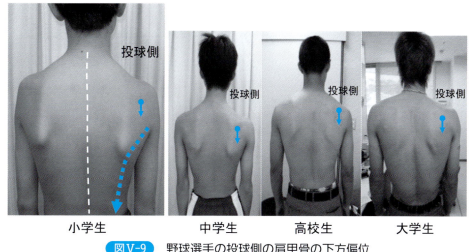

図Ⅴ-9　野球選手の投球側の肩甲骨の下方偏位

広背筋のタイトネスなどにより投球側の肩甲骨が下方へ偏位しています．

背で肩甲骨が下方回旋している不良姿勢も多くみられます（図Ⅴ-8）．投球側の広背筋・上腕三頭筋・小円筋・小胸筋などのタイトネスにより投球側の肩甲骨が下方偏位し（図Ⅴ-9），投球側の腕神経叢は持続性に牽引され外転時には肋鎖間隙や小胸筋腱下で圧迫・牽引ストレスにさらされやすくなり

胸郭出口症候群の危険が増します（「Ⅳ章-1）胸郭出口症候群の診断と治療」の項を参照してください）．肩後方筋群のタイトネスにより，肩関節90°外転内旋・90°屈曲内旋・水平内転・肩甲上腕関節外転が減少します（図Ⅴ-10）．こうした状況下では上肢挙上時に肩甲骨上方回旋が不十分となり，

1）成長期選手の特徴と対応

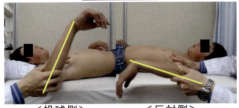
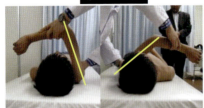
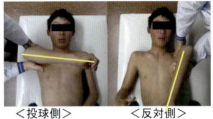

図V-10 小学生野球選手の肩関節可動域

小学生の時点ですでに投球側と反対側で著明な差が生じています.

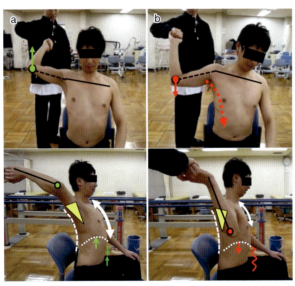

図V-11 コッキング後期(MER)の肢位の良否

a:良好.コアが効き横隔膜が浮上し胸郭が拡張し胸椎が伸展し肩甲骨が上方回旋し,肩後方タイトネスがないと,肘の高さは適度に挙上し前腕は立ちません.

b:不良.コアが効かず横隔膜が下がり胸郭が拡張せず胸椎伸展が不足し肩甲骨が十分に上方回旋できず,肩後方タイトネスがあると,肘下がりとなって前腕が立ってしまいます.

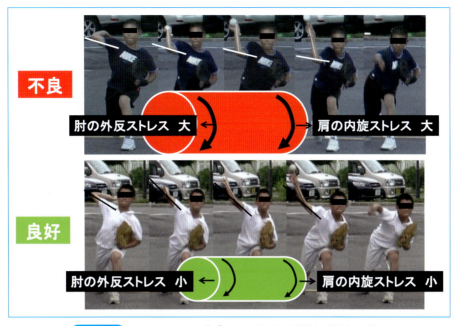

図V-12 スローイングプレーンからの逸脱の程度の違い

上段：上腕の軌道と前腕の軌道が大きくずれスローイングプレーンから逸脱したダブルプレーン投球.
下段：上腕の軌道と前腕の軌道のずれが少ないスローイングプレーンに沿ったシングルプレーン投球.
上段は下段に比べて肩の内旋ストレス・肘の外反ストレスが増大します.

肘下がりを招くとともに肩関節外転位外旋が十分できなくなります．それによりコッキング後期に前腕が上腕軌道面よりも立ってしまい(図V-11)，スローイングプレーン[14]から逸脱したダブルプレーン投法(図V-12)[15]を惹起し，加速期での肘外反ストレスを増大させます．投球側の回内屈筋群は，コッキング後期から加速期にダイナミックスタビライザーとして内側側副靱帯(MCL)を保護したり，ボールリリース時にボールを示中指で押し出す際に繰り返し収縮し筋疲労を起こしているため，投球側手指の伸展制限を認めることが多くなります(図V-13).

成長期においては投球フォームも未熟であり，「肘下がり」,「肘の引き込み過ぎ」,「アーム投げ(内旋投げ)」,「フットプラントでの体幹後傾」,「骨盤の早い開き」,「過度なインステップやアウトステップ」(図V-14)などと表現される様々な不良な動作を認め，これらは全て肘へのオーバーストレスを生みます[1)~3)15)].こうした不良な投球フォームは，コンディション不良の結果として生じている場合，投球時の体の使い方自体が未熟な場合，間違った意識・指導による場合があるため，それぞれに見合った対策を講じます．間違った意識・指導の典型例には，「壁を作る」意識による極端な「インステップ」,「肘を挙げる」意識による極端な体幹側屈や肘の挙げ過ぎ,「腕を大きく振る」意識によるトップポジションでの肘屈曲角度不足などがあります[16)](図V-15).また，子どもは小さい手でボールを握ることや，正しいボールの握り方の指導を受けていないため，母指が示中指に対向しない母指指腹握り(図V-16)で強く握る傾向にあります[1)17)~19)].我々の調査では投球障害で受診した選手のうち，ボールの握り方が不適切な選手が，小学生では72％,中学生で55％,高校生でも24％

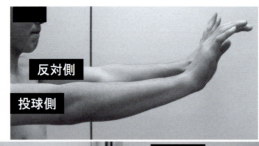
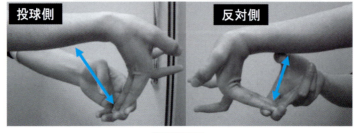

図Ⅴ-13

a：手指自動伸展で，投球側の示中指の伸展制限を認めます．
b：示中指の他動伸展で，投球側の伸展制限を認めます．

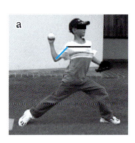
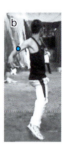
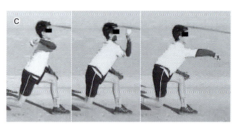
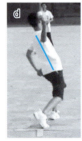
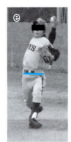
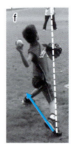
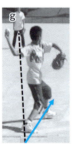

図Ⅴ-14 成長期の未熟な投球フォーム

a：「肘下がり」，b：「肘の引き込み過ぎ」，c：「アーム投げ（内旋投げ）」，
d：「フットプラントでの体幹後傾」，e：「体の早い開き」，f：「過度なオープンステップ」，
g：「過度なインステップ」などの不良な動作を認めます．

を占めました[18]．こうした母指指腹握りはコッキング後期から加速期の"肘下がり"やボールリリースで前腕が回外位となり肘にとって危険性が増します[17]〜[19]．

　成長期野球選手においてもう一つ配慮しておくポイントとして，体格や身体能力の多様性が挙げられます．同学年でも身長・体重・骨年齢にかなりのばらつきがあります（図Ⅴ-17）．それは，成長の個体差と早生まれ・遅生まれといった生まれ月の影響によります．体の大きい選手は急速な身長

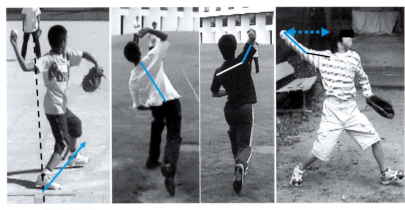

図V-15 間違った意識・指導の投球フォーム不良の典型例
a:「壁を作る」意識による極端な「インステップ」
b:「肘を挙げる」意識による極端な体幹側屈や肘の挙げ過ぎ
c:「腕を大きく振る」意識によるトップポジションでの肘屈曲角度不足

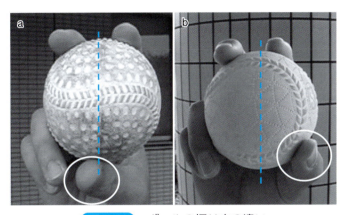

図V-16 ボールの握り方の違い

小学生では母指指腹握りを多く認め,それが肘下がりやアーム投げを誘発します.
　a:母指尺側握り.母指が示中指の中間の対角線上に位置し,母指の尺側でボールを握ります.
　b:母指指腹握り.母指が示指側にずれた位置にあり,母指の指腹でボールを握ります.

の伸びにより下半身のタイトネスが強まっていることが多く上肢主体の投球になりがちです.体の大きい選手は速いボールが投げられるため,また体が小さくても身体能力の高い選手はコントロールよく早いボールが投げられるために投手を任されることが多くみられます.よって体の大きい選手には下肢ストレッチング,身体能力の高い選手には肩後方ストレッチングをより重点的に指導するなどの個別な配慮が必要となります[1].

II 対応策

肘関節局所の治療は,障害内容に応じた対処が必要ですが,全ての障害に共通した要因である

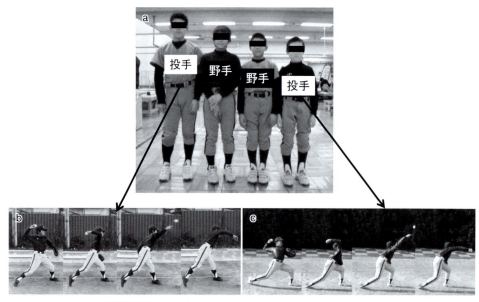

図V-17 子どもの体格と投球フォームのばらつき

a：同じ小学6年生でも体格にばらつきがあります．
b：体は大きいが，投球フォームは下半身のタイトネスが強く上肢に頼った動作になっています．
c：体は小さいが，全身をダイナミックに使いパフォーマンスは高いです．

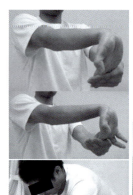
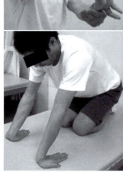
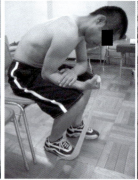
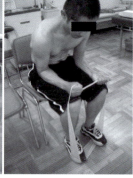

図V-18 回内屈筋群のストレッチングと筋力訓練

a：回内屈筋群のストレッチング
b：回内屈筋群の筋力訓練

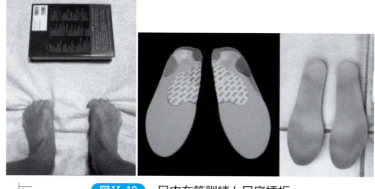

図Ⅴ-19　足内在筋訓練と足底挿板
a：足内在筋訓練（タオルギャザー）
b：足底挿板

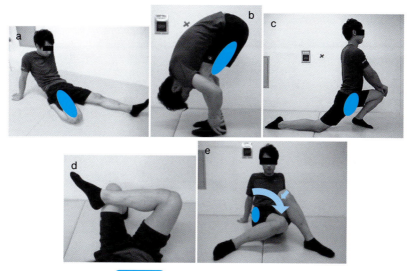

図Ⅴ-20　下肢のストレッチング
a：大腿四頭筋，b：ハムストリング（ジャックナイフストレッチング）），c：腸腰筋，
d：股関節内旋筋，e：股関節外旋筋

オーバーユース，コンディション不良，不良な投球フォームに関する対応は障害部位の違いに関係なく同様に行います．問診にてオーバーユースが明らかな場合には，保護者や指導者にその是正を促します．無理な遠投練習は控え，軟式野球と硬式野球を並行して行っている場合にはどちらかに専念することを促します．投球による肩・肘関節へのメカニカルストレスを軽減するためにコンディショニングを行います[1)～3)15)16)20)]．まず肘関節局所には，MCLを保護する回内屈筋群のストレッチングと筋力強化を中心に行います[1)～3)16)]（図Ⅴ-18）．肩・肘関節の負担を減らすためには，適切なフットプラント時のトップポジションを作り，そこからステップ脚への重心移動とステップ脚股関節上での体幹前方回旋を使って投球側上肢をスローイングプレーン上で振られるように投げるシングルプレーン投法へ近づける必要があります[15)20)]（図Ⅴ-12）．そのための機能的アプローチを以下に示します．地面からの反力を有効に上肢へ伝えるには，安定した下肢・体幹とスムーズな重心移動が必須となります．そのため，回内扁平足や浮き趾症候群に対して，足内在筋の筋力訓練を

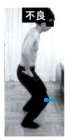
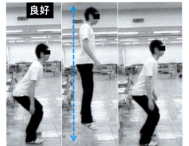
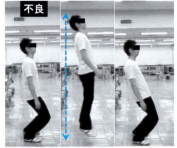

図V-21 スクワッティング訓練と垂直跳び訓練
a：スクワッティング訓練．良好では股関節の屈曲が深く，つま先より膝が前に出ません．不良では股関節の屈曲が浅く，つま先より膝が前に出ます．
b：垂直跳び訓練．良好ではジャンプ前の股関節の屈曲が深く，空中で体幹が後傾せず到達高も高く，着地姿勢も体幹が前傾して安定しています．不良ではジャンプ前の股関節の屈曲が浅く，空中で体幹が後傾し到達高は低く，着地時も体幹が後傾して不安定です．

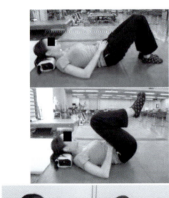
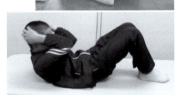
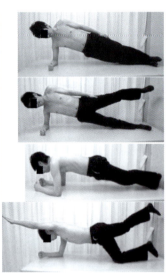

図V-22 コアトレーニング
a：腹筋
b：背筋・殿筋

指導するとともに足底挿板を積極的に用い，足部を安定させます（図V-19）．ハムストリング・大腿四頭筋・腸腰筋などの下肢ストレッチングも励行します（図V-20）．投球動作中は適切な骨盤前傾を維持する必要があり，その意識づけには適切なスクワットや垂直跳び訓練（図V-21）が有用です．

良好なトップポジションからコッキング後期の姿勢を作るためにはコア機能，胸椎・胸郭の柔軟性，肩甲胸郭関節機能，投球側の肩後方の柔軟性が必要です（図V-11）．そのためにコア機能訓練（図V-22），胸郭ストレッチングや肩甲胸郭関節機能訓練（図V-23），肩後方ストレッチングを行います．

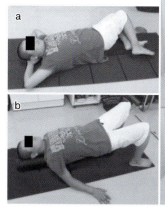
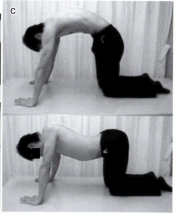

図Ⅴ-23

胸郭ストレッチング・肩甲胸郭関節機能訓練

a：仰臥位で立てた膝を左右にゆっくりと倒します．胸郭を拡張し腹斜筋・広背筋を緩めます．
b：ストレッチポール上で上肢をリラックスします．胸郭を拡張し胸筋群をストレッチングします．
c：Cat & Dog exercise

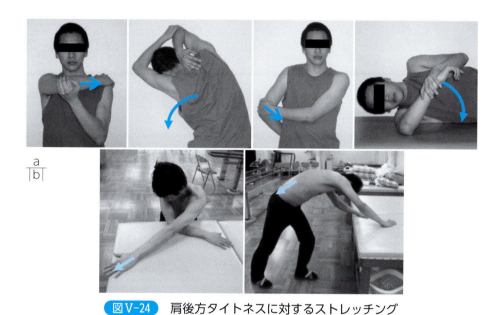

図Ⅴ-24 肩後方タイトネスに対するストレッチング
a：Open kinetic method
b：Close kinetic method

肩後方ストレッチングは小学生までは open kinetic method で十分ですが，中学生以降では close kinetic method も取り入れます（図Ⅴ-24）．ワインドアップからコッキング初期の軸脚上での体幹後方回旋やボールリリースでの体幹前方回旋を大きくすることは，体幹回旋による腕振りを誘導するために必要です（図Ⅴ-25）．そこで股関節周囲筋のストレッチング（図Ⅴ-20）や機能訓練を実施します．シャドーピッチングや実際の投球動作をビデオ撮影して，前述したような不良な投球フォームを認めた場合には，投球動作指導をコンディショニングと並行して行います[1)〜3)15)〜17)19)20)]．まず，ボールの握り方はゴルフやテニスのグリップと同様に基本であり，ボールを適切に握らないだけで肩・肘関節に負担になることがあるため，正しい握り方を指導します（図Ⅴ-16）[17)18)]．投球フォームの問題点は多様であり（図Ⅴ-14），多くの選手が複数の問題点を有しています．その中で我々は，コッキング期の軸脚股関節の屈曲引き込み不足（「膝カックン投げ」）やフットプラント時のグローブ側の肩甲骨の前傾不足が根源になっていると考えています[1)〜3)16)19)]（図Ⅴ-26）．そこで，投

1）成長期選手の特徴と対応

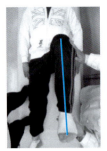
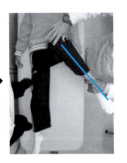

股関節ストレッチングによる内旋可動域の増大

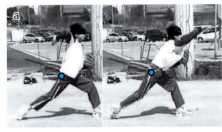
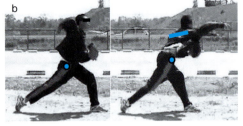

図Ⅴ-25 軸脚股関節内旋制限と加速期での骨盤・体幹前方回旋不良例
　　　　　股関節可動域改善による投球動作の変化

　a：軸脚股関節の内旋可動域が小さく，加速期での骨盤・体幹前方回旋が不良です．
　b：ストレッチングにより股関節の内旋可動域が増大すると，加速期での骨盤・体幹の前方回旋が増大しました．

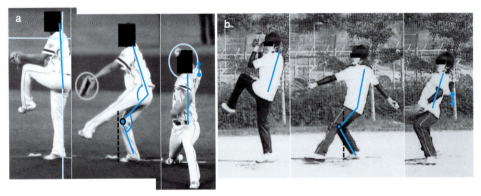

図Ⅴ-26 フットプラントの姿勢とワインドアップ期・コッキング初期の姿勢の関係
　　　　　プロ野球選手とアマチュア野球選手の比較

　a：プロ野球選手．ワインドアップで体幹が後傾せず，コッキング初期に軸脚股関節の屈曲と膝関節の屈曲がほぼ同程度で骨盤・体幹は後傾せず，軸脚膝は軸脚足のつま先のラインより前方には出ません．フットプラントでも骨盤・体幹は後傾せず投球側肘は適度な位置にあります．
　b：アマチュア野球選手．ワインドアップで骨盤・体幹が後傾し，コッキング初期に軸脚股関節の屈曲角度が浅くなり膝関節屈曲優位で骨盤・体幹が後傾し，軸脚膝がステップ脚の爪先より前方に出ます．フットプラントでも骨盤・体幹が後傾しスローイングアーム肘が後方に引かれ下がっています．

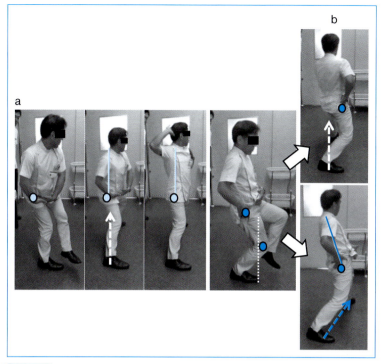

図Ⅴ-27 コッキング初期の「膝カックン投げ」とフットプラント時の姿勢の関係

a：コッキング初期に軸脚股関節が適度に引き込まれるとフットプラントで体幹が直立して良好なトップポジションが作れます．
b：「膝カックン」だと，軸脚股関節の位置が前方偏位し，インステップを招くか骨盤の早い開きを誘発します．

球側上肢よりも，股関節やグローブ側上肢の使い方に重点を置いて指導しています．フットプラントの姿勢不良はコッキング初期の「膝カックン投げ」が主因であることが多い．コッキング初期に軸脚股関節を十分に引き込むことで，骨盤が開かず体幹が後傾しなくなり良好なトップポジションを作れるようになります（図Ⅴ-27, 28）．「膝カックン」のままフットプラントするとインステップして体幹が後傾するか，骨盤の「開き」が早くなりそれを嫌って投球側の肘を後方へ引き込みます（図Ⅴ-27, 28）．次にフットプラント時の姿勢ですが，グローブ側の肩甲骨を前傾させて「体の開き」を抑制することと，投球側上肢については肩甲骨を十分内転させ肘関節を 90°前後以上屈曲します（図Ⅴ-29）．また，ボールリリース前後におけるステップ脚股関節の内旋を十分行うことで体幹の前方回旋が大きくなり投球側の肩がより前方に出てリリースポイントが遅くなります（図Ⅴ-30）．以上のような投球動作指導をコンディショニングと共に実施することにより，不良な投球動作を肩肘にやさしい動作に変えることが可能となります（図Ⅴ-31）．

Ⅲ　まとめ

肘関節内側障害の予防・治療・再発防止のためには，肘関節局所の治療だけでは不十分であり，コップの中の水（障害発生の要因）を極力減らす努力を継続的に実施する必要があります．成長期の野球選手の特徴を理解して適切な対応を行い，痛みなく野球を楽しめるようにサポートしていくことが，私達スポーツ整形外科医の責務です．

（岩堀裕介）

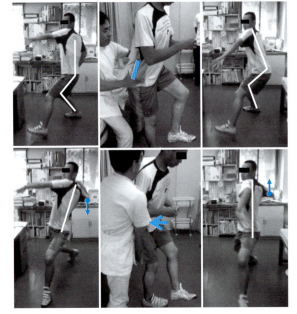

図V-28
軸脚股関節のコッキング初期の引き込み指導と指導前後の投球動作の変化

a：コッキング初期の軸脚股関節の引き込みが不足し，フットプラントでインステップして体幹が後傾し投球側の肘は後下方に引き込まれます．
b：股関節の引き込みや骨盤の前傾をアシストします．
c：コッキング初期に軸脚股関節が適切に引き込まれ，フットプラントのステップ方向・体幹傾斜・投球側の肘の高さが改善しています．

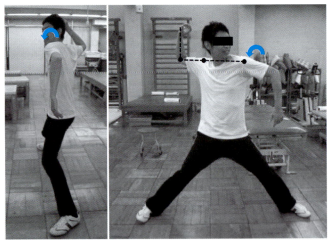

図V-29　フットプラントでの姿勢

グローブ側の肩甲骨を十分前傾させて顎を隠すようにします．
投球側の肩甲骨を十分内転し，肩・肩・肘ラインに乗せて90°前後に屈曲します．

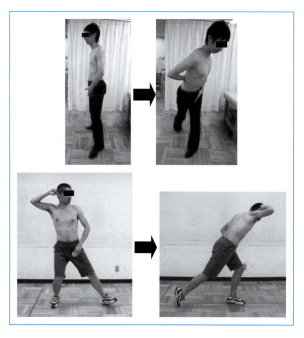

図V-30
ボールリリース前後の骨盤・体幹前方回旋の動作訓練

非投球側の手やボールをステップ脚股関節に挟み込みます．

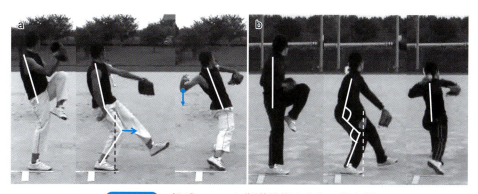

図V-31　投球フォーム指導前後の変化：代表例

主にワインドアップでの骨盤・体幹を直立させること，コッキング期の軸脚股関節の引き込みを深くすること，フットプラントで左肩甲骨で顎を隠すことを指導し，投球側上肢の使い方の指示はしませんでした．
 a：指導前．ワインドアップで骨盤・体幹が後傾し，コッキング初期に軸脚股関節の屈曲角度が浅くなり膝関節屈曲優位で骨盤・体幹が後傾し，軸脚膝がステップ脚の爪先より前方に出ます．フットプラントでも骨盤・体幹が後傾しスローイングアーム肘が後方に引かれ下がっています．
 b：指導後．ワインドアップで体幹が後傾せず，コッキング初期に軸脚股関節の屈曲と膝関節の屈曲がほぼ同程度で骨盤・体幹は後傾せず，軸脚膝は軸脚足のつま先のラインより前方には出ません．フットプラントでも骨盤・体幹は後傾せず投球側肘は適度な位置にあります．

文　献

1) 岩堀裕介：肘のスポーツ傷害．こどものスポーツ外来：親もナットク！このケア・この説明，田中康仁・笠次良爾・編，p.141-167，全日本病院出版会，東京，2015．
2) 岩堀裕介：成長期における上肢スポーツ障害の特徴と治療．Skill-Up リハビリテーション＆リコンディショニング；投球障害のリハビリテーションとリコンディショニング，リスクマネジメントに基づいたアプローチ．山口光國・編，p.91-117，文光堂，東京，2010．
3) 岩堀裕介：投球による肘関節内側不安定症に対する保存的治療．臨床スポーツ医学 **28**：509-518，2011．
4) 岩瀬毅信ほか：少年野球肘の実態と内側骨軟骨障害．スポーツ障害．整形外科MOOK 27，p.61-82，金原出版，東京，1983．
5) 伊藤恵康：肘関節のスポーツ障害．肘関節外科の実際　私のアプローチ．伊藤恵康・編，p.215-291，南江堂，東京，2011．
6) 柏口新二ほか：投球による肘障害の成因と病態．MB Orthop **11**：1-9，1998．
7) Lyman S, et al：Effect of pitch type, pitch count, and pitching mechanics on risk of elbow and shoulder pain in youth baseball baseball pitchers. Am J Sports Med **30**：463-468, 2002.
8) 松浦哲也ほか：少年野球選手の肘関節痛発症に関する前向き調査―危険因子の検討とガイドラインの検証―．整スポ会誌 **32**：242-247，2012．
9) 桑田真澄：桑田真澄の常識を疑え！父と子に贈る9つの新・提言！　主婦の友社，東京，2015．
10) 小国綾子：アメリカの少年野球　こんなに日本と違ってた．径書房，東京，2013．
11) 中路隼人，岩堀裕介，飯田博己ほか．少年野球選手における遠投時に投球フォーム．スポーツ傷害 **17**：26-29，2012．
12) 原田碩三．幼児の1980年と2000年の足について．靴の医学 **15**：14-18，2001．
13) 大貫信子，鷲田孝保，成田麻実ほか．幼児の外遊び量と浮き趾出現の比較．作業療法 **24**：461-473，2005．
14) 信原克哉：肩―その機能と臨床―．信原克哉・編，3版．東京，医学書院，416-417，2001．
15) 瀬戸口芳正：上肢のスポーツ障害によくみられる機能的問題点．機能障害から投球フォームへ―throwing plane concept．肩と肘のスポーツ障害；診断と治療のテクニック．菅谷啓之・編，p.97-108，中外医学社，東京，2012．
16) 岩堀裕介：投球障害に対する投球フォームへの介入．肩と肘のスポーツ障害；診断と治療のテクニック．菅谷啓之・編，p.120-143，中外医学社，東京，2012．
17) 渡會公治ほか：投球フォームに関するイメージ調査．肩関節 **17**：203-209，1993．
18) 水谷仁一ほか：ボールの握り方が投球動作に及ぼす影響について．東海スポーツ傷害研究会誌 **25**：14-17，2007．
19) 前田　健：ピッチングメカニズム．1版．ベースボールマガジン社，東京，2010．
20) 菅谷啓之：上肢のスポーツ障害に対するリハビリテーション．関節外科 **29**(4月増刊号)：148-158，2010．

肘実践講座 よくわかる野球肘 肘の内側部障害―病態と対応―

V. 身体機能の改善と動作への介入

2) 競技復帰とコンディショニング

Key words
競技復帰，投球のプロセス，身体機能，投球負荷設定，内側防御機能

I はじめに

肘内側部障害の競技復帰のために必要なことは何かという視点から，骨端線閉鎖後の高校生以上（以下，成人期）の選手の対応についてトップレベル選手の特徴に触れつつ，投球プロセスと負荷設定および身体機能改善と投球動作介入の基本的な考えについて述べます．

II 競技復帰の全体像とアプローチの基本

投球障害からの競技復帰のためには全体像を理解する必要がありますが，それは ① 身体機能の改善，② 身体の使い方（動作介入や動作のイメージ作りも含む），③ 競技復帰のプロセス（投球プログラム），④ 身体との対話の仕方（投球負荷設定など），⑤ チーム事情（大会など）があります．全体像を把握したうえで，競技復帰への戦略を立てますがゴールは「選手が満足する投球」であり，復帰のプロセスで最も重要なことは「身体機能に応じた投球負荷の設定」にあります．また，競技復帰への戦略では最初に病態と競技復帰のプランを示すことで，コンディショニング中心の生活に切り替えられるので，適切な病状評価と競技復帰までの期間の目安を示すことは極めて重要です．選手が全体像を分からずに安易に最短で復帰できると思い込んでしまうと，予想以上に長期間改善しない場合は心理面にも影響を及ぼしリハビリテーションの成果が上らなくなります．このようなことからも競技復帰までの最短と最長のストーリーについて説明し，復帰過程の中でストーリーを変更するなど，症状に合わせて臨機応変に対応する必要があります．競技復帰のプランを大別すると，試合日程の関係から不完全ながら復帰せざるを得ない場合と時間をかけて段階を踏んで復帰できる場合があります．痛みと付き合いながら試合に出場する場合に選手や指導者が最も心配することは，「選手生命への影響」と「手術に至る可能性」です．したがってこの2点に該当する病状なのかどうかを把握したうえで，痛みと付き合いながらプレーすべきかどうか選手と十分に話し合ったうえで決める必要があります．

成人期選手の対応ではトップレベル選手（大学生以上で生活の中心が野球となる者）の特性を知ることが，競技復帰のプランを考えるうえで重要なので整理をします．トップレベルの選手はチーム内の競争をしながら試合で結果を残すことを求められ，結果を出し続けなければ野球を継続できない環境にあります．したがって，痛みを抱えながらプレーすることは日常で，その付き合い方も心得ている選手が多く，レベルが高くなればなるほどコンディショニングや身体の使い方は独自に創り上げたものがあります．そのため身体機能の改善や身体の使い方への介入は選手と対話しながら，ニーズに合ったものを共に考えるという姿勢

が求められます．選手や指導者が最も知りたい情報は，競技復帰までに要する期間です．中心選手であればその選手の試合への出場の有無により，勝敗を大きく左右します．そのため医療機関には初診時に的確な診断と治療方針を示すことを野球現場は求めます．内側部障害で競技復帰に最も時間を要するのは内側側副靱帯損傷の再建術であり，術後約1年を要します．チームの中心選手や1，2年目の選手であれば再建術を受けリハビリをして競技復帰を目指すことは可能ですが，そうでない選手に再建術の選択肢はありません．このような社会的適応を考慮せざるを得ないのがトップレベル選手の特性といえます．

　トップレベルに限らず成人期の選手へのアプローチの基本は「ある動きの悪化を訴える選手に対して，身体機能の改善により動作をスムースに行うこと」です．高校生でもレベルの高い選手は身体の感性が高いので，抱えている痛みが早期に解決するものか，そうでないかが感覚的に分かります．また，日常生活も含めどのような動きで痛むのかについても詳細に把握しています．ただ初めて痛みを抱えた場合は不安で，次のステップに進めないこともあります．したがって，まずは選手の訴えに耳を傾け，何に困っているか論点を整理することが最も重要であり，画一的な対応をしても成果は出ません．トップレベルの選手とそこまで達していない選手への対応で異なるのは，トップレベルの選手では「その選手にとって何が良いか」という個性の比重の違いです．トップレベルの選手は一般的にいわれる左右差などでの身体機能異常の幅が広く，機能異常でも痛みなく投げられている選手は多くみられます．このようなことを考慮すると満足する投球ができるかどうかが基準となり，一般的な身体機能異常や投球動作の乱れは適応されないことが多々あります．原則は「投球動作を基に身体機能をみる」ことなので，その選手の投球動作に必要な身体機能は何かを論点を絞る必要があります．

> **ここが大切！**
> 1) 適切な病状評価と競技復帰までの期間の目安を示す
> 2) 選手と対話しながら，ニーズに合ったものを共に考える
> 3) 社会的適応を考慮する

III　内側部障害の身体所見の評価（投球再開の条件）

1．内側部障害の初期評価（内側側副靱帯と筋腱の判別）

　内側部痛に対する身体機能の改善と投球動作への介入は痛みのオリジンが靱帯であれ筋腱であれその内容は大きく変わりません．異なるのは投球休止期間と復帰のプロセスで，痛みが靱帯由来の場合は投球休止期間が長くなります．復帰時期を推定するためには痛みの部位が靱帯か筋腱であるかを判別することがキーポイントとなります．画像所見だけで復帰時期や手術適応を決めることは困難なため[1)2)]，身体所見の経過をどれだけ正確に把握できるかで競技復帰できるかどうかが決まります．

　初期の評価で重視すべきことは痛みの質（受傷機転と運動時痛）および痛みの部位の特定です．はじめに痛みの質ですが，これは受傷機転と運動時痛です．初期の評価では受傷機転，痛みが出現する投球相，打撃での痛みの有無を確認します．肘に痛みがあるなかで無理をして投げ続けていると運動時痛や圧痛が広範囲に認められます．肘内側側副靱帯の実質部（関節裂隙）に圧痛がある場合は，投球時だけではなく打撃でも痛みがあるので，どの運動で痛みがあるかを詳細に聞き出します．一方，圧痛部位が肘内側側副靱帯の遠位部（鉤状結節側）にある場合は打撃での痛みを訴えることは少ない．痛みが靱帯由来なのか筋腱由来であるかを圧痛，肘外反ストレステスト（図V-32），肩最大外旋（Maximum External Rotation：MER）スト

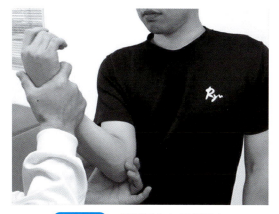

図V-32　外反ストレステスト

肩の動きを制限した肢位で，上腕骨小頭を支点にして外反ストレスを加えながら肘を屈曲・伸展させ，どの角度で痛みが出現するかを確認します．

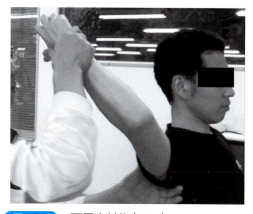

図V-33　肩最大外旋(MER)ストレステスト

胸郭開大，尺側屈筋群の収縮の有無による痛みの変化を確認します．図は前腕屈筋群を収縮させています．

レステスト(以下，「MERテスト」，図V-33)で判断します．内側の痛みを我慢して投げ続けている頃は関節全体に広がる炎症のため痛みが肘全体にあることが多く，靱帯か筋腱由来であるか特定はしにくいのが特徴です．肘全体の痛みを訴えた場合は投球休止を指示し，経過をみます．2週間も休むと肘全体の痛みは治まるので，痛みの部位を特定できるようになります．このように急性期を過ぎてから再評価した方が適正な情報が得られることが多いです．靱帯由来の痛みの場合は痛みが沈静化するまでに1か月間のこともあれば，2か月のこともあります．これは靱帯組織の自己修復力と損傷の程度により異なりますが，筆者の経験では手術に至った選手以外は最長で83日間なので，これが最長と考えています．初期の評価で投球休止により痛みが治まる期間が推測できれば，痛みが治まる期間+1か月で競技復帰を目指すという方針となり，競技復帰時期を推定することが可能になります．痛みが靱帯ではなく筋腱の場合は多少の痛みがあっても投球を継続できますが，靱帯の場合は慎重に対応する必要があるため，痛みのオリジンの特定は競技復帰への戦略を決める際の最重要項目になります．

最も注意すべきは，どのタイミングで投球を開始するかですが，アバウトな痛みの質と部位の評価では適切な競技復帰に向けたプランは立てられないので，痛みの部位が靱帯なのか筋腱なのか正確な評価が必要です．痛みの部位が靱帯の場合は近位付着部(内側上顆側)・実質部(関節裂隙)・遠位付着部(鉤状結節側)のいずれにあるかを正確に把握する必要があります(柏口先生の執筆された「Ⅰ章-3.-1)投球障害肘の診察」(p.42)を参照してください)．靱帯の部位により痛みが消失する期間が異なり，実質部は他の部位に比べ5大徴候の消失期間も長い傾向にあります．梅村[3]は年齢により肘内側の圧痛部位が異なることを報告していますが，圧痛部位を近位・実質・遠位の3つの部位に分け正確に把握しておくことで，競技復帰の時期を推定が可能なため圧痛部位の特定は極めて重要です．靱帯周辺の組織では極論ですが1mm違うだけで復帰の時期が違ってくるので，正確に痛みの部位を特定する必要があります．

> **ここが大切！**
> 1) 痛みのオリジンの特定は競技復帰の戦略を決めるために最も重要
> 2) 内側側副靱帯と筋腱の痛みでは投球再開のタイミングが異なる
> 3) 痛みが治まる期間+1か月で競技復帰を目指す

表V-3 肘内側部5大徴候と投球負荷

	キャッチボール 80%×40m	キャッチボール 70%×20m	ネットスロー 60%×10m	ネットスロー 50%×5m	山なりスロー 20mまで	テニスボールスロー	トレーニング（屈伸あり）
MER痛最終域	△	○	○	○	○	○	○
MER痛最終域30°前	×	×	△	○	○	○	○
鉤状結節圧痛	×	×	×	△	○	○	○
関節裂隙圧痛	×	×	×	×	×	△	○
外反ストレス痛	×	×	×	×	△	△	○
打撃時痛	×	×	×	×	△	○	○
屈曲伸展時痛	×	×	×	×	×	×	×

2．内側部障害の身体所見の5大徴候

成人期の内側部障害からの競技復帰過程での投球負荷の選択は圧痛，肘屈曲伸展運動時痛，肘外反ストレス痛，肩外旋ストレス痛，打撃時痛の5項目で評価し5大徴候で決めます（表V-3）．5大徴候は「屈曲伸展時痛→打撃時痛→肘外反ストレス痛→圧痛→肩外旋ストレス痛」の順で消失していくのが一般的なパターンです．靭帯の痛みの場合は慎重な対応が必要で，5大徴候のうちMERテストのみ陽性で，他は陰性化してから投球を開始するのが競技復帰のポイントです．その理由は5大徴候のうち圧痛や外反ストレス痛が残存している段階で投球を再開すると投球負荷の上昇に伴い再発のリスクが高くなるからです．疼痛が再発してしまうと保存療法に抵抗したということになり内側側副靭帯の再建術になってしまいます．内側側副靭帯損傷による痛みでなければ屈曲伸展時痛，打撃時痛，肘外反ストレス痛が治まった段階で投球再開しても投球負荷上昇に伴い再発することは少ないです．

投球負荷設定のために有用な方法としてMERテストがありますが，肘内側部痛の多くは最大外旋から切り返す局面で，この切り返し運動ができるかどうかが投球負荷を上げるために必要となり，MERテストは投球負荷設定の目安となる指標といえます．MERテストの方法の1つ目は，胸郭を開大し肩外旋角度による痛みの程度を確認しますが，胸郭を開大するだけで痛みが減弱することがあり，この場合は肩甲胸郭機能を改善させることで，肘内側部痛が消褪する可能性は高く損傷（靭帯・筋腱）の程度は軽いと推察できます．MERテストの2つ目は，尺側屈筋群を収縮させ外反制動をした場合に痛みが減るかどうかを評価をしますが，尺側屈筋群は肘外反ストレスの制動因子でもあります[4]．投球時の尺側屈筋群の使い方はボールを持つ手の小指・環指を巻き込むように使うと肘外反が制動され痛みなく投球できることもあります．これらの筋群を機能させることで痛みが減る場合は靭帯や筋腱の損傷の程度は軽いといえます．

ここが大切！

1）身体所見の5大徴候の有無を元に投球再開時の判断を行う
2）MERテストが投球負荷設定に有効

IV 投球の期分けと投球方法の選択と負荷設定

内側部障害からの競技復帰の投球の期分けは図V-34の内容が考えられ，これは選手に自分は現時点ではどの位置に在るか，そして競技復帰に向けてのイメージを持たせることにも役立ちます．

内側部障害での投球プロセスで大きく異なる点は圧痛が靭帯なのか筋腱であるかにより競技復帰までの期間が変わるため，痛みの部位の正確な把握は絶対条件です．投球再開の目安ですが圧痛が靭帯にない場合は5大徴候のうち肘屈曲伸展時痛と外反ストレス痛が消失したらテニスボール投げなど軽い投球を始めます．靭帯に圧痛がある場合は5大徴候のうち肩外旋ストレス痛以外の徴候が消失した時点で投球を開始します．回復期は患部の機能回復を図る時期で投球休止が原則ですが，5大徴候が沈静化した時点でボールを指にかけずに山なりのゆっくりした投球を開始します．投球に対して恐怖心がある場合は，テニスボールを下から投げるウインドミル投げやテイクバックをせずに前腕の動きだけで地面に投げる方法などでウォームアップを行うのが良いです．調整期は5大徴候の症状を確認した上でボールを指にかけた近距離でのネット投げを開始し，投球負荷を徐々に上げる時期で，身体機能に応じた投球方法で動きの学習を行う時期です．強化期は競技復帰に向けて投球の強度と球数を上昇させ40 mを80%でのライナーのスローイング（中投）を目標に投げ筋力を向上させる時期です．

投球を再開する時の投球方法のポイントは投射角度が40°位の山なりのボールをゆっくり大きく投げる（山なりスロー）ことを優先させることにあります．その理由は強く投げ指にボールをかけることで浅指屈筋をはじめ前腕の筋群が収縮するため肘内側に痛みが出るためです．山なりスローでの投球強度は30%位にして距離を10球に1 m位ずつ伸ばしていき，40 mの距離で投射角度20°位で50%での力で30球が投げられるレベルになってから指にかけて強度優先のネット投げへと移行します．山なりスローの球数は投球再開時は30球位にし，徐々に増やし50球位とします．調整期となる山なりスローの次の段階は，強く投げるネット投げです．ポイントは腕を振り切れる強度・距離で行うことで腕を振ることへの恐怖心を払拭することです．投球負荷は強度50%・距離5 m

> **回復期**：低強度の指にかけない山なりスロー
> →10 m×30%から開始し40 m×30%×30球へ
>
> **調整期**：強度優先のネット投げ
> →5 m×50%×30球から15 m×70%×50〜80球へ
>
> **強化期**：高強度のキャッチボール（中投）
> →40 m×80%×30球＋ネット投げ，計100球以上

図Ⅴ-34 内側部障害の投球の期分け（プロセス）

から始め，10球毎に強度（10%ずつ）か距離（1 mずつ）のいずれかを上げていきますが，その理由は両者を一緒に上げると強度か距離のどちらの影響で痛みが出るか分からないためです．ネット投げは15 m×80%×50球として最低3日間連続で行うことをゴールとします．強化期となるネット投げの次の段階では，負荷を上げての中投キャッチボールで40 m×80%×30球をゴールとします．強化期ではキャッチボールやネット投げなど種々の方法を用いて合計100球の投球を目標にし，投げるスタミナづくりを課題として取り組みます．

注釈) 中投（ちゅうとう）：野球現場では40 m〜50 mのライナーでの投球を中投といい，その倍の距離（80 m以上）となる投射角度が山なりになる遠投とは使い分けている．

その日は痛みなく投げられたが次の日に痛みが出ることもあるため，最低2日間は同じ内容で投球して状態を確認してから次のレベルに進むのが安全です．投球負荷は次の日の肘の反応をみて張りが強ければ負荷を下げるか投球を休み，回復させます．特に投球負荷をワンランク上昇させた場合（キャッチボールからブルペンでの投球）は回復時間をとることが重要で，回復時間の不足により再発することが多いので配慮が必要です．適切な投球方法・負荷であるかどうかの見極めは，投球後に身体機能の低下が起こっているかどうかで判断しますが，負荷が高過ぎると投球後に身体機能

の低下がみられます．投球プログラムは画一的になることなく，選手が「身体と対話をしながら」投球方法・負荷を選択し，投球後や次の日の反応をみながら行うのが基本です．しかし，どの位の負荷で投げれば良いかを感覚的に分からない選手もいるので，身体所見から投球負荷を設定する方法をアドバイスすることも必要になります．投げられるかどうかの選手自身の感覚と客観的な身体所見を関連させながら適切な投球負荷（強度・距離・球数）を設定することが，競技復帰のための最も重要なポイントです．

ここが大切！

1）復帰は回復期，調整期，強化期に分けて対応する
2）期分けに応じた投球方法の選択と負荷設定が競技復帰の鍵となる
3）適切な投球方法・負荷は身体所見から導き出す

V 肘内側支持機構障害の身体機能の改善

肘内側部痛を訴える選手に多くみられる身体機能の低下は肩甲胸郭機能と前腕機能の低下で，これらの身体機能の改善は投球動作を安定させるためにという視点からみても全ての野球選手に共通の課題といえます．内側部に痛みを訴える選手の殆どが胸郭開大制限および肩外転運動の制限がみられ，これらの機能低下が MER とテイクバックの動きに影響を及ぼしていることが多い．また，肘の機能では内側防御機能も重要で，この機能が低下すると MER での肘外反制動力が低下し，結果として肘の内側部痛が生じます．内側部障害のあらゆるレベルの選手の肘機能を改善するにあたり，肩甲胸郭機能と内側防御機能が重点となるため，以下にこれらの機能のみかたと対応について述べます．

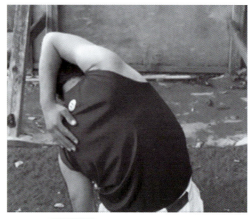

図V-35 胸郭の硬さの評価

肘を曲げ上腕を頭に近付けて側屈させて，肩後方（小円筋）・肩甲骨下端（広背筋）・肋間の硬さをチェックします．

1．肩甲胸郭機能

胸郭の開大制限があると MER でいわゆる胸を張る運動が十分にできずに，結果として肘内側部に強い牽引ストレスが加わり痛みを生じます．MER は胸郭開大・肩甲骨後傾・胸椎伸展・肩関節外旋の複合運動で，これらの動きの改善が重点課題となりますが，肩甲骨や胸椎の動きは胸郭の動きの影響を受けるため胸郭機能へのアプローチが第一選択となります．胸郭が開大しない要因の一つとして上部腹筋群のタイトネスがありますが，これは肋間が開かなくなる現象がみられるので肋間を触診し体幹を側屈させ肋間の開きをみます（図V-35）．ストレッチングは状態に合わせて選択しますが，図V-36 の腹筋の付着部に手を入れ開く方法が効果的です．図V-37 は胸郭開大と胸椎伸展運動で，このエクササイズにより胸郭・胸椎の動きの改善ができます．このエクササイズは下部腹筋を収縮させることで下部体幹を安定させ，胸郭・胸椎を自由に動かす運動パターンの学習としても有効です．胸郭の動きの改善は胸椎中心の回旋運動により，鎖骨や肋骨が後方に回旋し胸郭を開きやすくなる利点があります．また，胸郭機能の改善は肩甲骨の本来の動きを引き出し，スムースなテイクバックにもつながるので，肩の機

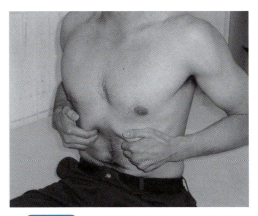

図V-36　上部腹筋のストレッチング
上部腹筋の付着部に手を入れ肋骨を開きます．

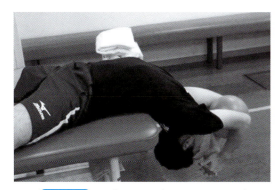

図V-37　プルオーバーエクササイズ
下部腹筋を固定し胸郭開大・胸椎伸展運動を行います．

> **ここが大切！**
> 1）MERは胸郭開大・肩甲骨後傾・胸椎伸展・肩関節外旋の複合運動
> 2）肩甲胸郭機能の改善で肘内側部の牽引ストレスを軽減させる

能改善の重点課題で最初にアプローチすべきです．

2．内側防御機能

　肘の外反ストレスに対する防御のメカニズムには静的安定機構（static stabilizer）と動的安定機構（dynamic stabilizer）がありますが，動的安定機構は上腕骨内側上顆に付着する尺側屈筋群が担っているといわれているので[4]，内側部野球肘では肘の外反ストレスに対する内側の防御機能の向上が重要な課題といえます．内側防御機能の向上には尺側屈筋群の強化だけではなく，手の機能や使い方が重要になるので，尺側屈筋群と手の機能も併せて考える必要があります．手の機能で着目するのが，「手の横アーチ機能」と「尺骨手根の緩み」です．手の横アーチは図V-38のように小指と母指を対立させ横アーチを形成し，有鉤骨を強く押してもアーチが崩れないかどうかを評価します．横アーチ機能の低下には小指と母指，環指と母指の対立を繰り返すグリップエクササイズが有効で，手の機能が低下している場合はこのエクササ

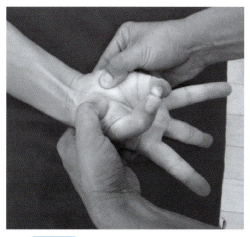

図V-38　手の横アーチ機能の評価
小指球の萎縮を確認し有鉤骨に抵抗を強く加え，アーチが崩れないか評価をします．

イズですぐに疲労するので50回以上行うと良いでしょう．さらに内側部野球肘の選手では尺骨手根間に緩みを有していることが多い．内側防御機能を担う尺側屈筋群の付着部の関節が緩ければ障害発生のリスクになるので，肘だけではなく手の緩みにも着目する必要があります．尺骨手根間の緩みに対しては，図V-39のように尺側手根屈筋の付着部である豆状骨に抵抗を加え，手を掌屈する運動で緩みが改善されます．

　また，内側防御機能を高めるためには前腕と手の関係など「適正なアライメント」を保持する必要

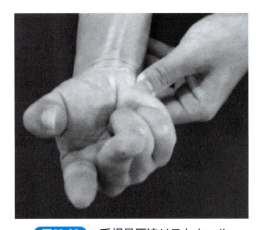

図Ⅴ-39　手根骨圧迫リストカール
手根骨を圧迫し尺側屈筋群が機能しやすい状態をつくり，手のアーチ機能向上の前提をつくります．

があります．野球肘では肘関節周囲の筋群の柔軟性の低下により尺骨や橈骨の動きが悪化し，アライメントの変化がみられます．肘の伸展制限や外反偏位などでは明らかなアライメント変化がみられますが，前腕の回内・回外の動きの悪化（若干の可動域制限など）でも，注意深くみると尺骨・橈骨の微妙なアライメント変化がみられます．たとえば橈骨は正常な場合，前腕回内運動時には内側に動きますが腕橈関節周囲の筋群の柔軟性低下などにより，橈骨の動きがみられなくなります．尺骨や橈骨の動きの変化は多くの選手にみられ，これが前腕回内・回外運動に影響を及ぼすことを多く経験しています．このような場合は尺骨や橈骨の周囲の筋群を圧迫（前腕の回内・回外運動をしながら）することで，尺骨や橈骨の動きが改善されます．このようなアライメント変化はトップレベル選手に多くみられます．

Ⅵ　投球動作への介入

1．投球動作介入の見極め

投球動作への介入を行う場合は，動作そのものを変えるのではなく，感覚にアプローチをして身体の使い方が変わり，それが痛みの改善につながり結果として満足する投球につながることが大切です．野球の現場では「出球」が重要で，「出球」とは実際に投げたボールのことで，投げたボールの質を表しています．痛みはないが出球が悪いのでは投球動作介入の意味はありません．

投球動作への介入が必要な選手は肩肘の痛みを繰り返し，コントロールが安定しない選手といえます．医療機関では選手のレベルが分からないので，投手ではコントロールのレベルを確認したうえで動作を修正すべきかどうかを決めると良いでしょう．コントロールの安定度は，①1試合の四死球数（5つ以上），②1試合の投球数（9回150球以上）・失点数（9回5失点以上），③抜けるボールの頻度（5球に1球以上）を聞けばほぼわかります．コントロールの悪い投手であれば痛みをきっかけに投球動作の修正は行うのは良いですが，コントロールの良い投手は安易に修正すべきではありません．というのは感覚や身体の使い方が変わることで，コントロールを乱すリスクとなるからです．投手の動作介入で注意すべきことは個性と異常の境界をどう判断するかであり，そのためには「動作と出球の関係」をみることが重要です．型にはめることなく会話をしながら納得できる対応を選手とともに探っていく姿勢が求められ，「パフォーマンスに型はない」という考えが必要になります．

内側防御機能の向上には
1）尺側屈筋群の強化
2）手の横アーチ機能の向上
3）尺骨手根間の緩みの改善
4）手関節・前腕のアライメントの改善

ここが大切！
1）野球現場では，動作と出球の関係が重要
2）コントロールが安定せず肩肘の痛みを繰り返す場合にのみ介入する

2．投球動作介入のポイント

　競技経験を積み重ねた成人期の選手は動作そのものにアプローチをすると感覚がずれるため形を直すべきではありません．感覚にアプローチをして動作を修正するという介入の仕方が妥当です．投球動作の介入で最も効果的なことは「力を抜くタイミング」で，これは軸足に荷重した際にテイクバックで一瞬力を抜き，上肢を鞭のように使うという考えです．投球障害を発症する選手の投球動作をみると，テイクバックで力を入れたままで力を抜くことができないことが多い．次にタイミングですが，これは体幹回旋に上肢が遅れて肘下がりになっている場合は，「腕の始動を少し早くする」というアドバイスで効果が出ることが多い．また，開きが早い場合は「小さな縦に長い箱の中にからだを入れるイメージ」で体重移動をするというアドバイスにより動作が修正されることがあります．動作の介入を，力の抜き方，タイミング，使い方などその選手に必要な動作介入をする柔軟な対応が求められます．例えば「テイクバックで腕が後方に入る」や「肘下がり」など一般的に悪いといわれている動作がありますが，これらを問題視するのではなく，この動作のために痛みが生じているかを考える必要があります．障害発生の要因を問題のある動作という一面的な現象だけではなく，心理面も含めて多面的に分析し，総合的なアプローチを行うという考えのもと，選手に合った投球動作を共に創造することが重要です．

ここが大切！

1）感覚にアプローチをして動作を修正する
2）力の抜き方，タイミング，使い方など，その選手に必要な動作介入をする

VII　まとめ

① ゴールは満足する投球で，そのためには痛みのオリジンを特定したうえで身体機能，身体の使い方，投球プロセスなどの全体像を理解したアプローチが必要です．

② 競技復帰のために最も重要なことは投球再開のタイミングと投球負荷（強度・距離・球数）のプロセスであり，この2つを身体所見の経過を元に示すことが必要です．

（能勢康史）

文　献

1) 伊藤恵康ほか：スポーツによる肘関節尺側側副靱帯損傷．整・災外 **46**(3)：203-209，2003．
2) 岩堀裕介：肘関節内側痛の診断．臨スポーツ医 **29**(3)：245-254，2012．
3) 梅村　悟ほか：肘内側支持機構障害の圧痛部位—年齢に伴う圧痛部位の変化—．日整外スポーツ医会誌 **35**：315，2015．
4) Otoshi K, Kikuchi S, Shishido H et al：Ultrasonographic assessment of the flexor pronator muscles as a dynamic stabilizer of the elbow against valgus force. Fukushima J Med Sci **60**(2)：123-128, 2014.

V. 身体機能の改善と動作への介入

3) 内側支持機構不全への肩甲胸郭関節機能の改善

Key words

肘関節内側支持機構不全，肩甲胸郭関節機能，投球動作，保存療法（理学療法）アプローチ

I はじめに

　肘関節内側支持機構不全の病態は年齢により障害される部位が異なりますが，成人期の野球選手においては内側側副靱帯（MCL）損傷が中心となります．MCL損傷は1回の投球による急性発症例や，長年にわたる肘内側へのメカニカルストレスの重積により疼痛や不安定性をきたす慢性例など様々な発現様式があります．内側支持機構不全があると疼痛や脱力感によりパフォーマンスが低下してきます．そして競技復帰までに長期間を要する場合も少なくありません．さらに競技歴の長い成人野球選手では肘頭の後内側部に骨棘を形成し，さらには関節全体の変形性関節症変化をきたすこともあります．これは内側支持機構不全により引き起こされた適応変化や代償性変化と考えられます[1]．解剖学的破綻が明らかな場合はすぐに手術療法が適応となることもありますが，診察で肘内側へのメカニカルストレスを高めている要因を分析し，それを軽減する理学療法を行うことで競技復帰が可能となる例も多いです．

　投球動作は全身運動で，下肢から体幹そして上肢へと運動連鎖によってエネルギーを伝達します．この際に非効率的なエネルギー伝達や緩衝作用の低下による運動連鎖の破綻があると，投球側の上肢へ過剰な負担が加わることになります．投球動作中に肘関節に加わる力は主には骨や関節，靱帯の一次制動機構（静的支持機構）で支えられ，さらに筋作用による二次制動機構（動的支持機構）で二重に支えられています．しかし，投球動作において肘関節は力学的には力の中継や伝達を担うだけで，肘関節単独での動作はほとんどみられません．そのために肩や胸郭など肘関節以外の身体機能の低下があると中継点である肘関節の内側へ大きな負担が加わることになります．特に成人期では柔軟性の低下や筋力の偏りなどの身体機能の異常が肘内側支持機構の障害を引き起こし，それに対するケア不足がさらに症状を増悪させている印象があります．投手が「満足のいく投球」ができるために必要とされる身体機能に関わる主な部位として，胸郭と肩甲骨，肩甲上腕関節，体幹，股関節や骨盤，足関節を中心とした足部などがあげられます．中でも近年，胸郭・肩甲骨の運動機能を中心とした身体機能（肩甲胸郭機能）に関する報告は多く，筆者らも臨床上，肩甲胸郭機能の改善により競技復帰が可能となることをしばしば経験します．本稿では肩甲胸郭機能に焦点を絞り，その機能的問題への対応方法を述べます．

II 投球動作における肩甲胸郭機能

　投球動作，特に内側障害を惹起しやすい後期コッキング期から加速期において，肩甲骨は上方回旋・内転・後傾の十分な可動性が必要です．肩甲骨周囲筋のタイトネスや筋力低下があると，肩甲骨がうまく動かなくなります．また肩甲骨は胸

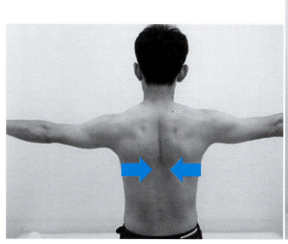
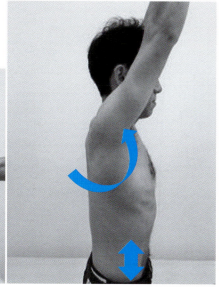

a|b 図V-40　上肢運動と胸郭・肩甲骨運動

aの外転運動は初期より肩甲骨が内転し，角度増加に伴い挙上・上方回旋を行います．
bの挙上動作では初期に肩甲骨は外転し，角度増加に伴い下部胸郭の拡張，上部胸郭の伸展，肩甲骨後傾を行います．

郭の上を筋肉の働きにより滑動することから，胸郭も柔軟性がなければ肩甲骨機能も十分に発揮されません．主な胸郭機能として，1）胸椎伸展による胸郭前面の拡張，2）側屈運動における胸郭側面の拡張，3）複合動作となる回旋運動の3つがあり，それぞれに胸椎や肋間の柔軟性が要求されます．肩甲胸郭機能の低下は，上肢との運動連鎖の破綻を起こし，結果として肩関節や肘関節の緩衝作用を低下させます．そのため，投球の各位相における肩甲胸郭機能の特徴を把握し，一連の動作が効率的に行われるためにどの問題点に対しアプローチを行っていくかを検討していく必要があります．

位相ごとの肩甲胸郭機能の評価と対応を行う前に，立位姿勢や体幹，四肢のアライメントの観察，そして隣接関節の機能評価を行うことを忘れてはなりません．機能評価の例として，野球歴が長い選手は背部からの観察で肩甲骨位置に左右差を呈していることが多いですが，これだけで障害と断定することはできません．上肢を前方挙上，外転，

90°外転位外旋などの自動運動した際の肩甲骨の追従運動（図V-40）を確認して見極めることが重要です．

また肩関節周囲の柔軟性の評価としてCATテスト（combined abduction test）やHFTテスト（horizontal flexion test）（図V-41），前腕部の柔軟性チェックのため手関節背屈や手指の可動性なども基礎情報として確認する必要があります．これらの情報を踏まえたうえで，投球動作を考慮した肩甲胸郭機能評価と対応を行います．

III 各投球位相における チェックポイントと対応

内側支持機構不全を起こす投球位相として，まず後期コッキング期においては矢状面上の肘関節外反ストレスの増大が挙げられます．これは胸椎の伸展制限や肩甲骨の前傾による肩関節の外旋可動性の低下によって起こります（図V-42）．次に加速期においては，肩関節水平内転運動が優位と

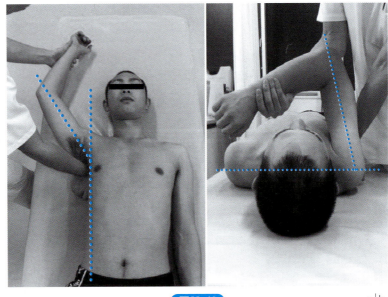

図V-41　　　　　　　　　　　　　　　　　　a|b

a：CAT（Combined Abduction Test）
b：HFT（Horizontal Flexion Test）
肩甲骨固定位での肩関節周囲の柔軟性を評価として用います．

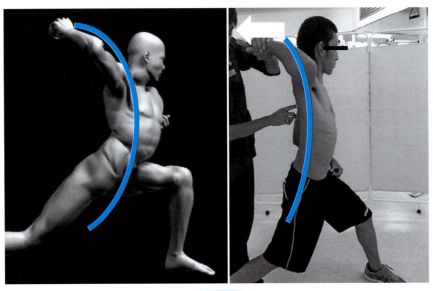

図V-42

右図のように肩甲胸郭を含む肩関節の外旋可動性の不足は
肘関節外反ストレスを増大させます．

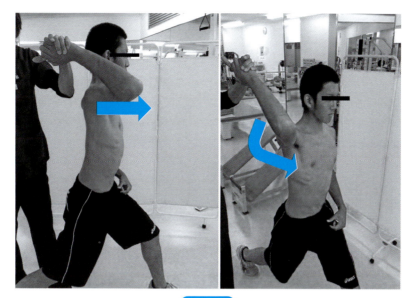

図V-43
加速期に前腕に対して肩関節水平内転運動が優位となることで生じる外反ストレス

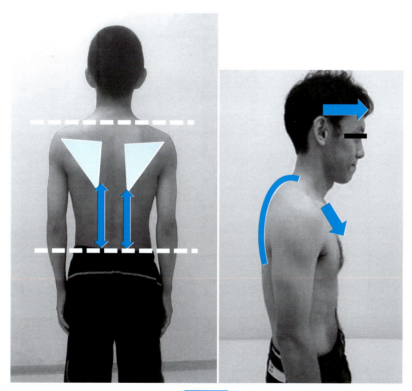

図V-44
前額面や矢状面からアライメント観察を行います．小胸筋や広背筋の柔軟性の不足は投球障害を有する選手に多くみられます．

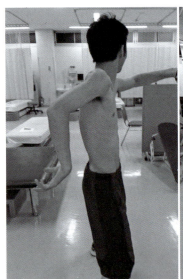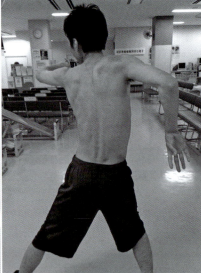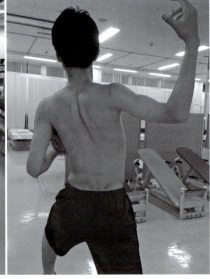

図V-45　a|b|c

胸郭側面の拡張不足や肩甲骨の上方回旋不足（a, b）はコッキング期での肘下がりなどの不良動作を招きます（c）.

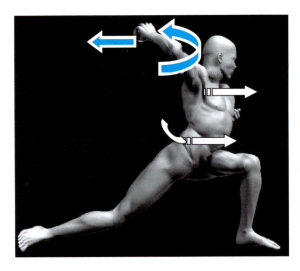

図V-46

肘関節内側へのメカニカルストレスは，肘関節局所のみでなく股関節を中心とした下肢機能や体幹，肩甲胸郭機能によって緩衝されます.
（文献4より引用）

なることによって生じる，いわゆる「肘の突き出し」[2]に起因する外反ストレスの増大が挙げられます（図V-43）．また外反ストレス増大の原因動作ではありませんが，内側支持機構不全を呈する症例では，ボールリリース期に「力が入らない」「ボールを押し出せない」などの主訴を訴えることがあります．内側障害は前述の後期コッキング期や加速期に注目されがちですが，このような症例が存在することも十分に念頭に置く必要があります．

投球位相は動作の着眼点によって区分は様々ありますが，本稿ではJobe分類の投球位相に準じ，上記3点の障害を中心に肩甲胸郭機能のチェックポイントと対応について以下に述べていきます．

1．後期コッキング期

この位相における問題点を見出すうえで，直前

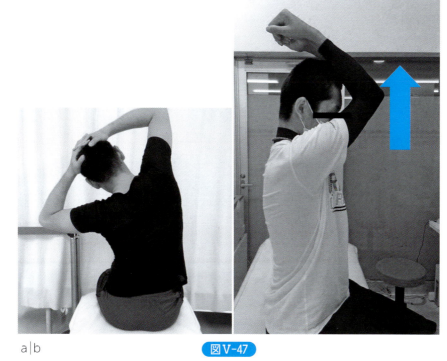

a｜b

図V-47

a：胸郭側面の柔軟性テスト．左右差を確認します．
b：広背筋の柔軟性テスト．両肘が鼻の高さまで挙上できるかをチェックします．

の位相である早期コッキング期からの肩甲胸郭機能を評価することが重要です．直接的に肘内側障害を引き起こす位相ではありませんが，次に迎える後期コッキング期における投球動作への影響は大きい．

早期コッキング期はいわゆるテイクバックの時期であり，ワインドアップから投球方向へのステップ足接地までの位相です．この位相において，投球側の上肢はスムーズな外転運動を行う必要があります．初期外転時に胸郭前面は拡張しながら骨盤に対して投球側に回旋し，同時に肩甲骨が内転します．続いて投球側の胸郭側面が拡張され，同時に肩甲骨は挙上と上方回旋が行われます．

アライメント不良による胸郭前面のタイトネス（図V-44）が生じたり，腹筋群の機能低下による胸郭側面の拡張不足や，広背筋や菱形筋のタイトネスによる肩甲骨上方回旋不足があると，肩関節水平過外転位での外転動作が生じます．これらは結果として後期コッキング期における「肘下がり」などの不良動作の要因となります（図V-45）．

後期コッキング期はステップ足接地後に投球側の肩関節が最大外旋位となるまでの位相で，投球動作における並進運動から回転運動へと切り替わる時期です．肘関節の外反ストレスは，肩関節が最大外旋位となる直前に最大となるとされています[3]．この際の肩関節外旋は，能動的な動作というよりむしろ，投球方向への回転運動に伴ういわば受動的な動作であり（図V-46）[4]，肩甲上腕関節の外旋のみならず胸椎伸展，胸郭前面の拡張，肩甲骨後傾の複合的な運動です[5]．そのため，投球方向への骨盤回旋に伴い，胸郭前面の十分な拡張と上肢外転位での回旋可動性，また肩甲骨後傾位を保持するための固定性が要求されます．胸椎後弯や前鋸筋筋力低下による翼状肩甲，小胸筋のタイトネスがあると，胸椎伸展や肩甲骨を後傾させることができなくなります．これらの機能低下に

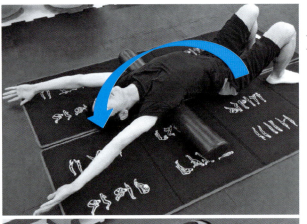
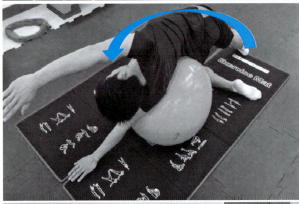
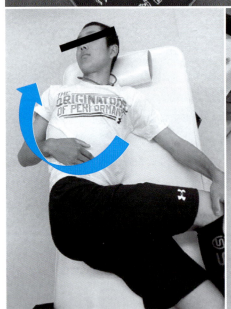
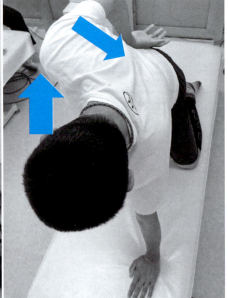

図V-48
胸郭伸展(a)・側屈(b)・回旋方向のストレッチ(c)と，四つ這いでの胸郭回旋に伴う肩甲骨内転運動(d)の例

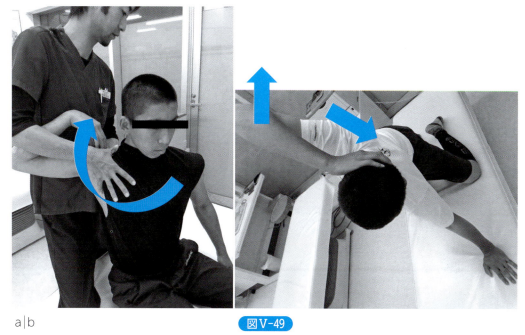

図Ⅴ-49 後期コッキング期における上肢外転位での胸郭回旋(a)と肩甲骨の内転運動(b)

より十分な「しなり」を生み出すことができず、複合的な外旋可動域が低下して肘関節の外反ストレスを増大させることとなります．

この位相においては、肩甲骨の内転運動に必要な前胸部の柔軟性や僧帽筋下部や菱形筋の筋力、胸郭側面の拡張や肩甲骨上方回旋の制限因子となる広背筋、外腹斜筋などの柔軟性などを確認します（図Ⅴ-47）．これらの対応としては臥位で前胸部や体側の柔軟性を引き出すことと、投球動作を考慮して上肢の位置を変えながら坐位や四つ這い位で胸郭と肩甲骨の運動を行わせます（図Ⅴ-48）．またコッキング期における回旋動作は重要であり、胸郭の伸展と側屈、また肩甲骨の内転と上方回旋とを組み合わせながらエクササイズを実施します（図Ⅴ-49）．可動性の不足は柔軟性低下だけでなく体幹筋群の協調性の低下が原因となることもあります．柔軟性が十分であるにもかかわらず動作不良がみられる場合は、体幹筋群の協調性の低下を疑って体幹機能のチェックを行います（図Ⅴ-50）．

2．加速期

加速期は投球側の肩関節が最大外旋位から投球方向へ加速し、運動エネルギーが指先まで伝達される（リリース）までの位相です．肩関節は外転位を保った状態で、限界可動域まで外旋します．そのため後期コッキング期に引き続きこの位相においても、胸郭前面を十分に拡張して肩甲骨を固定させることによって、上肢への負担を緩衝させる必要があります．胸郭上での肩甲骨固定作用は前述の僧帽筋下部・中部や菱形筋に加え、前鋸筋、さらには体幹筋群が動員されます．肩甲骨と上腕骨の位置を保持しながら投球方向への回転運動を行うためには、外腹斜筋など下部体幹筋群による十分な筋機能が必要となります．こういった筋群の機能低下があると、体幹の回転運動が不足して肩関節の水平内転が早く起こります．結果として「肘の突き出し」を惹起し、肘の外反ストレスが増大します．

加速期は運動エネルギーを投球方向へ伝えるため、柔軟性のみならず肩甲骨を胸郭に固定させる

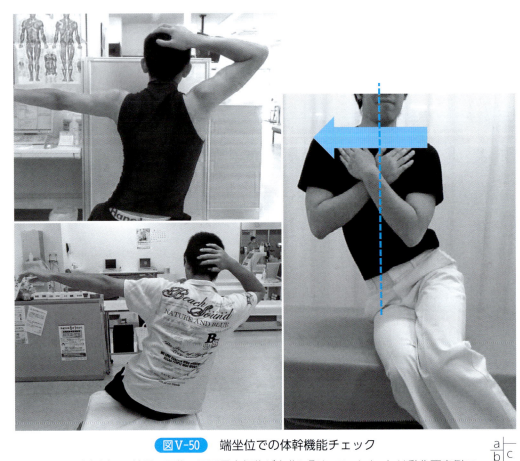

図 V-50　端坐位での体幹機能チェック
a は胸郭側面の拡張，回旋，肩甲骨内転位が十分に取れています．b は動作不良例で体幹機能低下が疑われます．c は坐位エクササイズの例

ことが必要となります．僧帽筋下部と菱形筋の筋力，前鋸筋と外腹斜筋の筋力が重要なチェックポイントとなります．腹臥位や背臥位で個別の筋力評価を行うとともに，同肢位にてエクササイズを実施します（図 V-51）．また，坐位や立位で加速期の動作をイメージしてチューブやマシンを用いたエクササイズを行います．この際，投球側胸郭の投球方向への回旋を特に意識させることが重要です（図 V-52）．

3．ボールリリースからフォロースルー期

この位相では直接的に肘関節内側へのメカニカルストレスを増大させることはありません．むしろ，身体機能が低下して，エネルギー伝達が上手く行えないことが問題となります．リリース期では胸郭は前方方向へ運動を転換し，肩関節は内旋しながら前腕は回外して，肘伸展によりボールを押し出します．フォロースルー期は投球動作中の減速期であり，リリース直後から肩甲骨は僧帽筋中部・下部，菱形筋など肩甲骨周囲筋群により減速を行います．これらの筋群の遠心性収縮機能が低下すると上肢帯の障害を惹起し，肘関節では後方障害の要因ともなり得ます．肩甲胸郭・上腕・前腕との十分な協調性が必要な位相であり，この位相以前の機能低下が影響していると考えられます．協調性の改善方法として，四つ這いにて肩甲骨外転と肩関節内旋を組み合わせたエクササイズを実施します（図 V-53）．また，投球フォームを模して，リリースポイントでの抵抗運動を実施します（図 V-54）．

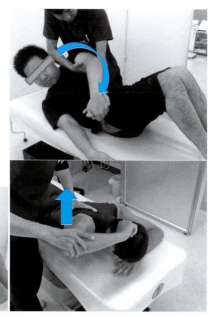

図Ⅴ-51

a：他動運動による腹臥位での上肢挙上と自動運動との差をみることで僧帽筋下部機能をチェックします．
b：外腹斜筋・前鋸筋の筋力チェック
c：徒手抵抗による筋力強化　（※矢印はすべて運動方向）

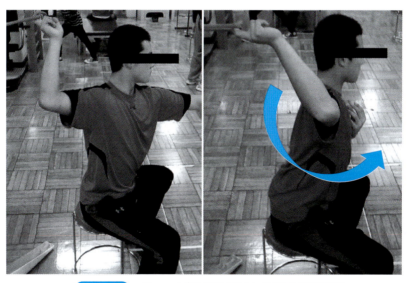

図Ⅴ-52　チューブ抵抗を用いた胸郭の回旋運動

チューブはあらかじめ軽度に抵抗を加え，その位置を保持させ，上肢運動が優位とならないよう意識させます．

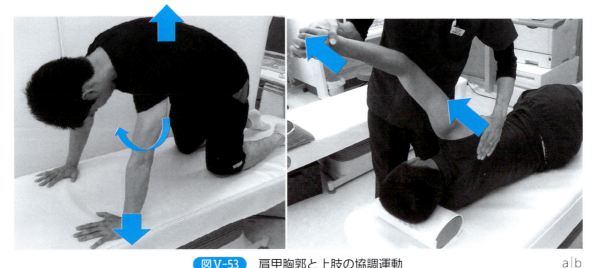

図V-53 肩甲胸郭と上肢の協調運動　　a|b

a：四つ這いにて肩甲骨外転と肩関節内旋（相対的な肘関節回外）と肘伸展運動の組み合わせ運動
b：矢印の運動方向に対する徒手抵抗を加え，肩甲骨周囲の等尺性収縮を促します．

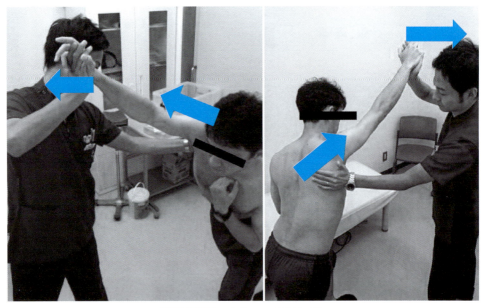

図V-54 立位での抵抗運動

実際のリリース位置を模して，矢印の運動方向に対して徒手抵抗を加えます．

Ⅳ　おわりに

　本稿では肩甲胸郭機能をテーマに述べてきましたが，当然のことながら肩甲胸郭機能は骨盤や股関節の動きにも左右されることが多く，臨床場面ではそれらを含めて総合的に評価して対応を進めています．そのため，最終段階では実際の投球場面に即したトレーニングを行います．さらに肩甲胸郭機能をはじめ，野球選手の身体機能はシーズン中に何度も変化するため，経時的に再評価を行う必要があります．一度症状が改善されても，その機能を長期間維持することはできません．定期的なフォローアップが再発予防に不可欠であり，医療機関，選手，現場スタッフ間で身体機能の評価に対する共通認識を持つことが重要であると考えています．

（仲島佑紀・菅谷啓之）

文　献

1) 菅谷啓之：スポーツ選手の変形性肘関節症の病態と治療法．菅谷啓之・編，肩と肘のスポーツ障害診断と治療のテクニック，p.270-278，中外医学社，東京，2012．
2) 宮下浩二：肘関節のスポーツ外傷・障害再発予防への理学療法の取り組み．理学療法 **26**(3)：409-416，2009．
3) Fleisig GS, Andrews JR, Dillman CJ et al：Kinetics of baseball pitching with implications about injury mechanism. Am J Sports Med **23**(2)：233-239, 1995.
4) 仲島佑紀，岡田　亨，高村　隆：肘関節の不安定性と理学療法のポイント．理学療法 **27**(11)：1287-1294，2010．
5) 宮下浩二，小林寛和，越田専太郎ほか：投球動作の肩最大外旋角度に対する肩甲上腕関節と肩甲胸郭関節および胸椎の貢献度．体力科学 **58**(3)：379-386，2009．

V. 身体機能の改善と動作への介入

4) 肘内側側副靱帯再建術後のリハビリテーション

Key words

肘内側側副靱帯再建術，リハビリテーション

I 肘内側側副靱帯（MCL）再建術後リハビリテーション・プログラムの概要

　術直後から4週間は，肘関節60°屈曲位にて，肘上から手関節までギプス固定を行います．術後翌日から手指の屈伸運動や前腕と上腕部筋の等尺性運動を許可し，術後3日目から表V-4に示す術後リハビリテーション・プログラムに沿って理学療法を開始します．術後4週までは，リハビリ中のみ固定を除去し，肘関節の弱い他動または自動介助運動を行います．術後4週でギプス固定を除去し，肘関節自動運動，手関節および肘関節屈筋の筋力増強運動を開始します．術後8週以降は，肩内旋抵抗運動や，四つ這いなど上肢 Closed Kinetic Chain（CKC）様式の運動を指導し，術後3か月以降，上肢のマシーントレーニングも許可します．術後4か月までは，肘関節を外反ストレスから厳重に保護するよう，日常生活での対処方法も具体的に指導していきます．術後4か月以降，投球プログラムを開始し，症例により個人差はありますが，術後8か月以降で全力投球を許可します．

　術後4か月までのノースロー期は，肘関節の機能改善や投球動作改善に向けた全身のコンディショニング・エクササイズを中心に実施します．術後4か月以降の投球開始期では，投球動作および関節の機能評価を実施し，疼痛や違和感が出現しないことを確認しつつ運動強度を上げていきます．

II リハビリテーションの実際

1．術前評価

　術前に確認すべき，疼痛，患部（肘関節）の症状および患部外の全身的な機能評価について述べます．疼痛評価では，疼痛の発現および圧痛部位を詳細に検索し，投球時痛が発生する投球相を聴取

表V-4　術後リハビリテーション・プログラム

4週間ギプス固定・術後4か月までは肘外反ストレスから厳重に回避します．

術後3日目〜	肘関節の弱い他動運動または自動介助運動開始（ADLでの使用禁忌）
術後4週〜	肘関節自動運動開始・手肘関節屈筋強化
術後6週〜	手関節背屈筋群・肘関節伸筋群・肩関節周囲筋強化（内旋抵抗禁忌）
術後8週〜	肘・肩関節内旋抵抗運動許可，上肢CKC様式の運動許可
術後3か月〜	マシーントレーニング許可
術後4か月〜	投球プログラム開始（10段階のSTEP）
術後6か月〜	投手はブルペンでの投球，野手は守備からの送球開始
術後8か月〜	全力投球開始

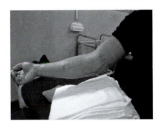
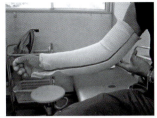
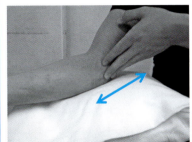
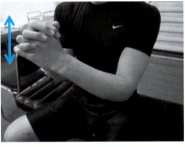
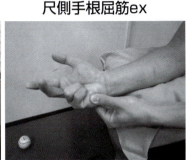

図V-55　術後1〜4週目　患部メニュー

します．患部の肘関節においては，ROMやその制限因子，回内屈筋群などの筋力，肘関節周囲筋の状態（"かたさ"や"はり"等）を評価します．患部外の評価では，立位姿勢および胸腰椎アライメント，肩甲骨位置，肩関節・体幹・股関節のROMや筋力，足部の状態を確認し，バランス能力などの総合的な下肢機能を評価します．まずは患部を中心に評価しますが，疼痛を誘発する原因が患部外に存在することも多く，投球動作に関係する身体機能を合わせて評価することが重要です．

また，疼痛なくシャドウピッチングが行える場合には，動作を見ながら投球中にどのようなストレスが肘に加わっているかを評価します．シャドウピッチングと実際のグラウンドでボールを用いた投球は確かに異なりますが，シャドウピッチングは投球の基本となる動作であり，身体機能との関連を医療機関で評価する際には十分です．身体機能と投球動作の評価を照らし合わせることで，肘の外反ストレスが増大する原因を推察すること

が可能となります．さらに，選手の競技レベル，投球の頻度や球種，練習時間や内容等の環境面も聴取し，障害発生に至ったストーリーを選手と共に考えるように努めています．

2．術後1〜4週目メニュー

理学療法は，術後3日目から再開し，術後1週間はシーネ固定，1週目で抜糸後，脱着可能なギプス固定をして退院します．固定期間中である術後1週目から4週目の患部メニューは，創部の癒着予防のためのモビライゼーション，疼痛のない範囲で肘関節の愛護的な可動域練習（ROM ex），尺側手根屈筋の等尺性運動を実施します（図V-55）．また，患部のアイシングにより腫脹の軽減に努めます．固定を除去するのはリハビリ中と，抜糸後入浴の際に患部を温めながらROM exを実施する時で，日常生活での患肢の使用は控えるよう指導します．

患部外メニューとしては，無理のない範囲での肩や体幹，下肢のコンディショニング・エクササ

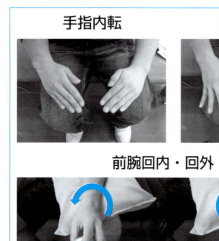
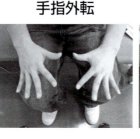
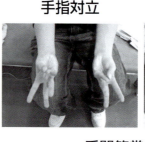
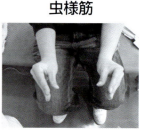
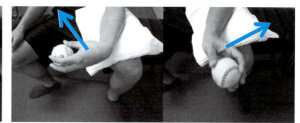

図Ⅴ-56　術後1〜4週目　患部外メニュー

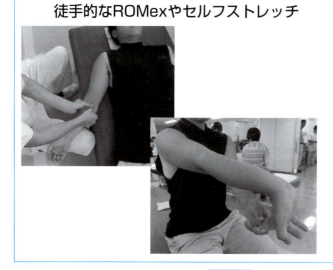
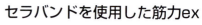
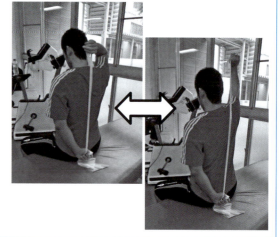

図Ⅴ-57　術後4週以降　患部メニュー

イズを実施します．具体的には，座位での肩甲骨内転・外転自動運動や体幹回旋運動，体幹や下肢のストレッチ，自重を利用したスクワットやランジ等を行います．また手指や手関節，前腕の機能訓練として，図Ⅴ-56のような手内在筋の運動，前腕や手関節の運動を実施します．

3．術後4週以降メニュー

患部メニューとしては，固定を除去し，自動・他動運動による肘ROM exを開始します．可動域の制限因子に対する徒手的なモビライゼーションや，セルフストレッチの指導を実施し，疼痛のない範囲で可及的にROMを拡大していきます．術

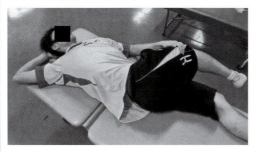
体幹回旋ストレッチ

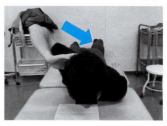
TOPポジションの保持

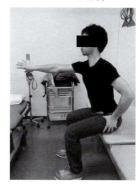
リーチ動作

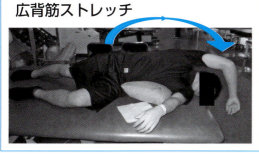
広背筋ストレッチ　　ランジ動作

図Ⅴ-58　術後4週以降　患部外メニュー

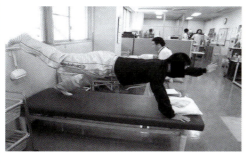
上肢CKC様式の運動療法

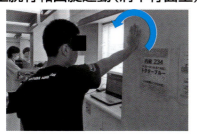
上腕骨軸回旋運動（肩甲骨面上）

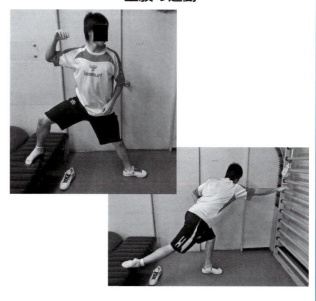
股関節・体幹の回旋運動と上肢の連動

図Ⅴ-59　術後8週以降　患部・患部外メニュー

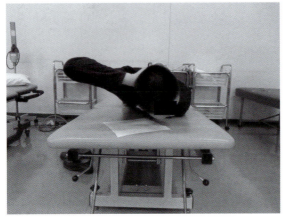 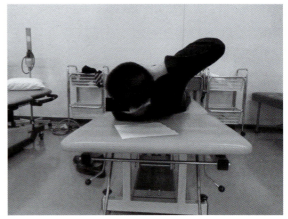

　　　　　投球側　　　　　　　　　　　　　　非投球側
図V-60　ノースロー期に改善すべき身体機能（上肢・体幹機能）
投球側の肩甲帯機能が低下している症例が多くみられます．

後6週を目安にある程度のROMが獲得されれば，セラバンドを用いた肘伸筋群などの弱い抵抗運動を開始します（図V-57）．

また，患部外メニューとして，術前評価に基づき，投球時の肘外反ストレスを軽減させる目的で，動作改善のための運動療法を実施します．例えば体幹の回旋可動域が硬く，開きの早いフォームの場合や，広背筋のタイトネス等で肘下がりのフォームの場合など，各制限因子に対するストレッチを行います．さらに，静的ストレッチのみでは動作の改善や持続効果が不十分であるため，腹臥位でトップポジションを保持させるようなエクササイズを行います．また，いわゆる手投げや内旋投げのフォームを呈している場合には，ボールリリースに近似した上肢肢位で，上肢と肩甲帯の追従機能促通を目的としたリーチ動作や，ステップ脚支持性向上を目的としたランジ動作などを実施します（図V-58）．

4．術後8週以降メニュー

患部に対するROM exは継続し，段階的に負荷を増やした筋力増強運動を行います．この時期から，四つ這いや腕立て等，上肢CKC様式の運動療法を開始します．また，肩後方タイトネスを有し，肩外旋・手関節尺屈位でのボールリリースと

なっている症例では，肩甲骨面上での上腕骨軸回旋運動も，肘外反ストレス軽減のために有用と考えます．さらに，股関節と体幹の回旋運動と上肢の連動を目的とした運動も実施します（図V-59）．術後3か月以降，ベンチプレス等，ウエイトを用いた上肢筋力増強運動を許可しますが，術後4か月までは肘関節を外反ストレスから厳重に保護します．

5．ノースロー期に改善すべき身体機能
1）上肢帯と体幹機能

術後4か月までのノースロー期に改善すべき身体機能として，患部である肘は，疼痛や違和感なくスムースに動く可動域の獲得と，回内屈筋群の強化が重要です．また図V-60に示すような，腹臥位で上肢を頭部に固定させ，トップポジションを保持させるテストでは，投球側の肩甲帯機能が低下している症例が多く存在します．上肢が体幹と一体化して保持できること，肩甲骨の後傾，下位胸椎の回旋・伸展を用いたトップポジションをつくる機能が重要です．

2）下肢機能

投球動作は並進運動と回転運動で構成され，下肢機能としては，軸脚での保持と推進，ステップ脚での制動と股関節上での回転が重要とされます

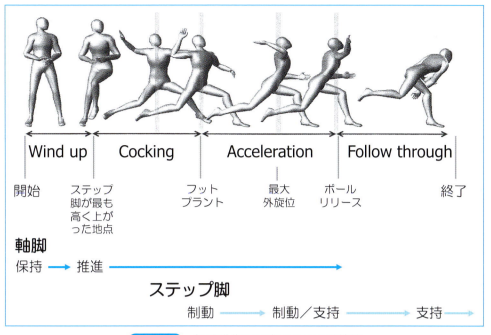

図Ⅴ-61 投球動作に要求される下肢機能

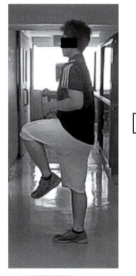 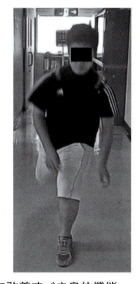

図Ⅴ-62 ノースロー期に改善すべき身体機能（下肢機能：良好例）

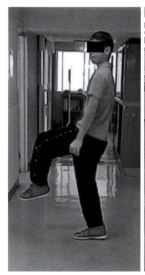 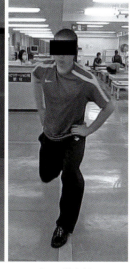

a. Wind up 時に骨盤後傾　　b. 膝割れ

図Ⅴ-63 下肢機能不良例

(図Ⅴ-61). 図Ⅴ-62 は，ステップ脚が最も高く上がった地点（Wind up）から，投球方向にジャンプをして，ステップ脚で着地するテストで，投球動作に必要な下肢機能をスクリーニングする評価の一例です．本テストを実施した際，Wind up の時点で骨盤が後傾する場合や（図Ⅴ-63-a），ステップ脚の着地時に爪先と膝頭の方向が一致しない，いわゆる「膝割れ」の状態になっている場合は（図Ⅴ-63-b），下肢の重心移動が円滑に行えていません．このように，ノースロー期にも投球動作に最低限必要な下肢機能を改善することが重要です．

4）肘内側側副靱帯再建術後のリハビリテーション

表V-5 術後4か月以降　投球プログラム

4か月以降	段階1：シャドウピッチング，真下投げ
	段階2：ネットスロー（5 mから10 m）
	段階3：キャッチボール（10 m）
	段階4：キャッチボール（15 mから20 m）
5か月以降	段階5：キャッチボール（20 mから30 m）
	段階6：キャッチボール（30 mから40 m）
6か月以降	段階7：40 m以上の遠投
	段階8：投手はブルペンでの投球，野手は守備からの送球
8か月以降	段階9：変化球を交えた投球
	段階10：全力投球

＊投球動作および身体機能評価を実施し，患者の社会的背景を考慮しつつ進めていく．
＊原則として，疼痛や違和感が出現した場合は，安静をとらせ愁訴が軽減したのち再開する．

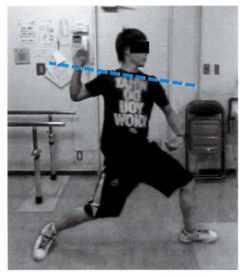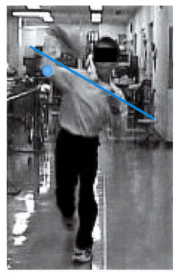

図V-64　肘下がり

Cocking phaseでの上肢肢位を評価します．両肩を結んだ線より上に投球側肘が位置しているかどうかをチェックします．

6．術後4か月以降　投球復帰プログラム

術後4か月以降は，10段階のステップで投球復帰プログラムを開始します（表V-5）．まずはシャドウピッチングから開始し，シャドウピッチングが疼痛なく全力で可能となれば，短い距離でのネットスロー，キャッチボールへと移行していきます．40 m以上の遠投が可能となれば，投手はブルペンでの投球，野手は守備からの送球を開始し，8か月以降で全力投球開始を目安として実施していきます．

投球復帰プログラムを進める際は，投球動作および身体機能評価を随時実施し，負荷を調節しながら上げていくことが重要です．疼痛や違和感が出現した場合は，安静をとらせて愁訴が軽減したのちに投球復帰プログラムを再開します．

7．投球開始期に注意すべき事項

生体工学（バイオメカニクス）的研究により，投球動作の不良と肘外反ストレスとの関連が明らかにされているものがいくつかあり，以下に示します．

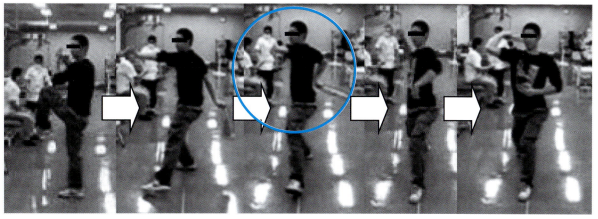

図Ⅴ-65 開きが早い

踏み出し脚が接地(Foot plant)する前に投球側への体幹回旋を開始しています．

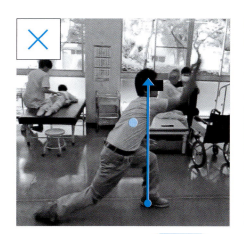
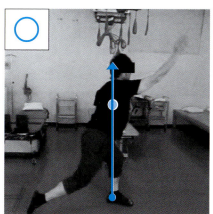

図Ⅴ-66 不十分な体重移動

ボールリリース付近の体幹重心位置を評価します．不十分な例はステップ脚への体重移動が不足しています．

1）肘下がり

ステップ脚の着地(Foot plant)から肩最大外旋時までの上肢肢位を評価し，両肩を結んだ線より上の位置に投球側の肘があるかを確認します．図Ⅴ-64のように，肩外転が減少した肘下がりのフォームを呈している場合には，肘外反ストレスが増大しています[1]．

2）開きが早い

Foot plant の前に，投球側への体幹回旋が早期に開始するフォームが，いわゆる「開きが早い」と定義されます（図Ⅴ-65）．このような場合にも，下肢から体幹，体幹から肩甲帯への運動連鎖が効果的にできておらず，肘の外反ストレスが増大しています[2]．

3）不十分な体重移動

加速期からフォロースルー期は，肘の外反ストレスとフォームとの関連を検討した報告がなく，力学的に不明です．図Ⅴ-66のように，ボールリ

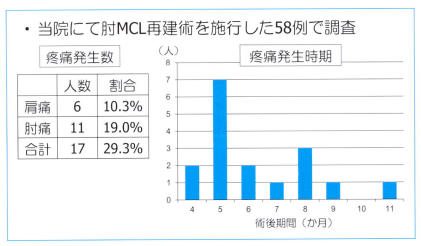

図Ⅴ-67 投球開始期以降の疼痛発生状況

リース付近で，体幹の重心位置(Th9)が，ステップ脚の支持基底面上に位置しているかを評価し，ステップ脚への重心移動の状態を評価します．ステップ脚への体重移動が不足して骨盤回旋が早期に終了すると，ボールリリース前に肩水平内転が増大し，肩甲骨平面から上肢が逸脱したフォームになって，肘へのストレスが増大します[3]．

Ⅲ 投球動作の捉え方

投球動作は各選手によって多様で，正常なフォームの定義はありません．そのため，それぞれの選手の身体機能や投球動作が肘の外反ストレス増大に関与していないかを分析していくことが重要です．我々医療機関における理学療法士にとって，投球動作を観察する目的は，力学的に効率の良い動作になっているかを評価することです．直接的に投球フォームを変えるのではなく，機能低下した部位を改善することで，結果的に投球動作が変わり，肘へのメカニカルストレスが軽減されるように努めています．「肘が下がっているから挙げろ」や「身体の開きが早いからもっとタメて」などの抽象的な指導では選手は理解できません．身体機能のどこが改善し，投球動作のどのポイントが改善すれば肘への負担が軽減するかを具体的に指導することが重要です．

Ⅳ 投球開始期以降の疼痛発生状況

投球復帰プログラム開始以降に疼痛が出現する症例は比較的多く，当院にて肘MCL再建術を施行した58例では，肩痛が出現した症例は6例10.3%，肘痛が出現した症例は11例19.0%でした(図Ⅴ-67)．当院では，術後8か月以降を全力投球開始の目安としていますが，疼痛発生時期として，術後8か月以前では12例，術後8か月以降では5例認められました．これは，肘関節周囲筋の筋力低下が残存したままの投球開始や，投球開始以降にコンディショニング異常が再発することが一因と考えられ，注意を要します．そのため，身体機能や投球動作を随時チェックし，過剰な負荷とならないよう投球強度や球数を調節していく必要があります．

Ⅴ おわりに

術後リハビリテーションの初期において，患部治療として疼痛や違和感なくスムースに動く可動域の獲得と，回内屈筋群の強化を目指します．そして中盤は動作時の力学的ストレスを考慮しなが

ら，患部外のコンディショニング・エクササイズも並行して実施し，再発予防に努めます．投球復帰プログラムを開始してからは，身体機能および投球動作の評価を随時行いながら段階的に投球強度を増やしていきます．復帰までには10か月前後の期間を要しますが，適切な後療法を行えば高率に競技復帰が可能です．

(木元貴之・山崎哲也)

文　献

1) Davis JT, Limpisvasti O, Fluhme D, et al：The effect of pitching biomechanics on the upper extremity in youth and adolescent baseball pitchers. Am J Sports Med 37(8)：1484-1491, 2009.
2) Aguinaldo AL, Chambers H：Correlation of throwing mechanics with elbow valgus load in adult baseball pitchers. Am J Sports Med 37(10)：2043-2048, 2009.
3) 坂田　淳，鈴川仁人，赤池　敦ほか：内側型野球肘患者の疼痛出現相における投球フォームの違いと理学所見について．日整外スポーツ医会誌 **32**(3)：55-62, 2012.

VI. 理解を助けるキーワード

VI. 理解を助けるキーワード

キーワード	意味
アライメント	骨・関節や脊柱（背骨）の並び具合のこと．まっすぐ，左右に曲がっている（内反・外反），前後に曲がっている（前弯・後弯），捻れている（左回旋・左回旋，内旋・外旋）などを評価するものです．手のひらを上に向けて肘を伸ばした状態で肘が内側にくの字になるように曲がっていればアライメントは外反であると表現します．
機能的修復	痛み，関節の動きや安定性，その他野球をやるための身体機能がどこまで改善したのかということ．形態的修復がみられなくても機能的修復が先行することがあります．たとえば多少の変形は残ったが，痛みも無く可動域はフルの場合は機能的には完全修復したといえます．理想は形態的にも機能的にも完治することです．
形態的修復	X線などの画像で異常がみられたところが形の上でどこまで治ったのかということ．完全に元通りになったときは完治（完全治癒），一部に変形が残ったものの修復した場合は不完全治癒といいます．
検診	ある特定の疾患にターゲットを絞ってかかっているかどうかを調べることです．一方同じ読み方で似たような言葉である「健診」は健康診断の略で，身体にどこか悪いところはないか検査することです．またメディカルチェックは健診に柔軟性や筋力などの身体機能の評価が加わります．
高分解能MRI	通常のMRIよりも，小さい組織をさらに細かく見分けることができる（高い空間分解能をもつ）MRIの撮影方法．マイクロコイルという特殊なコイルを使って撮影します．
最脆弱部位	物体に力学的ストレスが加わった時に，壊れやすい最も弱い部位のこと．骨・関節の最脆弱部位は年齢とともに変化します．
手術適応	リハビリや薬剤など様々な治療を考えた上で，障害や外傷の最適な治療が手術であること．手術適応には医学的適応と社会的適応があります．医学的に最適であるとともに，復帰時期や引退時期なども考慮して今本当に手術をすべきかを決める必要があります．

キーワード	
責任病巣（せきにんびょうそう）	痛みなどの症状を出している原因となる病巣．画像診断で複数箇所の異常が見られても，すべてが責任病巣とは限りません．病歴，理学所見をしっかりとった上で丁寧に画像を分析し，所見が合致して矛盾なく説明できるところが責任病巣です．
タイトネス	筋肉が生理的な範囲を超えて緊張している状態．疲労が貯まったり，寒さで緊張しているなどの理由があります．
病態（びょうたい）	その疾患はどんなものなのか？　原因，病理組織像，形態変化，経過などすべてを含めて一貫性を持って説明できるその疾患の本質的な姿．病態を正確に把握することが適切な予防と治療に結びつきます．
力学的ストレス（りきがくてき）	傷害を起こすときに原因となる身体にかかる外力．圧迫力，牽引力，剪断力（"ずれ"を起こす力）などがあります．

（岡田知佐子・紙谷　武・宮武和馬）

Key words Index

和 文

あ行

アライメント	46
遺残骨片	186
運動療法	281
エコー	79
エコー所見	79
遠位付着部	155, 256
オッシクル	138
オーバーユース	294

か行

外傷	149
外来	132
画像検査	42
画像診断	198
滑車	2
滑膜組織	18
環境	294
関節造影	69
起始部構造	32
キネマティクス	251
機能解剖学的再建術	251
機能的修復	164
胸郭出口症候群	262, 281
競技復帰	313
筋力低下	46
屈曲回内筋群	32
形態的修復	164
牽引性骨端障害	138
肩甲胸郭関節機能	322
肩甲胸郭機能	46, 281
検診	132
鉤状突起結節	155, 179
高分解能 MRI	59, 64, 69
骨化進行過程	2
骨性膨隆	155, 179
骨端線離開	149
コンディション	294

さ行

再建	232
再建術	218, 223
最脆弱部位	39
尺骨神経障害	262
手術適応	223
柔軟性	46
修復術	218
障害	149
傷害	149
上腕骨内側上顆	213
上腕骨疲労骨折	213
身体機能	313
靱帯再建術	241
靱帯修復術	179, 256
靱帯付着部	18
靱帯付着部症	193
正常例	59
成長期	294
静的所見	91
責任病巣	256
線維軟骨	18
前斜走線維	10, 193
全層断裂	207, 256

た行

ダイナミックエコー法	79
ダイナミック・スタビライザー	32
単純 X 線	48
肘部管症候群	262
超音波	32, 91
超音波検査	79, 102, 207
超音波分類	102

TJ スクリュー	232
適応	218
投球骨折	213
投球障害	171
投球動作	322
投球のプロセス	313
投球フォーム	294
投球負荷設定	313
橈尺関節	10
動的所見	91
ドプラー	91

な行

内側支持機構	39, 79
内側上顆	2, 149
内側上顆下端	186
内側上顆下端裂離骨折	171
内側上顆骨端離開	171
内側上顆障害	102, 112, 138
内側障害	64
内側骨端複合体	2
内側側副靱帯	10, 79, 207, 218, 232, 256
内側側副靱帯損傷	186, 223
内側防御機能	313

は行

肘外反ストレス	32
肘外反動揺性	193, 198
肘関節	232
肘関節内側支持機構不全	322
肘内側	59, 64
肘内側側副靱帯再建術	334
肘内側側副靱帯損傷	193, 198, 241
肘内側（尺骨）側副靱帯	251
病期	138
病態	112, 132, 138
付着部	179
部分断裂	207, 256

保存療法	164
保存療法アプローチ	322

ま行

問診	42

や行

野球肘	102, 112, 223, 232
45°屈曲位正面像	48

ら行

wrap around 構造	18
理学検査	42
理学所見	198
理学療法アプローチ	322
力学的ストレス	39
リハビリテーション	334
裂離損傷	138, 149

わ行

腕尺関節	10
腕神経叢	262
腕橈関節	10

欧文

B

baseball elbow	232
brachial plexus	262

C

condition	294
CT	48
cubital tunnel syndrome	262

D

doppler	91

E
- echo ……………………………………… *91*
- elbow joint ………………………………… *232*
- enthesis …………………………………… *18*
- enthesis organ …………………………… *26*
- enthesopathy …………………………… *26*
- environment ……………………………… *294*

G
- growth phase …………………………… *294*

L
- LETS ……………………………………… *69*

M
- MCL ……………………………………… *232*
- medial collateral ligament ……………… *232*
- MRI ……………………………………… *207*

O
- over use ………………………………… *294*

R
- reconstruction …………………………… *232*

S
- synovio-entheseal complex …………… *26*

T
- Td screw ………………………………… *241*
- TJ screw ………………………………… *232*
- thoracic outlet syndrome ……………… *262*
- throwing form …………………………… *294*
- Tommy John surgery …………………… *241*

U
- UCL ……………………………………… *69, 72*
- ulnar collateral ligament ………………… *69*
- ulnar nerve problem …………………… *262*

肘実践講座 よくわかる野球肘
肘の内側部障害―病態と対応―

2016年5月10日　第1版第1刷発行（検印省略）

編者　山崎哲也
　　　柏口新二
　　　能勢康史

発行者　末定広光

発行所　株式会社 全日本病院出版会
　　　　東京都文京区本郷3丁目16番4号7階
　　　　郵便番号 113-0033　電話 (03) 5689-5989
　　　　　　　　　　　　　FAX (03) 5689-8030
　　　　郵便振替口座 00160-9-58753

印刷・製本　三報社印刷株式会社
表紙撮影　鈴江直人（徳島赤十字病院整形外科）

©ZEN-NIHONBYOIN SHUPPAN KAI, 2016.

- 本書に掲載する著作物の複製権・翻訳権・上映権・譲渡権・公衆送信権（送信可能化権を含む）は株式会社全日本病院出版会が保有します．
- [JCOPY] ＜(社)出版者著作権管理機構 委託出版物＞
本書の無断複写は著作権法上での例外を除き禁じられています．複写される場合は，そのつど事前に，(社)出版者著作権管理機構（電話 03-3513-6969, FAX03-3513-6979, e-mail: info@jcopy.or.jp）の許諾を得てください．

本書をスキャン，デジタルデータ化することは複製に当たり，著作権法上の例外を除き違法です．代行業者等の第三者に依頼して同行為をすることも認められておりません．

定価はカバーに表示してあります．
ISBN　978-4-86519-217-9　C3047